Der Anaesthesist

Weiterbildung für Anästhesisten 2003

H. J. Bardenheuer · H. Forst
R. Rossaint · D. R. Spahn (Hrsg.)

Springer-Verlag Berlin Heidelberg GmbH

Der Anaesthesist

Weiterbildung für Anästhesisten 2003

H. J. Bardenheuer · H. Forst

R. Rossaint · D. R. Spahn (Hrsg.)

Mit 31 Abbildungen und 43 Tabellen

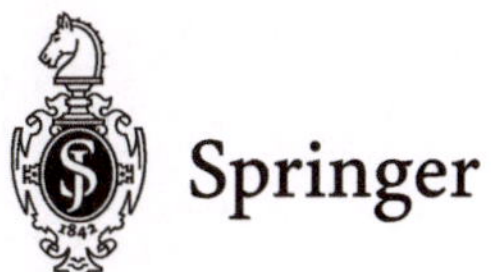

Springer

Professor Dr. med. Hubert J. Bardenheuer
Klinik für Anästhesiologie
Universität Heidelberg
Im Neuenheimer Feld 110
D-69120 Heidelberg

Professor Dr. med. Helmuth Forst
Klinik für Anästhesiologie und operative Intensivmedizin
Zentralklinikum
Stenglinstraße 2
D-86156 Augsburg

Professor Dr. med. Rolf Rossaint
Klinik für Anästhesiologie
Medizinische Einrichtungen der RWTH Aachen
Pauwelsstraße 30
D-52074 Aachen

Professor Dr. med. Donat R. Spahn
Service d'Anesthésiologie
Centre Hospitalier
Universitaire Vaudois - CHUV
Rue du Bugnon 46
CH-1011 Lausanne

Aus der Zeitschrift: Der Anaesthesist, Hefte 1/2003–12/2003

ISBN 978-3-540-20375-9   ISBN 978-3-642-18958-6 (eBook)
DOI 10.1007/978-3-642-18958-6

Bibliografische Information Der Deutschen Bibliothek
Die Deutsche Bibliothek verzeichnet diese Publikation in der Deutschen Nationalbibliografie;
detaillierte bibliografische Daten sind im Internet über <http://dnb.ddb.de> abrufbar.

springer.de

Lektoratsplanung: Ulrike Hartmann
Umschlaggestaltung: deblik Berlin

106/3160 – 5 4 3 2 1 0 – Gedruckt auf säurefreiem Papier

Vorwort

Der ständige Wandel und Wissenszuwachs in der medizinischen Grundlagenforschung und im klinischen Alltag erfordern, dass die Wissensvermittlung auch in unserem Fachgebiet mit all seinen Facetten nicht mit der Facharztprüfung aufhört. Lebenslange Fortbildung (continuing medical education; CME) ist von den Herausgebern dieser Zeitschrift immer schon propagiert worden – seit diesem Jahr auch vom Gesetzgeber gefordert.

Für das Fach Anästhesie hat die Zeitschrift DER ANAESTHESIST, aus der sich die Inhalte dieses Buches rekrutieren, eine Vorreiterrolle übernommen. Seit Einführung der Möglichkeit für Abonnenten, Fortbildungspunkte durch Beantwortung von Multiple-Choice-Fragen in der Rubrik „Weiterbildung · Zertifizierte Fortbildung" zu sammeln, sind über 12.000 Teilnahmen in DER ANAESTHESIST zu verzeichnen – bei einem Ergebnis von 91 % richtiger Antworten offensichtlich auch mit gutem Erfolg.

Die große Teilnahme an der von DER ANAESTHESIST geförderten freiwilligen Zertifizierung dokumentiert den Fortbildungswillen der Fachkollegen und die Ernsthaftigkeit, seriöse Weiterbildungsangebote zu akzeptieren. Dabei bietet der Springer-Verlag unter dem Portal http://cme.springer.de neben DER ANAESTHESIST auch Zertifizierungsmöglichkeiten in 14 weiteren medizinischen Fachzeitschriften.

Mit beonderem Stolz erfüllt uns die Tatsache, dass gerade „unsere Anästhesisten" bezogen auf die Gruppengröße unserer Fachvertreter die meisten Teilnahmen an der zertifizierten Fortbildung aufweisen – ein herausragendes Signal für den Fortbildungswillen in der Anästhesie.

Wir sind überzeugt, dass die Qualität der Beiträge unserer Autoren wesentlich zu diesem Ergebnis beiträgt.

Lernen kann Spaß machen!

Hubert J. Bardenheuer	Helmuth Forst	Rolf Rossaint	Donat R. Spahn
Heidelberg	Augsburg	Aachen	Lausanne

Inhalt

Anästhesiologisches Management bei Leberresektion und Kryochirurgie der Leber
M.P. Zalunardo

**Anästhesiekonzepte in der Gefäßchirurgie:
Stellenwert von Regionalanästhesieverfahren**
U. Haas · J. Motsch

Beatmungsassoziierte Pneumonien: Diagnostik und Therapie
W.A. Krueger · F.D. Daschner

Was sollte der Anästhesist über das aktuelle Medizinprodukterecht wissen?
R. Kaiser · G. Ininger · E. Stößlein

**Lokoregionalanästhesie und Blutgerinnung: Behandlung mit Thrombozyten-
funktionshemmern**
S.A. Kozek-Langenecker

Plexus brachialis: Anästhesie und Analgesie
S. Schulz-Stübner

Die Epiduralanalgesie zur Geburtshilfe
D. Craß · J. Friedrich

Medikamenteninteraktionen für den Anästhesisten
A.S. Milde · J. Motsch

Scoring-Systeme auf der Intensivtherapiestation
K. Lewandowski · M. Lewandowski

Aortocavales Kompressionssyndrom
R.T. Kiefer · A. Ploppa · H.-J. Dieterich

Exitus letalis – Anästhesiologische und medizinrechtliche Aspekte
R. Dettmeyer · A. Reber

Autoren

CRASS, D., Dr., Klinik für Anästhesiologie und Operative Intensivmedizin,
Klinikum Augsburg, 86156 Augsburg

DASCHNER, F.D., Prof. Dr., Institut für Umweltmedizin und Krankenhaushygiene,
Universität Freiburg, Hugstetter Straße 55, 79106 Freiburg

DETTMEYER, R., Dr. med. Dr. jur., Institut für Rechtsmedizin, Stiftsplatz 12,
53111 Bonn

DIETERICH, H.-J., Dr., Abteilung für Anästhesiologie und Intensivmedizin,
Universitätsklinikum Tübingen, Hoppe-Seyler-Straße 3, 72076 Tübingen

FRIEDRICH, J., Dr. Klinik für Anästhesiologie und Operative Intensivmedizin,
Klinikum Augsburg, 86156 Augsburg

HAAS, U., Dr., Klinik für Anäesthesiologie, Universitätsklinikum Heidelberg,
Im Neuenheimer Feld 120, 69120 Heidelberg

ININGER, G., Dr., Bundesinstitut für Arzneimittel und Medizinprodukte,
Kurt-Georg-Kiesinger-Allee 3, 53175 Bonn

KAISER, R., Dr., Landesärztekammer Hessen, Im Vogelsgesang 3,
60488 Frankfurt

KIEFER, R.-T., Dr., Abteilung für Anästhesiologie und Intensivmedizin,
Universitätsklinikum Tübingen, Hoppe-Seyler-Straße 3, 72076 Tübingen

KOZEK-LANGENECKER, S.A., A.o. Univ.-Prof., Universitäts-Klinik für Anaesthesie
und Allgemeine Intensivmedizin, Abteilung B, Universität Wien,
Währinger Gürtel 18-20, 1090 Wien, Österreich

KRUEGER, W.A., Dr., Klinik für Anaesthesiologie und Intensivmedizin, Universität
Tübingen, Hoppe-Seyler-Straße 3, 72076 Tübingen

LEWANDOWSKI, K., Priv.-Doz. Dr., Klinik für Anästhesiologie und operative
Intensivmedizin, Universitätsklinikum Charité, Medizinische Fakultät der
Humboldt-Universität zu Berlin, Campus Virchow-Klinikum, Augusten-
burger Platz 1, 13353 Berlin

LEWANDOWSKI, M., Klinik für Anästhesiologie und operative Intensivmedizin,
Universitätsklinikum Charité, Medizinische Fakultät der Humboldt-Universität
zu Berlin, Campus Virchow-Klinikum, Augustenburger Platz 1, 13353 Berlin

MILDE, A.S., Dr., Klinik für Anaesthesiologie, Universitätsklinikum Heidelberg,
Im Neuenheimer Feld 110, 69120 Heidelberg

MOTSCH, J., Prof. Dr., Klinik für Anäesthesiologie, Universitätsklinikum Heidelberg,
Im Neuenheimer Feld 120, 69120 Heidelberg

PLOPPA, A., Dr., Abteilung für Anästhesiologie und Intensivmedizin,
Universitätsklinikum Tübingen, Hoppe-Seyler-Straße 3, 72076 Tübingen

REBER, A., Priv.-Doz. Dr. med. Dr. phil., Spital Zollikerberg, Trichtenhauserstr. 20, 8125 Zollikerberg, Schweiz

SCHULZ-STÜBNER, S., Dr., Department of Anesthesia, University of Iowa Hospitals and Clinics, 200 Hawkins Drive 6JCP, Iowa City, Iowa 52242, USA

STÖSSLEIN, E., Dr., Bundesinstitut für Arzneimittel und Medizinprodukte, Kurt-Georg-Kiesinger-Allee 3, 53175 Bonn

ZALUNARDO, M.P., PD Dr., Institut für Anästhesiologie, Universitätsspital Zürich, Rämistraße 100, 8091 Zürich, Schweiz

aus: Der Anaesthesist 1/03, S. 89–97
DOI 10.1007/s00101-002-0448-9

M. P. Zalunardo
Institut für Anästhesiologie, Universitätsspital Zürich

Anästhesiologisches Management bei Leberresektion und Kryochirurgie der Leber

Seit Ende der 80er-Jahre sind Leberresektionen zu einer etablierten und erfolgreichen Therapie für das hepatozelluläre Karzinom und andere Tumoren in der Leber geworden [23]. Die Inzidenz des hepatozellulären Karzinoms hat stetig zugenommen, sodass ein erfahrener Anästhesist mit dem Anästhesiemanagement für Leberchirurgie vertraut sein sollte [12, 30]. Der Anästhesist ist in die präoperative Abklärung sowie die intra- und frühpostoperative Betreuung dieser Patienten involviert. Optimales Management der Hämodynamik und des Volumenstatus können einen signifikanten Einfluss auf verschiedene Outcomeparameter ausüben. Dieser Artikel beschreibt besondere Aspekte der präoperativen Abklärung, gibt Empfehlungen und Informationen über invasive Maßnahmen und Monitoring, Anästhesietechnik, das hämodynamische Management und wesentliche postoperative Komplikationen bei Leberresektionen und Kryochirurgie.

Leberresektion

Präoperative Abklärungen

Die Leberzirrhose gilt als relative Kontraindikation zur Leberresektion. Deshalb ist ein fortgeschrittenes Stadium der Leberzirrhose eine Ausnahme in der elektiven Leberchirurgie. Viele Patienten weisen abgesehen vom malignen Lebertumor keine pathologischen Befunde auf. Die Abklärungsroutine dieser Patienten entspricht im Wesentlichen derjenigen von Patienten der ASA-Klassen I und II vor großen Abdominaloperationen (Tabelle 1). Patienten mit belasteter kardialer Anamnese oder pathologischen Befunden weisen ein erhöhtes Risiko für frühpostoperative Morbidität und Letalität nach Leberresektionen auf [34]. Weist der Patient mehr als einen Risikofaktor für eine koronare Herzkrankheit auf oder besteht anamnestisch eine Herzinsuffizienz, sollte eine Ergometrie durchgeführt werden. Aszites, allgemeine Schwäche, Lethargie und Enzephalopathie können dabei limitierend wirken. Dann ist die ▶Stressechokardiographie oder die ▶Myokardszintigraphie die Untersuchung der Wahl. Bei positivem Testausfall sollte eine ▶Koronarangiographie diskutiert werden. Zu beachten ist, dass koronare Dilatation oder Implantation von koronaren Stents unmittelbar vor nichtkardialer Chirurgie die perioperative kardiale Morbidi-

Patienten mit kardialer Anamnese haben eine höhere Morbidität und Mortalität

Bei mehr als einem Risikofaktor für KHK: Ergometrie
▶ **Stressechokardiographie**
▶ **Myokardszintigraphie**
▶ **Koronarangiographie**

PD Dr. med. M. P. Zalunardo
Institut für Anästhesiologie, Universitätsspital Zürich, Rämistraße 100, 8091 Zürich, Schweiz,
E-Mail: marco.zalunardo@ifa.usz.ch

Tabelle 1

Präoperative Abklärungen vor der Leberchirurgie aus anästhesiologischer Sicht

	Leberresektion	Kryochirurgie
Hkt, Hb, Lc, Tc	X	X
Na, K, Cl, Ca, Mg	X	X
Leberfunktionstests	X	X
Amylase, Lipase	X	X
BZ, Hst, Kreatinin	X	X
PT, PTT	X	X
Urin-Analyse	–	X
EKG in Ruhe	X	X
BGA	–	–
Röntgen-Thorax	±	X
Lungenfunktion	X	X
Echokardiographie	±	±
Exercise Stress Tests	±	±

Hkt Hämatokrit; Hb Hämoglobin; Lc Leukozyten; Tc Thrombozyten; Na Natrium; K Kalium; Cl Chloride; Ca Kalzium; Mg Magnesium; Leberfunktionstests: Aspartataminotransferase, Alaninaminotransferase, alkalische Phosphatase; Bilirubin; γ-Glutamyltransferase, Protein; BZ Blutzucker; PT Prothrombinzeit; PTT partielle Thromboplastinzeit, EKG Elektrokardiogramm; BGA arterielle Blutgasanalyse; Exercise Stress Tests: Stressechokardiographie oder Myokardszintigraphie; X erforderlich; – nicht erforderlich; ± individuell zu entscheiden

▶ **Abklärungsalgorithmen**

Cave: Übermäßige Flüssigkeitsrestriktion

▶ **Invasive arterielle Blutdruckmessung**
▶ **Zentralvenöser Zugang**

▶ **Epiduralanalgesie**

Thorakale Epiduralanästhesie verhindert postoperative Komplikationen

tät und Mortalität während mehreren Wochen nach der Intervention signifikant erhöht [9, 20, 26]. Bei den meisten hepatozellulären Karzinomen hat aber eine solche Verzögerung der Therapie einen negativen Einfluss auf die Prognose. Deshalb sollte die präoperative kardiale Abklärung von Patienten für eine Leberresektion von Fall zu Fall aufgrund von individuellen patientenseitigen, institutionellen und chirurgischen Bedingungen durchgeführt werden. Als Entscheidungshilfe können aktuelle ▶Abklärungsalgorithmen herangezogen werden [9, 11].

Eine eingeschränkte Nierenfunktion oder ein hepatorenales Syndrom können bei Patienten mit chronischen Lebererkrankungen, fortgeschrittener Leberinsuffizienz und portaler Hypertonie vorkommen. Präoperativ muss die Nierenfunktion optimiert werden, in erster Linie durch Aufrechthaltung des Perfusionsdrucks ohne exzessive Volumenzufuhr. Vor allem bei vorbestehender Niereninsuffizienz können eine perioperative Flüssigkeitsrestriktion zusammen mit den Folgen der passageren vollständigen Gefäßausschaltung während der Operation zu einer ernsthaften Beeinträchtigung der Nierenfunktion bis zum akuten Nierenversagen führen.

Monitoring und invasive Maßnahmen

Neben dem Standardmonitoring mit EKG, Pulsoxymetrie, Temperatur und endexpiratorischer Gasanalyse sind eine ▶invasive arterielle Blutdruckmessung und ein ▶zentralvenöser Zugang mit mehreren großen Lumina unbedingt zu empfehlen. Schnellinfusionssysteme mit integrierter Wärmeeinheit, wie z. B. Level 1 (SIMS Level 1®, Inc., MA) oder R.I.S. (Haemonetics® Corporation, MA) erleichtern die Infusion von großen Flüssigkeitsvolumina in kurzer Zeit. Der effektive Einsatz dieser Systeme hängt vom durchschnittlichen Verbrauch an Blutkomponenten des jeweiligen Zentrums ab. Eine oder mehrere großlumige Venenverweilkanülen sollten installiert werden. Die Indikationen für weiter gehendes Monitoring wie Swan-Ganz-Katheter oder transösophageale Echokardiographie stellen sich aus dem kardialen Risikoprofil des Patienten [13]. Die kombinierte Anästhesie mit ▶Epiduralanalgesie auf Niveau Th 6–9 scheint bezüglich Schmerzbekämpfung, postoperativer Mobilisierung des Patienten und pulmonalen Komplikationen vorteilhaft zu sein und gehört zum Standard an vielen Zentren [1, 13]. Bei der Indikationsstellung muss die allenfalls beeinträchtigte Blutgerinnung bei zirrhotischen Patienten in Betracht gezogen werden. Es gibt vereinzelte Hinweise auf eine verlängerte Bupivacainwirkung bei diesen Patienten [6, 32].

Spezielle chirurgische Techniken

Neben einer verfeinerten Indikationsstellung zur Operation und zur Vermeidung einer Volumenüberladung des Patienten sind v. a. neue und adaptierte chirurgische Techniken für die verbesserten Resultate bei Leberresektionen verantwort-

Tabelle 2

Intraoperative Maßnahmen zur Verminderung der Blutung bei Leberresektionen

- Adäquater chirurgischer Zugang mit suffizienter Organexposition
- Gefäßausklemmung
- Pringle-Manöver, „total vascular exclusion" (TVE), Longmire Clamping, etc.
- Kontrollierte Leberparenchymresektion
- Ultraschalldissektor
- Argon-beam-Koagulation
- Vermeidung der Volumenüberladung

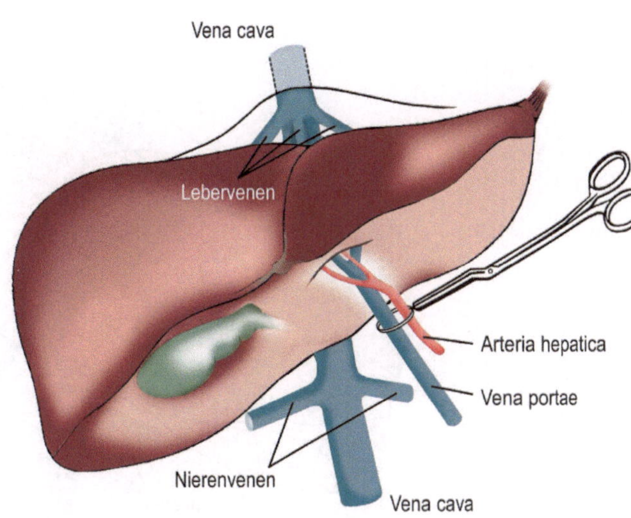

Abb. 1 ◀ **Pringle-Manöver. Anschlingen und Abklemmen des Lig. hepatoduodenale mit der A. hepatica und der V. portae im Leberhilus. Gleichzeitig wird auch der zuführende Gallenweg abgeklemmt, da eine Präparation des Ligaments und die selektive Gefäßabklemmung keine Vorteile bringen**

lich [2, 10, 13, 19]. Diese sind in Tabelle 2 zusammengefasst und einige davon werden nachfolgend kurz beschrieben.

Pringle-Manöver

J.H. Pringle beschrieb bereits 1908 eine spezielle chirurgische Technik zur Verringerung des Blutverlustes bei Lebertrauma; hierbei wurde im Wesentlichen das hepatoduodenale Ligament komprimiert [27]. Diese Technik wurde weiterentwickelt und wird heute als blutsparende Maßnahme bei Leberresektionen eingesetzt. Es handelt sich um das Abklemmen der ▶ **V. portae** und der ▶ **A. hepatica**, der vaskulären Zufuhr zur Leber. Hierdurch wird eine passagere warme Ischämie induziert (Abb. 1). Gleichzeitig wird auch der zuführende Gallenweg abgeklemmt, da eine Präparation des Lig. hepatoduodenale und die selektive Gefäßabklemmung keine Vorteile bringen. In der klinischen Praxis hat es sich bewährt – ähnlich wie bei den Operationen mit Tourniquet – den Operateur alle 5–10 min über die bisherige Ischämiezeit der Leber zu informieren. Die Ischämiezeit ist abhängig von der Lokalisation und Größe des Tumors. Je länger die Ischämiezeit, desto höher der Blutverlust und die Gefahr der Leberzellnekrose. Auf die metabolischen Veränderungen wird im nachfolgenden Abschnitt eingegangen. Folgende Komplikationen des Pringle-Manövers sind beschrieben:

- Abszess (2 %),
- Gallenleck (2 %),
- Infektion (5 %),
- Blutung (1 %),
- Lungenembolie (3 %; [7]).

Total Vascular Exclusion, Longmire Clamping

Bei der „total vascular exclusion" (TVE) oder „total vascular isolation" oder „hepatic vascular exclusion" wird die Leber ganz von den zu- und wegführenden Gefäßen ausgeklemmt (Abb. 2). Dabei werden zuerst die V. portae und die A. hepatica abgeklemmt, anschließend die infrahepatische und dann die suprahepatische V. cava inferior. Obwohl diese Technik bereits 1966 eingeführt wurde, waren erst die guten Resultate von Huguet et al. [17] und Bismuth et al. [5] vor ungefähr 10 Jahren für die Akzeptanz dieser Methode verantwortlich. Die Indikationen zur TVE wurden laufend ausgeweitet. In einigen Zentren wird diese Technik routinemäßig bei größeren Leberresektionen angewendet oder bei Lokalisation des Tumors nahe beim Leberhilus oder der V. cava inferior [35]. Trotz der offensichtlichen Vorteile der Methode bezüglich Blutverlust und Blutkomponentenverbrauch gibt es bislang keine randomisierten Vergleichsstudien mit anderen Methoden. Die restrospektiven Daten von Buell et al. zeigen sogar eine höhere Inzidenz von postoperativen Komplikationen verglichen

▶ V. portae
▶ A. hepatica

Mit steigender Ischämiezeit vergrößern sich Blutungsmenge und Zellnekrose

3

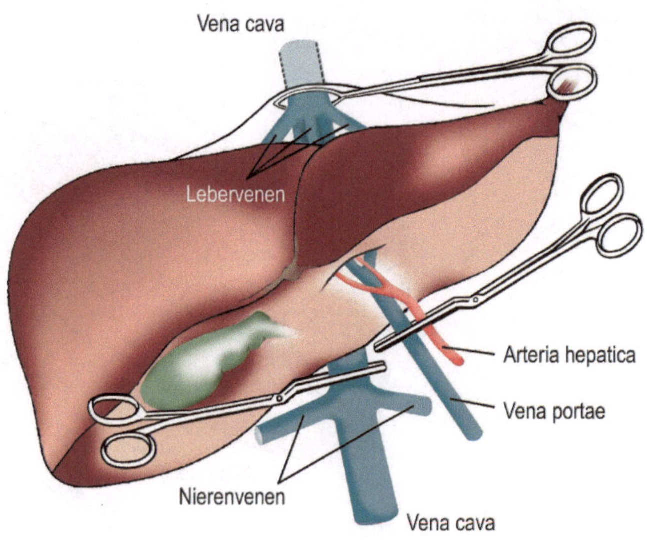

Abb. 2 ◀ **Total vascular exclusion. Dabei wird die Leber ganz von den zu- und wegführenden Gefäßen ausgeklemmt. Zuerst die V. portae und die A. hepatica inklusive Gallenweg, anschließend die infrahepatische und dann die suprahepatische V. cava inferior**

mit anderen Methoden, wie beispielsweise dem Pringle-Manöver (s. oben) oder dem Longmire Clamping [7]. Hierbei wird der zu resezierende Lobus voll mobilisert und eine Parenchymklemme angelegt. Nur die lobären Äste der V. portae und der A. hepatica werden selektiv ausgeklemmt.

Verschiedene Autoren empfehlen die TVE auf spezielle Indikationen, wie z. B. Tumorinfiltration der V. cava inferior, zu beschränken [15, 31]. Die eigentliche Resektion der Leber kann auf verschiedene Arten durchgeführt werden: Mit dem ▶**Ultraschalldissektor Cavitron Ultrasonic Surgical Aspiration (CUSA)** [33], von Hand mit der sog. ▶**Finger-fracture-Methode** oder mit der ▶**Kelly Technik,** die auch an unserer Institution angewendet wird. Hierbei wird mit feinen Klemmen das Leberparenchym durchtrennt. Blutungen an der Leberoberfläche werden mit Stichen oder Clips versorgt. Weitere häufig gebrauchte Methoden zur Blutstillung sind Elektrokoagulation oder der Argon-beam-Koagulator [28]

Hämodynamische Konsequenzen der Total vascular exclusion

Die V. cava inferior trägt ca. zwei Drittel des Herzminutenvolumens zurück zum Herzen. Die TVE verursacht einen signifikanten Abfall des Herzminutenvolumens von bis zu 50%. Durch einen Anstieg des peripheren Gefäßwiderstands wird ein allzu starker Abfall des arteriellen Blutdrucks verhindert. Endokrine Veränderungen, insbesondere der Anstieg von Vasopressin und Noradrenalin sind in erster Linie für die kompensatorische Erhöhung des Gefäßwiderstands verantwortlich. Es kommt auch zu einer Beeinträchtigung der Diurese, und postoperativ lässt sich ein passagerer Anstieg der Serumkreatininwerte beobachten. Die Herzfrequenz steigt kontinuierlich während der TVE an. Dieser Effekt ist nicht nur reflektorisch, sondern auch metabolisch bedingt [14]. Eine logistisch und finanziell ziemlich aufwändige Technik die beschriebenen hämodynamischen Effekte der TVE zu mildern ist das Anlegen eines ▶**venovenösen Bypasses.** Dabei wird Blut von der V. femoralis und der V. portae über eine einfache Pumpe in die V. axillaris geleitet. So kommt es zu einem zusätzlichen venösen Rückstrom zum rechten Herzen. In der Regel können 1,5–3 l/min auf diese Weise zurückgeführt werden. Diese Maßnahme wird aber nur selten durchgeführt, da der technische und personelle Aufwand relativ hoch ist und Komplikationen auftreten können (Blutung, Thrombose, Luftembolie etc. [28]).

Metabolische Veränderungen während Total vascular exclusion

Mechanische Zerstörung von Lebergewebe, Ischämie und Reperfusionsschäden werden für den Anstieg der Leberenzyme verantwortlich gemacht. Die Erhöhung von Bilirubin-, Aspartataminotransferasekonzentration sowie das Ausmaß der Verlängerung der Prothrombinzeit sind abhängig von Faktoren wie Transfusionsvolumen, Lebergefäßausschluss und der Menge des resezierten Gewebes [5]. Abhängig von der

▶**Ultraschalldissektor Cavitron Ultrasonic Surgical Aspiration (CUSA)**
▶**Finger-fracture-Methode**
▶**Kelly Technik**

Während TVE: HMV↓, peripherer Widerstand↑, Herzfrequenz↑

▶**Venovenösen Bypass**

Tabelle 3

Leberclearance von Anästhetika und perioperativ verabreichten Medikamenten. (Modifiziert und ergänzt nach [8, 24, 29])

Flow-limitierte Clearance	Flow- und enzymlimitiert	Nicht flowlimitiert, nicht enzymlimitiert	Enzymlimitiert, binding sensitive	Enzymlimitiert, bindungsunabhängig	Inhalations-anaesthetika
Morphin	Pethidin	Propofol[a]	Diazepam	Ketamin	Isofluran[c]
Lidocain	Metoprolol	Fentanyl[b]	Chlordiazepoxid	Thiopental	Desfluran[d]
Propanolol	Alfentanil		Lorazepam	Theophyllin	Sevofluran[d]
Labetalol			Phenytoin	Succinylcholin	
Nitroglyzerin					
Midazolam					
Etomidat					

[a] *Verlängerte Aufwachzeit.*
[b] *Bei repetitiven Dosen kann die enzymatische Biotransformation für die Clearance limitierend sein.*
[c] *Nicht flow- und enzymlimitiert.*
[d] *Problemlose Anwendung bei lebergesunden Patienten, jedoch keine dokumentierten Erfahrungen bei Patienten mit Leberfunktionseinschränkung.*

Während TVE: Bilirubin↑, AST↑, Prothrombinzeit↑, Laktat↑, Bikarbonat↓, pH↓

Dauer der TVE kommt es zu einer metabolischen Azidose mit Abfall des pH, der Bikarbonatkonzentration und Anstieg der Laktatkonzentration. Neben den bekannten Faktoren, wie freie Radikale, Zytokine, Tumornekrosefaktor und den Interleukinen 1 und 6, wird auch der markante Anstieg von Thromboxan B2 für den Reperfusionsschaden verantwortlich gemacht. Bis zu einer Stunde können die Lebergefäße ohne zusätzliche Komplikationen abgeklemmt werden. Bei einer Ischämiezeit über 60 min steigt die Komplikationsrate, insbesondere die Blutungsneigung, signifikant an.

Anästhetika

Alle gebräuchlichen intravenösen und Inhalationsanästhetika mit Ausnahme von Halothan und Lachgas sind zur Anästhesie bei Leberresektionen prinzipiell geeignet. Patienten mit Leberzirrhose können aber generell eine verlängerte Aufwachzeit aufweisen [29]. Grundsätzlich sind Medikamente, die bei ihrer Elimination unabhängig vom Leberblutfluss, der Enzymaktivität und der Proteinbindung sind, besonders geeignet, da sie die Leber nicht belasten und ihre Elimination weitgehend unbeeinflusst verläuft (Tabelle 3). Obwohl die Clearance von Propofol durch die Leber weder enzym- noch flowlimitiert ist, kann die Aufwachphase bei Patienten mit Leberzirrhose verlängert sein. Midazolam zeigt bei Patienten mit Enzephalopathie eine stark verlängerte Wirkzeit. Dies dürfte aber weniger für Leberresektionen als für Lebertransplantationen eine Rolle spielen, da enzephalopathische Patienten aufgrund der eingeschränkten Leberfunktion nicht mehr für eine Resektion geeignet sind [8, 24, 29]. Falls die Allgemeinanästhesie mit thorakaler Epiduralanalgesie kombiniert wird, sollten kardiodepressive Anästhetika vorsichtig titriert werden, da der periphere Gefäßwiderstand durch die epidurale Sympathikolyse zusätzlich verringert wird.

Die Wirkzeit von Propofol/Midazolam kann bei Leberzirrhose/Enzephalopathie verlängert sein

Hämodynamisches Management

Die Blutung bei Leberresektion kann durch adäquate chirurgische Technik, das Abklemmen von zu- und abführenden Lebergefäßen und Vermeidung der Volumenüberladung des Patienten weitgehend beherrscht werden (s. Übersicht: „Intraoperative Maßnahmen zur Verminderung der Blutung bei Leberresektionen"; [2, 10, 13, 19]). Die Reduktion der Blutung und des Blutkomponentenverbrauchs in den vergangenen 3 Jahrzehnten ging mit der Einführung neuer chirurgischer Techniken und Hilfsmittel einher. Neuerdings haben Jones et al. [19] gezeigt, dass der perioperative Blutverlust ansteigt, wenn der zentralvenöse Druck (ZVD) intraoperativ höher als 5 mmHg ist. Johnson et al. [18] haben einen Zusammenhang zwischen Blutverlust und hohem Druck in der V. cava inferior gefunden. Der üblicherweise gemessene ZVD ist nicht mit dem Druck in der V. cava inferior oder dem in den Lebervenen gleichzusetzen, umso mehr als der venöse Rückfluss durch die chirurgische Mobili-

Ein hoher ZVD verstärkt die Blutung signifikant

sation gestört werden kann. Deshalb sind die absoluten ZVD-Werte sicher ungenügend oder sogar irreführend, um das Volumenmanagement zu steuern [4]. Herzfrequenz, Trends des ZVD und des arteriellen Blutdrucks, Blutgasanalysen und Diurese geben wesentlich mehr Information über den Volumenstatus. Unter den Voraussetzungen von stabilen Kreislaufverhältnissen und einer ausreichenden Nierenfunktion sollte die Flüssigkeitszufuhr möglichst gering gehalten werden. Eine intraoperative Volumenüberladung muss jedenfalls vermieden werden. Eine Möglichkeit, dies zu verhindern, ist das venöse „pooling" mit Hilfe einer niedrig dosierten Nitroglyzerininfusion (1–3 µg/kg/min). Arterielle Hypotension wird bevorzugt mit vasoaktiven Medikamenten behandelt. Entsprechend dem erniedrigten systemischen Gefäßwiderstand und dem hohen Herzminutenvolumen bei zirrhotischen Patienten mit thorakaler Epiduralanästhesie eignet sich dafür Noradrenalin am besten. Nach erfolgter Resektion sollte eine Normovolämie angestrebt werden.

Perioperative Komplikationen

Eine aggressive Volumenrestriktion kann zur Niereninsuffizienz führen. In einer retrospektiven Studie von 496 Patienten kam es bei 3% postoperativ zu einer andauernden und klinisch relevanten Erhöhung der Kreatininkonzentration [22]. Die meisten Aszitespatienten haben eine hoch dosierte Diuretikatherapie, die perioperativ und v. a. intraoperativ weitergeführt werden sollte. Die protektiven Effekte von ▶**Low-dose-Dopamin** im Hinblick auf eine Niereninsuffizienz sind v. a. seit der Arbeit von Bellomo et al. [3] ernsthaft zu hinterfragen. Eine routinemäßige prophylaktische Dopamininfusion kann deshalb nicht empfohlen werden [3]. Einige Autoren empfehlen die Gabe von ▶**Mannitol** vor dem Abklemmen der Gefäße. Da es bisher keine Outcomestudien über den Nutzen von Mannitol zur Prophylaxe oder Therapie einer Niereninsuffizienz bei Leberresektion gibt, kann Mannitol nicht als Routinemaßnahme empfohlen werden.

Folgende Variablen sind mit erhöhter postoperativer Morbidität vergesellschaftet:
- Alter über 55 Jahre,
- ASA-Klasse II oder mehr,
- Bilirubinkonzentration über 80 µmol/l,
- hohe Aktivität der alkalischen Phophatase (über dem 2fachen Referenzwert),
- Malignität des Tumors,
- pathologisches Leberparenchym,
- zusätzliche chirurgische Eingriffe gleichzeitig,
- Operationszeit über 4 h,
- perioperative Bluttransfusionsmenge über 600 ml.

Bluttransfusionen und gleichzeitige zusätzliche chirurgische Eingriffe haben die stärkste Korrelation zu postoperativen Komplikationen [25].

Kryochirurgie der Leber

Kälte zur Behandlung von Krebsleiden wird seit 1845 eingesetzt. Damals war die Kryotherapie v. a. auf Hautläsionen beschränkt. In der Zwischenzeit wurde die Methode technisch verfeinert und mit Ultraschallvisualisierung kombiniert. Die genauen Mechanismen, die eine Gewebsdestruktion durch Kälteapplikation auslösen, sind unbekannt. Das Gefrieren führt zu einer Kristallisation. Das resultierende hypertone Milieu bedingt Zellschrumpfung und Membranzerstörung. Thrombose und Gewebszerstörung führen zu Behinderung der Mikrozirkulation; dies leitet den Untergang weiterer Tumorzellen durch Hypoxie oder Anoxie ein [21].

Technik

Es sind verschiedene Systeme im Einsatz. In der Regel wird ▶**flüssiger Stickstoff** über wiederverwendbare Sonden appliziert. Der gekühlte Stickstoff hat eine Temperatur von −196°C. Die Sonden werden mit Hilfe einer modifizierten Seldinger-Technik ultraschallgesteuert an das zu vereisende Gewebe gebracht. Anschließend wird das Tumorgewebe mit flüssigem Stickstoff eingefroren und zerstört. Der Vorgang dauert in der Regel ungefähr 15 min.

Präoperative Abklärungen

Bei der präoperativen Evaluation vor Kryochirurgie sollte man sich die speziellen intra- und postoperativen Komplikationen vor Augen halten, wie z. B. Blutung, Thrombopenie, Myoglobinurie, akute Niereninsuffizienz, Kälteschäden an der Lunge und Pleuraergüsse. Deshalb ist ein besonderes Augenmerk auf die Gerinnung und die Nieren- und Lungenfunktion zu richten (Tabelle 1; [16]).

Intraoperatives Management

Obwohl das Spektrum der zu erwartenden Komplikationen unterschiedlich ist, gibt es keine wesentlichen Unterschiede zum Vorgehen bei Leberresektionen. Invasives Blutdruckmonitoring, mehrlumiger zentralvenöser Zugang und großlumige, periphere Zugänge gehören zum Standard. Ein kombiniertes Anästhesieverfahren ist vorzuziehen. Der Eingriff selber ist nicht schmerzhaft, jedoch die Laparotomie und die Präparation. Ein laparoskopisches Verfahren kommt nur in Ausnahmefällen zur Anwendung. Die Diurese sollte engmaschig kontrolliert werden. Die Abnahme der quantitativen Urinproduktion sollte rasch und effizient mit suffizienter Volumenzufuhr, adäquatem renalen Perfusionsdruck und mit Diuretika behandelt werden.

Postoperative Komplikationen

Hypothermie, Fieber, Atelektasen und Pleuraergüsse sowie transiente Erhöhung der Transaminasen, Myoglobinurie und Leukozytose sind häufige Komplikationen. Folgende unerwünschte Reaktionen kommen seltener vor: Blutung, akute Niereninsuffizienz, Kälteschäden der Haut, der Lunge oder anderer Gewebe, disseminierte, intravasale Gerinnung, verlängerte Prothrombinzeit, Hypoglykämie. Myoglobinämie und Myoglobinurie entwickeln sich in der Regel erst nach dem Eingriff und können eine akute Tubulusnekrose verursachen [16].

Gerinnung, Nieren- und Lungenfunktion muss präoperativ untersucht werden

Die Diurese muss engmaschig kontrolliert und bei Bedarf rasch optimiert werden

Literatur

1. Ballantyne JC, Carr DB, deFerranti S, Suarez T, Lau J, Chalmers TC, Angelillo IF, Mosteller F (1998) The comparative effects of postoperative analgesic therapies on pulmonary outcome: cumulative meta-analyses of randomized, controlled trials. Anesth Analg 86:598–612
2. Bechstein WO, Neuhaus P (2000) Bleeding problems in liver surgery and liver transplantation. Chirurg 71:363–368
3. Bellomo R, Chapman M, Finfer S, Hickling K, Myburgh J (2000) Low-dose dopamine in patients with early renal dysfunction: a placebo-controlled randomised trial. Australian and New Zealand Intensive Care Society (ANZICS) Clinical Trials Group. Lancet 356:2139–2143
4. Bhattacharya S, Jackson DJ, Beard CI, Davidson BR (1999) Central venous pressure and its effects on blood loss during liver resection. Br J Surg 86:282–283
5. Bismuth H, Castaing D, Garden OJ (1989) Major hepatic resection under total vascular exclusion. Ann Surg 210:13–19
6. Bodenham A, Park GR (1990) Plasma concentrations of bupivacaine after intercostal nerve block in patients after orthotopic liver transplantation. Br J Anaesth 64:436–441
7. Buell JF, Koffron A, Yoshida A et al. (2001) Is any method of vascular control superior in hepatic resection of metastatic cancers? Longmire clamping, pringle maneuver, and total vascular isolation. Arch Surg 136:569–575
8. Carton EG, Rettke SR, Plevak DJ, Geiger HJ, Kranner PW, Coursin DB (1994) Perioperative care of the liver transplant patient: Part 1. Anesth Analg 78:120–133
9. Chassot PG, Delabays A, Spahn DR (2002) Preoperative evaluation of patients with, or at risk of, coronary artery disease undergoing non-cardiac surgery. Br J Anaesth 89:747–759
10. Chen H, Merchant NB, Didolkar MS (2000) Hepatic resection using intermittent vascular inflow occlusion and low central venous pressure anesthesia improves morbidity and mortality. J Gastrointest Surg 4:162–167
11. Eagle KA, Berger PB, Calkins H et al. (2002) ACC/AHA guideline update for perioperative cardiovascular evaluation for noncardiac surgery-executive summary: a report of the American College of Cardiology/American Heart Association Task Force on Practice Guidelines (Committee to Update the 1996 Guidelines on Perioperative Cardiovascular Evaluation for Noncardiac Surgery). J Am Coll Cardiol 39:542–553
12. El-Serag HB, Mason AC (1999) Rising incidence of hepatocellular carcinoma in the United States. N Engl J Med 340:745–750
13. Emond JC, Kelley SD, Heffron TG, Nakagawa T, Roberts JP, Lim RC Jr (1996) Surgical and anesthetic management of patients undergoing major hepatectomy using total vascular exclusion. Liver Transpl Surg 2:91–98
14. Eyraud D, Richard O, Borie DC et al. (2002) Hemodynamic and hormonal responses to the sudden interruption of caval flow: insights from a prospective study of hepatic vascular exclusion during major liver resections. Anesth Analg 95:1173–1178

15. Farges O, Noun R, Sauvanet A, Jany S, Belghiti J (1998) Routine use of total hepatic vascular exclusion in major hepatectomy is not necessary. Hepatogastroenterology 45:370–375

16. Goodie DB, Horton MD, Morris RW, Nagy LS, Morris DL (1992) Anaesthetic experience with cryotherapy for treatment of hepatic malignancy. Anaesth Intensive Care 20:491–496

17. Huguet C, Addario-Chieco P, Gavelli A, Arrigo E, Harb J, Clement RR (1992) Technique of hepatic vascular exclusion for extensive liver resection. Am J Surg 163:602–605

18. Johnson M, Mannar R, Wu AV (1998) Correlation between blood loss and inferior vena caval pressure during liver resection. Br J Surg 85:188–190

19. Jones RM, Moulton CE, Hardy KJ (1998) Central venous pressure and its effect on blood loss during liver resection. Br J Surg 85:1058–1060

20. Kaluza GL, Joseph J, Lee JR, Raizner ME, Raizner AE (2000) Catastrophic outcomes of noncardiac surgery soon after coronary stenting. J Am Coll Cardiol 35:1288–1294

21. Kohli V, Clavien PA (1999) Cryoablation of liver tumors. In: Clavien PA (ed) Malignant liver tumors. Blackwell Science, Oxford, pp 159–169

22. Melendez JA, Arslan V, Fischer ME, Wuest D, Jarnagin WR, Fong Y, Blumgart LH (1998) Perioperative outcomes of major hepatic resections under low central venous pressure anesthesia: blood loss, blood transfusion, and the risk of postoperative renal dysfunction. J Am Coll Surg 187:620–625

23. Nakakura EK, Choti MA (2000) Management of hepatocellular carcinoma. Oncology (Huntingt) 14:1085–1098; discussion 1098–1102

24. Park GR, Kang Y (1995) Anesthesia and intensive care for patients with liver disease. Butterworth-Heinemann, Boston

25. Pol B, Campan P, Hardwigsen J, Botti G, Pons J, Le Treut YP (1999) Morbidity of major hepatic resections: a 100-case prospective study. Eur J Surg 165:446–453

26. Posner KL, Norman GA van, Chan V (1999) Adverse cardiac outcomes after noncardiac surgery in patients with prior percutaneous transluminal coronary angioplasty. Anesth Analg 89:553–560

27. Pringle JH (1908) Notes on the arrest of hepatic hemorrhage due to trauma. Ann Surg 48:541–549

28. Selzner M, Clavien PA (1999) Resection of liver tumors: special emphasis on neoadjuvant and adjuvant therapy. In: Clavien PA (ed) Malignant liver tumors. Blackwell Science, Oxford, pp 137–149

29. Servin F, Cockshott ID, Farinotti R, Haberer JP, Winckler C, Desmonts JM (1990) Pharmacokinetics of propofol infusions in patients with cirrhosis. Br J Anaesth 65:177–183

30. Smith CM, Davies DB, McBride MA (2000) Liver transplantation in the United States: a report from the Organ Procurement and Transplantation Network. Clin Transpl, pp 19–30

31. Torzilli G, Makuuchi M, Midorikawa Y, Sano K, Inoue K, Takayama T, Kubota K (2001) Liver resection without total vascular exclusion: hazardous or beneficial? An analysis of our experience. Ann Surg 233:167–175

32. Tucker GT, Mather LE (1979) Clinical pharmacokinetics of local anaesthetics. Clin Pharmacokinet 4:241–278

33. Yamamoto Y (2001) Liver resection in liver cirrhosis. Chirurg 72:784–793

34. Yanaga K, Takenaka K, Yamamoto K et al. (1996) Cardiac complications after hepatic resection. Br J Surg 83:1448–1451

35. Zografos GN, Kakaviatos ND, Skiathitis S, Habib N (1999) Total vascular exclusion for liver resections: pros and cons. J Surg Oncol 72:50–55; discussion 55–56

aus: Der Anaesthesist 2/03, S. 173–191
DOI 10.1007/s00101-003-0458-2

U. Haas · J. Motsch
Klinik für Anaesthesiologie, Universitätsklinikum Heidelberg

Anästhesiekonzepte in der Gefäßchirurgie

Stellenwert von Regionalanästhesieverfahren

Die perioperative Versorgung von Patienten in der Gefäßchirurgie stellt eine besondere Herausforderung dar. Meist handelt es sich um ältere Patienten mit einer generalisierten Arteriosklerose und zahlreichen Begleiterkrankungen. Hierzu addieren sich erhebliche operationsabhängige Kreislaufbelastungen und Volumenverschiebungen. Trotz Fortschritten in der modernen Anästhesie liegt die perioperative Letalität gefäßchirurgischer Patienten noch zwischen 1–4%. Wesentliche Strategien zur Senkung der perioperativen Morbidität und Letalität gefäßchirurgischer Risikopatienten bestehen in der sorgfältigen präoperativen Risikoeinschätzung und engmaschigen perioperativen Überwachung. Inwieweit sich durch den Einsatz von Regionalanästhesieverfahren eine Reduktion der Morbidität und Letalität gefäßchirurgischer Patienten erzielen lässt, wird aktuell kontrovers diskutiert. Zahlreiche Untersuchungen weisen auf positive perioperative Effekte insbesondere rückenmarknaher Regionalanästhesieverfahren hin.

Präoperative Risikoeinschätzung gefäßchirurgischer Patienten

Der präoperative Gesundheitszustand eines Patienten stellt einen wesentlichen Faktor für die perioperative Morbidität und Letalität dar. Viele gefäßchirurgische Patienten sind aufgrund ihres hohen Alters, einer generalisierten Arteriosklerose (koronare Herzerkrankung, periphere arterielle Verschlusskrankheit) und zahlreichen typischen Begleiterkrankungen, wie einem arteriellen Hypertonus, einem Diabetes mellitus, einer Niereninsuffizienz oder einer chronisch-obstruktiven Lungenerkrankung, als Risikopatienten einzustufen (Tabelle 1). Zur Verbesserung des perioperativen anästhesiologischen Vorgehens ist es deshalb unerlässlich diese Erkrankungen und Veränderungen zu erkennen, ihre Schwere einzuschätzen, eine präoperative Optimierung einzuleiten sowie Anästhesieverfahren und Umfang der perioperativen Überwachung festzulegen [9, 53].

Herzerkrankung

Etwa 40% der Patienten mit arterieller Verschlusskrankheit weisen zusätzlich eine koronare Herzerkrankung mit z. T. stummen Myokardischämien auf. In einer Untersuchung bei koronaren Risikopatienten bei nichtherzchirurgischen Eingriffen von

Der präoperative Gesundheitszustand
ist ein wesentlicher Faktor für die
perioperative Morbidität und Letalität

Dr. U. Haas
Klinik für Anaesthesiologie, Universitätsklinikum Heidelberg, Im Neuenheimer Feld 120, 69120 Heidelberg
E-Mail: ulrich_haas@med.uni-heidelberg.de

Tabelle 1

Begleiterkrankungen gefäßchirurgischer Patienten. (Mod. nach [11, 18, 53])

Begleiterkrankung	Häufigkeit [%]
KHK mit Angina pectoris	10–30
Stattgehabter Myokardinfarkt	20–30
Herzinsuffizienz	20–30
Arterieller Hypertonus	50–80
Diabetes mellitus	30–40
Niereninsuffizienz	10–30
Zerebrale Gefäßinsuffizienz	20–30
Chronisch-obstruktive Lungenerkrankung	30–40
Hypercholesterinämie	10–20
Nikotinabusus	30–40

Badner et al. lag die Gesamtinzidenz perioperativer Myokardinfarkte bei 5,6%, von denen 17% tödlich verliefen [4]. Die höchste Inzidenz perioperativer Myokardinfarkte lag dabei nicht wie bisher angenommen am 3. postoperativen Tag, sondern unmittelbar in der postoperativen Phase am Operationstag. Nur 17% dieser Patienten klagten über Angina pectoris, während 56% andere klinische Zeichen aufwiesen. Poldermans et al. berichten bei gefäßchirurgischen Patienten mit kardialen Risikofaktoren und positiver Stressechokardiographie von einer Myokardinfarktrate und Letalität von jeweils 17% [42]. Über 50% der perioperativen Morbidität und Letalität nach gefäßchirurgischen Eingriffen liegen kardiale Ursachen zugrunde. Daher ist eine präoperative kardiale Risikoeinschätzung unverzichtbar.

Zur perioperativen Evaluierung und zum Management kardialer Risikopatienten wurden ▶Richtlinien vom *American College of Cardiology (ACC)* und der *American Heart Association (AHA)* erarbeitet [1, 2]. Dabei werden klinische Prädiktoren, die zu einem erhöhten perioperativen kardialen Risiko führen, anhand ihrer Wichtigkeit in die folgenden 3 Klassen eingeteilt.

▶**Hoch gradige klinische Prädiktoren**, die ein intensives Management erfordern und zum Aufschub des geplanten Eingriffs führen können, sind:

- eine instabile oder schwere Angina pectoris,
- ein akuter (<7 Tage) oder kürzlich (7–30 Tage) abgelaufener Myokardinfarkt,
- eine dekompensierte Herzinsuffizienz,
- Herzrhythmusstörungen (höher gradige AV-Blockierung, organisch bedingte, symptomatische ventrikuläre Rhythmusstörungen, supraventrikuläre Tachykardie),
- schwere Herzklappenfehler.

▶**Mittlere klinische Prädiktoren**, die eine sorgfältige Beurteilung des kardialen Status erforderlich machen, sind:

- Angina pectoris (Canadian Class I oder II),
- Herzinfarkt in der Anamnese oder pathologische Q-Wellen im EKG,
- kompensierte oder rekompensierte Herzinsuffizienz,
- insulinpflichtiger Diabetes mellitus,
- chronische Niereninsuffizienz (Kreatinin >2 mg/dl).

Als ▶**gering gradige klinische Prädiktoren**, die bekannte Marker kardiovaskulärer Erkrankungen sind, aber allein nicht das kardiale perioperative Risiko erhöhen, sind anzusehen:

- fortgeschrittenes Alter des Patienten,
- EKG-Veränderungen (linksventrikuläre Hypertrophie, Linksschenkelblock, abnorme ST-Strecken oder T-Wellen, absolute Arrhythmie),
- niedrige funktionelle Belastbarkeit,
- Apoplex oder transitorische ischämische Attacke in der Anamnese und
- nicht ausreichend eingestellte Hypertonie.

Neben der kardialen Risikoeinschätzung sollten der operative Eingriff und die funktionelle Belastbarkeit des Patienten berücksichtigt werden. Chirurgische Eingriffe mit hohem kardialen Risiko (>5%) sind gefäßchirurgische Eingriffe an der Aorta und

▶ **MET;„metabolic equivalent levels"**
Das perioperative kardiale Risiko ist bei <4 MET erhöht

▶ **„Revised cardiac risk index": 4 Prädiktoren**

▶ **Unaufschiebbare Eingriffe**

▶ **Nichtdringliche Eingriffe**

▶ **Elektive Eingriffe**

▶ **Indikationen für eine Echokardiographie**

▶ **Dipyramidol-Thallium-Szintigraphie**

▶ **Stressechokardiographie**

periphere Gefäßeingriffe; die Endarteriektomie der A. carotis ist als ein Eingriff mit mittlerem kardialen Risiko (<5%) zu werten.

Die funktionelle Belastbarkeit wird in metabolischen Äquivalenzstufen ▶**MET; „metabolic equivalent levels"** ausgedrückt. Die Anzahl der MET drückt ein Vielfaches des Sauerstoffverbrauchs in Ruhe aus. Das perioperative kardiale Risiko ist bei einer funktionellen Belastbarkeit <4 MET erhöht. In grober Annäherung bedeuten 4 MET eine Leistungsfähigkeit von zumindest 2 Stockwerken Treppensteigen oder zügigem Gehen oder Traben in der Ebene.

Zur *praktikablen* Durchführung der Risikoeinschätzung wurden von Lee et al. basierend auf der Analyse von 2.893 nichtkardiochirurgischen Patienten ein ▶**„revised cardiac risk index"** erarbeitet [32]. Dabei konnten 4 unabhängige Prädiktoren für das kardiale Risiko des Patienten festgestellt werden. Hierzu gehören:

- koronare Herzerkrankung,
- Linksherzinsuffizienz,
- zerebraler Insult oder eine transitorische Ischämie (TIA) in der Anamnese und
- Hochrisikooperation.

Das perioperative kardiale Risiko steigt mit der Anzahl der Prädiktoren von 0,4% (kein Prädiktor) auf 11% (3–4 Prädiktoren). Neben der kardialen Evaluierung sollte in einem ersten Schritt die Dringlichkeit des chirurgischen Eingriffs abgeklärt werden. Bei ▶**unaufschiebbaren Eingriffen** wird sich die kardiale Evaluierung auf wenige Untersuchungen wie Ruhe-EKG, Blutdruck und Volumenstatus beschränken. Liegt bei ▶**nichtdringlichen Eingriffen** ein hoch gradiger Risikofaktor vor, sollte der Eingriff aufgeschoben werden und eine Koronarangiographie mit anschließender Therapie durchgeführt werden.

Bei ▶**elektiven Eingriffen** erfolgt die
- gründliche Anamnese und körperliche Untersuchung,
- die Durchführung eines Röntgenthorax,
- eines 12-Kanal-Ruhe-EKG sowie
- erforderlicher Laboruntersuchungen.

Darüber hinaus sollte geklärt werden, ob eine Bypassoperation mit kompletter Revaskularisierung innerhalb der letzten 5 Jahre oder eine perkutane transluminäre koronare Angioplastie (PTCA) innerhalb der letzten 0,5–5 Jahre durchgeführt wurde. Bei fehlenden Zeichen einer Ischämie sind keine weiteren Tests erforderlich. Bei nichtoperierten Patienten, bei denen in den letzten 2 Jahren eine ausführliche koronare Evaluierung (invasiv oder nichtinvasiv) ohne pathologisches Ergebnis erfolgte, ist ebenfalls kein weiterer Test erforderlich, sofern keine Symptome der Ischämie vorliegen [17].

Fakultativ stehen zur präoperativen Risikoabschätzung weitere apparative Untersuchungen (Langzeit-EKG, Holter-EKG, Belastungs-EKG, Echokardiographie, Dipyramidol-Thallium-Szintigraphie, Dobutamin-Stress-Echokardiographie, Koronarangiographie), zur Verfügung, mit deren Hilfe auch bei asymptomatischen Patienten eine Ischämie und potentielle Gefährdung nachgewiesen werden können. Solche Untersuchungen sollten jedoch außer bei Patienten mit hohem Risiko auf Patienten beschränkt bleiben, die ein mittleres Risiko aufweisen und keiner ergometrischen Belastung (z. B. bei großem abdominalen Aortenaneurysma) mit dem Fahrrad oder der Armkurbel zuzuführen sind. ▶**Indikationen für eine Echokardiographie** in Ruhe sind eine bekannte linksventrikuläre Dysfunktion, Herzklappenfehler (Quantifizierung der Klappenfunktion, Druckgradient) und ein abgelaufener Herzinfarkt in der Anamnese. Allerdings bietet eine Echokardiographie keinerlei Zusatzinformationen, um perioperative kardiale Komplikationen voraussagen zu können.

Die ▶**Dipyramidol-Thallium-Szintigraphie** diskriminiert einen abgelaufenen Myokardinfarkt von potentiell ischämischen Bezirken. Ihr Wert als Screening bei gefäßchirurgischen Eingriffen ist jedoch umstritten. Bei Unmöglichkeit eines Belastungs-EKG mit dem Fahrrad oder der Armkurbel ist die mechanisch oder pharmakologisch (Dipyramidol, Dobutamin, Dobutamin mit Atropin) induzierte ▶**Stressechokardiographie** indiziert, die bei neu erkannten oder sich verstärkenden Wandbewegungsstörungen Hinweise auf ein schlechteres perioperatives Outcome liefert [41].

Pulmonale Erkrankungen

Erkrankungen des respiratorischen Systems zählen neben Herzerkrankungen zu den häufigsten Ursachen perioperativer Komplikationen. Da die Anästhesie per se bereits zu funktionellen Beeinträchtigungen führt, ist die pulmonale Komplikationsrate von Patienten mit vorbestehendem Risiko und manifester pulmonaler Erkrankung ungleich höher. Bei zahlreichen gefäßchirurgischen Patienten liegt anamnestisch ein Nikotinabusus vor. Die hierdurch bedingte bronchiale Hypersekretion mit Gefahr der Schleimretention bei reduzierter Zilientätigkeit erhöht die perioperative pulmonale Komplikationsrate (Pneumonie, Atelektasenbildung etc.) auf das 4fache. Die unspezifische Hyperreagibilität des Bronchialsystems erhöht perioperativ zusätzlich die Rate an Bronchospasmen. Darüber hinaus sind erhöhte Carboxyhämoglobinwerte mit daraus resultierender Abnahme des Sauerstoffgehalts des Blutes, der Sauerstoffsättigung, Linksverschiebung der O_2-Bindungskurve und kompensatorische Polyglobulie mit erhöhter Blutviskosität nachweisbar. Eine Nikotinkarenz >6–8 Wochen vor dem geplanten Eingriff ist empfehlenswert; eine kurzfristigere Abstinenz erhöht die perioperative pulmonale Komplikationsrate. Lediglich unmittelbar vor dem Operationstag kann sich eine Nikotinkarenz zur CO-Elimination und zur Reduktion des Aspirationsrisikos günstig auswirken. Bei Vorliegen einer chronisch-obstruktiven Lungenerkrankung sind eine präoperative ▶spirometrische Untersuchung und Blutgasanalyse empfehlenswert.

Diabetes mellitus

Ursache einer Diabetes-bedingten Erhöhung der perioperativen Morbidität und Letalität sind ▶diabetische Organmanifestationen, wie koronare Herzkrankheit, Hypertension, autonome Neuropathie, Verminderung der linksventrikulären Funktion, orthostatische Hypotension, Herzrhythmusstörungen, diabetische Nephropathie mit Niereninsuffizienz und eine verminderte gastrointestinale Motilität mit Gastroparese. Der perioperativen Stressantwort des Organismus mit vermehrter Ausschüttung von Glukagon, Katecholaminen und Kortisol steht ein relativer oder absoluter Insulinmangel gegenüber, so dass die anabolen und antikatabolen Wirkungen des Insulins reduziert sind.

Bedingt durch eine vermehrte Glukoseproduktion bei gleichzeitig verminderter Utilisation wird die Stoffwechsellage durch eine ▶Hyperglykämie bestimmt. So besteht das perioperative Hauptrisiko in der Dehydratation infolge osmotischer Diurese, die zu hämodynamischer Instabilität und verminderter Gewebeperfusion führt.

Neben der Hyperglykämie finden sich perioperativ:
- eine geringe Ketose, die durch Lipolyse, Ketogenese oder Proteinkatabolismus verursacht ist, sowie
- eine vermehrte Infektanfälligkeit,
- Wundheilungsstörungen und
- eine Zunahme zerebraler und myokardialer Ischämien.

▶Ziel der perioperativen Therapie ist es deshalb, eine ausgeprägte katabole Stoffwechselsituation mit metabolischer Dekompensation zu vermeiden. In einer multizentrischen Studie bei 1.548 Patienten konnte gezeigt werden, dass das Einstellen des Blutzuckers auf einen Mittelwert von 110 mg/dl zu einer reduzierten Morbidität und Letalität kritisch kranker Patienten führt [8]. Der Blutzucker sollte deshalb perioperativ durch eng maschige Kontrollen und ggf. Insulin- oder Glukosegabe in den Normbereich eingestellt werden.

Niereninsuffizienz

Ursache einer vorbestehenden Niereninsuffizienz bei gefäßchirurgischen Patienten ist meist eine Arteriosklerose oder diabetische Nephropathie. Eine weitere perioperative Verschlechterung der Nierenfunktion ist besonders beim Einsatz von ▶Kontrastmitteln zur Gefäßdarstellung und bei aortalen Eingriffen mit suprarenaler Abklemmung gegeben. Das Auftreten eines akuten Nierenversagens hat dabei eine Mortalitätsrate von 50% und höher. Begleitende Komplikationen einer Niereninsuffizienz sind eine Anämie, Azotämie, Hypervolämie, Hyperkaliämie, Azidose, Hyperphosphatämie sowie eine Hyper- oder Hypomagnesiämie. Ursächlich hinsichtlich begleitender hämorrhagischer Störungen sind eine Thrombozytopenie und Störungen der Thrombozytenfunktion und einzelner Gerinnungsfaktoren (z. B. Faktor VIII).

Gerinnungssystem

Regelmäßig ist bei gefäßchirurgischen Patienten eine veränderte Blutrheologie und Hyperkoagulabilität mit einer Aktivierung prokoagulatorischer Faktoren und einer Verminderung der Fibrinolyseaktivität nachweisbar. So wurden bei 1.581 Patienten mit einer peripheren Gefäßerkrankung eine erhöhte Blutviskosität, ein erhöhter Hämatokrit und ein erhöhter Fibrinogenwert gefunden [35]. Im Thrombelastogramm wurde eine erhöhte Fibrinogen-Thrombozyten-Interaktion festgestellt, die zu einer Hyperkoagulation führte [59]. Die Plasminogenaktivatoren im Gewebe (t-PA) sind bei okklusiven Aortenerkrankungen vermindert und die Plasminogen-Aktivator-Inhibitoren (t-PAI) erhöht [48]. Diese Imbalanz erhöht die perioperative Inzidenz von Thrombosen, Gefäß- und Bypassverschlüssen.

Perioperative β-Blockade

▶ **Perioperative β-Blockade**

Neben der sorgfältigen präoperativen Evaluierung stellt die ▶ **perioperative β-Blockade** die effektivste Strategie zur Verringerung der perioperativen kardialen Morbidität und Letalität dar. In zahlreichen randomisierten, prospektiven Studien konnte bei gefäßchirurgischen Risikopatienten durch eine β-Blockade eine wirksame Prävention kardiovaskulärer Komplikationen erreicht werden (Übersicht bei [55, 63]. Insgesamt zeigt sich jedoch, dass β-Blocker aus Angst vor Nebenwirkungen noch nicht ausreichend eingesetzt werden [60]. Als einzige derzeit noch bestehende Kontraindikation ist das Asthma bronchiale zu nennen. Darüber hinaus sollte geprüft werden, dass die Herzfrequenz nicht unter 60/min und der Blutdruck nicht unter 100 mmHg liegt. Selbst bei Patienten mit COPD („chronic obstructive pulmonary disease") konnten günstige perioperative Effekte der β-Blockade nachgewiesen werden [26]. Unklar bleiben die optimale Wahl und die Dosierung des β-Blockers sowie der optimale Zeitpunkt und die Länge der Fortführung der β-Blockade. Zur Vermeidung nichtkardialer Nebenwirkungen erscheint ein kardioselektiver β-Blocker geeignet, die Dosierung sollte einschleichend erfolgen. Bei Patienten, die schon präoperativ einen β-Blocker erhielten, sollte die Medikation weiter verabreicht werden. Trotz fehlender Datenlage erscheint es bei zahlreichen gefäßchirurgischen Patienten sinnvoll die perioperative β-Blockade weiterzuführen. Aus diesem Grund sollte sich ein Patient, der perioperativ mit einem β-Blocker versorgt wurde, möglichst bald nach einem gefäßchirurgischen Eingriff bei einem Kardiologen vorstellen, um abzuklären, ob die dauerhafte Therapie mit einem β-Blocker vorteilhaft ist.

Kontraindikation: Asthma bronchiale

Spezifische Wirkungen einer rückenmarknahen Regionalanästhesie

Ob das Anästhesieverfahren per se einen Einfluss auf die perioperative Morbidität oder Letalität von Risikopatienten hat, ist nicht eindeutig geklärt [64]. Spezifische Wirkungen rückenmarknaher Regionalanästhesieverfahren lassen jedoch auf positive perioperative Effekte schließen (Übersicht bei [15, 33, 34]). Ihr Einsatz ermöglicht nicht nur die effektive ▶ **perioperative Blockade nozizeptiver Afferenzen** am Hinterhorn des Rückenmarks, sondern auch die Unterdrückung der neuroendokrinen Stressantwort. Hierdurch könnten pathophysiologische Veränderungen, wie eine gesteigerte Sympathikusaktivität, ein erhöhter O_2-Verbrauch und eine verstärkte Freisetzung kataboler Hormone, unterdrückt werden [40], die speziell bei gefäßchirurgischen Risikopatienten schwer wiegende perioperative Komplikationen begünstigen (Tabelle 2).

▶ **Perioperative Blockade nozizeptiver Afferenzen**

Grundsätzlich muss jedoch dabei beachtet werden, dass thorakale und lumbale Epiduralanästhesie unterschiedliche Wirkungen entfalten. Grund hierfür ist, dass es durch Anlage einer Epiduralanästhesie zu einer Sympathikusblockade im anästhesierten und zu einer reflektorischen Sympathikusaktivierung im nichtanästhesier-

Thorakale und lumbale Epiduralanästhesie entfalten unterschiedliche Wirkungen

ten Gebiet kommt. Inwieweit positive Effekte durch den Einsatz von Regionalanästhesieverfahren zu erwarten sind, muss an relevanten Funktionsparametern überprüft werden (Tabelle 3).

Herz-Kreislauf-Funktion

Die im Rahmen der perioperativen Stressreaktion verursachte Sympathikusaktivierung mit resultierender Tachykardie und Hypertension gefährdet koronarkranke Patienten in besonderer Weise. Zusätzlich zur induzierten Steigerung des myokardialen Sauerstoffbedarfs kommt es bei Koronarkranken zu einer Vasokonstriktion in erkrankten und Vasodilatation in gesunden Koronargefäßen. Dies führt in den ohnehin minderperfundierten und gefährdeten Myokardarealen zu einer weiteren kritischen Einschränkung der Perfusion mit Abnahme des Sauerstoffangebots.

Sowohl tierexperimentelle als auch klinische Untersuchungen deuten auf zahlreiche positive kardiale Effekte der thorakalen Epiduralanästhesie (TEA) hin. Die Blockade bis Th_1–Th_5 führt zu einer Verringerung von Sauerstoffbedarf und Herzarbeit, zu einer Verbesserung des Verhältnisses von endokardialer zu epikardialer Perfusion, zu einer Beschleunigung der Erholung nach myokardialem Stunning und zur selektiven Zunahme des Blutflusses in ischämischen Myokardarealen mit konsekutiver Verbesserung der linksventrikulären Funktion. Darüber hinaus deuten tierexperimentelle Untersuchungen auf eine verminderte Inzidenz ischämisch bedingter ventrikulärer Arrhythmien durch eine thorakale Epiduralanästhesie hin.

Im Gegensatz zur thorakalen Epiduralanästhesie sind für die lumbale Epiduralanästhesie (LEA) keine protektiven kardialen Effekte nachgewiesen. So konnte in

Tabelle 2

Mögliche Folgen der perioperativen neuroendokrinen Stressreaktion bei gefäßchirurgischen Patienten

Herz-Kreislauf-System	Tachykardie, Hypertension
	Erhöhter O_2-Verbrauch mit Myokardischämie
	Herzrhythmusstörungen
	Ventrikuläres Remodeling
	Kardiomyopathie (Myozytenapoptose)
Gefäßsystem	Freisetzung endovaskulärer Adhäsionsmoleküle
	Plaquefissuren und -rupturen bei erhöhten Scherkräften
Gerinnungssytem	Hyperkoagulabilität
	Thrombozytenaggregation
Stoffwechsel	Katabolie

Tabelle 3

Wirkungen einer thorakalen (TEA) und lumbalen (LEA) Epiduralanästhesie

Organsystem	TEA	LEA
Herz	⇓ Sauerstoffbedarf und Herzarbeit	⇑ Sauerstoffbedarf
	⇑ Durchblutung ischämiegefährdeter Myokardareale	⇑ Wandbewegungsstörungen bei Hypotension
	⇓ Ischämisch bedingte ventrikuläre Arrhythmien	
Lungenfunktion	⇑ Funktionelle Residualkapazität	⇓ Postoperative Inzidenz hypoxischer Phasen bei höherer Vigilanz
	⇑ Zwerchfellfunktion	
	⇓ Postoperative Inzidenz hypoxischer Phasen bei höherer Vigilanz	
Gastrointestinaltrakt	⇑ Intestinale Perfusion und Peristaltik	⇓ Intestinale Perfusion, Peristaltik
Motorik	(⇓) Motorik	⇓ Motorik

echokardiographischen Untersuchungen unter LEA im Gegensatz zur TEA bei Hypotension eine Zunahme von Wandbewegungsstörungen nachgewiesen werden. Ursache hierfür sind die fehlende oder unzureichende Ausbreitung der LEA in die thorakalen Segmente mit konsekutivem Verlust der protektiven Effekte der thorakalen Sympathikolyse. Vielmehr kommt es unter LEA zu einer reflektorischen Sympathikusaktivierung in den nichtanästhesierten thorakalen Segmenten mit Steigerung des myokardialen Sauerstoffbedarfes.

Lungenfunktion

Schwer wiegende postoperative Störungen der Lungenfunktion sind insbesondere nach Thorax- und Oberbaucheingriffen und bei vorbestehenden pulmonalen Erkrankungen zu beobachten. Auslöser hierfür sind:

- Verschlechterung der Lungenfunktion durch intraoperative Faktoren,
- schmerzbedingte Hypoventilation,
- reflektorische Einschränkung der Zwerchfellfunktion und
- Zunahme des abdominellen und interkostalen Muskeltonus.

Dies führt zu einer Abnahme der funktionellen Residualkapazität, die am Operationstag beginnt, nach ca. 48 h ein Maximum erreicht und bis zu 2 Wochen nach dem operativen Eingriff anhalten kann. Aggraviert wird diese Situation insbesondere bei Adipositas, mangelnder Mobilisation und unzureichender Schmerzausschaltung. Während der unmittelbare Einfluss der Epiduralanästhesie auf die Lungenfunktion eher als gering einzuschätzen ist, können durch ihren Einsatz jedoch negative Effekte der Allgemeinanästhesie aufgehoben und die postoperative Einschränkung der Lungenfunktion reduziert werden. So steigt unter TEA die funktionelle Residualkapazität, und es kommt zu einer Zunahme der kaudalen Zwerchfellbewegungen und weit gehenden Normalisierung der Zwerchfellfunktion. Weiterhin nimmt die Inzidenz postoperativer hypoxischer Phasen bei höherer Vigilanz beim Einsatz der Epiduralanästhesie signifikant ab. Deutliche Vorteile sind jedoch hauptsächlich bei Patienten mit pulmonalen Vorerkrankungen und postoperativer Nutzung des Periduralkatheters zu erwarten. Ballantyne et al. konnten 1998 in einer Metaanalyse eine signifikante Reduktion von pulmonalen Komplikationen (Atelektasen, Pneumonie) beim Einsatz einer Epiduralanästhesie nachweisen [5].

Gastrointestinales System

Postoperative Darmfunktionsstörungen sind eine der Hauptursachen postoperativer Morbidität. Pathophysiologisch wird angenommen, dass perioperativer Stress und Schmerz spinale Reflexe einschließlich des Sympathikus aktivieren und die gastrointestinale Motilität und Durchblutung einschränken. Durch eine TEA können diese Mechanismen blockiert werden; es kommt zu einer Verbesserung der intestinalen Motilität und Perfusion. Möglicherweise können zusätzlich auch postischämische Darmmotilitätsstörungen positiv beeinflusst werden. Die beschriebenen Effekte treffen dabei nur auf die TEA zu.

Gerinnungssystem

Nach operativen Eingriffen sind eine vermehrte Fibrinbildung und thrombozytäre Aggregation zu beobachten. Zusätzlich ist die Fibrinolyse vermindert. Dies führt insgesamt zu einer deutlichen Erhöhung perioperativer thrombembolischer Komplikationen. Im Gegensatz zur Allgemeinanästhesie konnte für die Epiduralanästhesie eine Reduktion des Thrombembolierisikos nachgewiesen werden [18]. Ursächlich hierfür sind die Verminderung der sympathikusinduzierten Steigerung der Fibrinbildung und die Hemmung der Fibrinolyse. Zudem scheint die systemische Lokalanästhetikawirkung selbst die Thrombozytenaggregation zu hemmen. Ein weiterer protektiver Effekt könnte die Steigerung des Blutflusses in den unteren Extremitäten bei LEA sein. Die antikoagulatorischen Effekte der Epiduralanästhesie sind dabei gerade bei Gefäßpatienten von großer Bedeutung. Belastungstests mit Gefäßpatienten führten im Vergleich zu ge-

---

TEA: FRC ⇑, Zwerchfellfunktion ⇑, pulmonale Komplikationen ⇓

TEA: intestinale Motilität und Perfusion ⇑

LEA: Thrombembolierisiko ⇓

sunden Patienten zu signifikant stärkeren Anstiegen der Plasmakatecholamine bei gleichzeitig verminderten Konzentrationen von Plasminogen-Aktivator-Inhibitor [48].

Immunsystem

Nach einem Operationstrauma findet sich häufig eine mehrere Tage anhaltende Beeinträchtigung sowohl der zellulären als auch humoralen Immunfunktion. Die Ursache dieser Schwächung der Immunfunktion ist unklar. Mögliche Pathomechanismen sind die stressbedingte Freisetzung antiinflammatorischer Mediatoren, die Suppression von Lymphozyten und die Herabsetzung der Aktivität von natürlichen Killerzellen. Einzelne Untersuchungen weisen auf eine Reduktion der stressinduzierten Funktionseinschränkung dieser Zellen durch die epidurale Gabe von Lokalanästhetika hin [56]. Klinische Studien belegen zusätzlich beim Einsatz einer Epiduralanästhesie eine Reduktion infektiöser Komplikationen [59, 61].

Thermoregulation

Die Hypothermie des Patienten stellt ein häufig anzutreffendes Problem dar und kann das perioperative Gesamtergebnis negativ beeinflussen. Neben einer veränderten Pharmakokinetik und dem verminderten Patientenkomfort sind im Rahmen einer perioperativen Hypothermie vermehrte kardiozirkulatorische Komplikationen, größere Blutverluste mit vermehrter Transfusionsnotwendigkeit, eine höhere Wundinfektionsrate und ein längerer Krankenhausaufenthalt belegt.

Die Tatsache, dass die thermoregulatorische Reizschwelle für Vasokonstriktion und Kältezittern in Allgemeinanästhesie stärker abfällt als in Regionalanästhesie, hat zur Hoffnung Anlass gegeben durch den Einsatz von Regionalanästhesieverfahren die Inzidenz perioperativer Hypothermien zu senken. Dabei muss jedoch bedacht werden, dass rückenmarknahe Anästhesieverfahren zusätzlich eine Blockade von Kälteafferenzen in der anästhesierten Körperregion und eine sympathikolysebedingte Vasodilatation bewirken. Insofern sind Unterschiede hinsichtlich der Inzidenz perioperativer Hypothermien zwischen Allgemeinanästhesie und Regionalanästhesie im Vergleich zur Bedeutung wärmeerhaltender Maßnahmen als gering einzuschätzen. Dennoch ist postoperativ die Intensität des Muskelzitterns unter rückenmarknahen Regionalanästhesieverfahren schwächer ausgeprägt. Die damit deutliche Reduktion des O_2-Bedarfs des Körpers ist für Gefäßpatienten mit hohem kardialen Risiko von erheblicher Bedeutung.

Kognitive Funktion

Regelmäßig kommt es postoperativ zu einer vorübergehenden Einschränkung der kognitiven Funktion. Diese Veränderungen sind am 2. postoperativen Tag am ausgeprägtesten und scheinen insbesondere bei älteren Patienten die postoperative Komplikationsrate zu erhöhen und den stationären Klinikaufenthalt zu verlängern. Lange Zeit wurde vermutet, dass die Regionalanästhesie im Vergleich zur Allgemeinanästhesie eine schnellere Erholung der mentalen Funktion zur Folge hätte. Eine überwiegende Anzahl von Studien zeigte jedoch, dass die kognitive Funktion durch Regional- bzw. Allgemeinanästhesie in vergleichbarer Weise beeinflusst wird [64]. Insgesamt lassen sich Vorteile des einen oder anderen Anästhesieverfahrens nicht sicher belegen. Lediglich unmittelbar postoperativ zeigt sich bei Patienten mit Regional- oder Kombinationsanästhesieverfahren im Vergleich zur alleinigen Allgemeinanästhesie eine höhere Vigilanz und kürzere Verweildauer im Aufwachraum. Darüber hinaus führt die postoperative Fortführung der Regionalanästhesie mit der Kathetertechnik zur Schmerztherapie zu einer geringeren Sedierung im Vergleich zur parenteralen Opioidgabe.

Allgemein- versus Regionalanästhesie bei gefäßchirurgischen Eingriffen

In den vergangenen 10 Jahren mehrten sich Hinweise, dass durch den Einsatz von rückenmarknahen Regionalanästhesieverfahren bei unterschiedlichen chirurgischen Interventionen eine Reduktion der perioperativen Morbidität und Mortalität erreicht werden kann. Sorenson u. Pace untersuchten 1992 13 randomisiert-kontrollierte Studien bei Patienten mit traumatischer Hüftfraktur [51]. Insgesamt fand sich eine 4fach niedrigere Inzidenz von tiefen Beinvenenthrombosen.

Kehlet u. Scott untersuchten in einer ▶**Metaanalyse** 12 kontrollierte Studien. In 2 der Studien ließ sich in der Regionalanästhesiegruppe eine geringere Frühmortalität innerhalb der ersten 30 Tage nach Operation (7% vs. 10%) statistisch sichern [29]. Die systematische retrospektive Auswertung von 141 randomisierten Studien zwischen 1971 und 1997 von Rodgers et al. bei insgesamt 9.559 Patienten ergab bei Einsatz von Regionalanästhesieverfahren eine Verminderung der Gesamtmortalität um ca. ein Drittel [47]. So verringerte sich die Wahrscheinlichkeit ($p<0,001$) einer Venenthrombose um −44%, einer Lungenembolie um −55%, einer Transfusionsnotwendigkeit um −50%, einer Pneumonie um −39% und einer Atemdepression um −59%. Auch Myokardinfarkte und Niereninsuffizienz kamen seltener vor. Diese Daten konnten unabhängig vom chirurgischen Eingriff jedoch nur für die TEA und die Spinalanästhesie gesichert werden. Nur für orthopädische Patienten war das Risiko auch nach Einschluss der LEA reduziert. Eine im Rahmen des *MASTER Anaesthesia Trial* von Rigg et al. durchgeführte Untersuchung konnte diese Ergebnisse nicht bestätigen [46]. Sie untersuchten insgesamt 915 Patienten, die sich einem großen abdominal-chirurgischen Eingriff mit und ohne zusätzliche intra- und postoperative Epiduralanalgesie unterzogen und konnten bei Einsatz einer Epiduralanalgesie lediglich ein signifikante Reduktion der Inzidenz respiratorischer Insuffizienz (verlängete Beatmungszeit, häufigere Reintubation, paO_2 $\leq$50 mmHg oder $paCO_2$ $\geq$50 mmHg bei Raumluft) feststellen.

Bei gefäßchirurgischen Eingriffen konnte bis heute weder für Allgemein- noch Regionalanästhesieverfahren ein eindeutiger Vorteil im Sinne einer Verminderung schwer wiegender Komplikationen mit Senkung der perioperativen Morbidität und Mortalität nachgewiesen werden. Mögliche Gründe hierfür sind zu geringe Patientenzahlen bzw. die geringe anästhesiebedingte Mortalität, die engmaschige Überwachung und die Behandlung anästhesiebedingter Komplikationen sowie die zahlreichen und schwer kontrollierbaren Einflussfaktoren. Einzelne Untersuchungen weisen beim Einsatz von Regionalanästhesieverfahren auf eine postoperativ geringere Rate an kardiovaskulären, thrombembolischen und infektiösen Komplikationen hin [18, 59, 61].

Unabhängig von dem fehlenden, eindeutigen Nachweis einer Reduktion der Morbidität und Letalität bei gefäßchirurgischen Eingriffen durch ein Anästhesieverfahren sollte die Indikationsstellung an der Verbesserung der Anästhesiequalität, der Reduktion unerwünschter Nebenwirkungen und der Erhöhung des Patientenkomforts ausgerichtet sein. Auch sollte das Anästhesieverfahren gewählt werden, das vom jeweiligen Anästhesisten am besten beherrscht wird. So zeigte sich in einer Studie von Bode et al., dass bei einer inadäquaten Regionalanästhesie mit einem intraoperativ erforderlichen Wechsel zur Allgemeinanästhesie die kardiale Morbidität und Letalität signifikant erhöht ist [11].

Da den postoperativen Beeinträchtigungen mit der Vermeidung der neuroendokrinen Stressantwort und der Reduktion von postoperativen Schmerzen eine immer wichtigere Rolle beigemessen wird, sollte die Entscheidung für ein Verfahren immer die gesamte perioperative Phase unter besonderer Berücksichtigung der postoperativen Schmerztherapie einbeziehen (Übersicht bei [33]). Unter diesem Blickwinkel sprechen auch neuere Daten für Vorteile der Katheterregionalanästhesie bzw. für die Kombination von Allgemeinanästhesie und Epiduralanästhesie (Übersicht [15, 34]). Weitere mögliche Vorteile beim Einsatz der Epiduralanästhesie in der Gefäßchirurgie sind, neben der Verringerung der perioperativen neuroendokrinen Stressreaktion und der postoperativen Schmerzen, die Reduktion von Hypertension bei Gefäßabklemmung, die Verbesserung der peripheren Gewebedurchblutung und die Reduktion von postoperativen Thrombembolien und Gefäßverschlüssen, sowie beim Einsatz von Allgemein- und Epiduralanästhesie, die Reduktion der kumulativen intraoperativen Anästhetikadosis mit Verkürzung der Aufwachphase und die Reduktion perioperativer pulmonaler Komplikationen (Tabelle 4).

Rückenmarknahe Regionalanästhesieverfahren bei Eingriffen an der Aorta

Operative Eingriffe an der Aorta umfassen thorakale, thorakoabdominale oder abdominale Aortenaneurysmen, Aortenstenosen oder -verschlüsse, die aortofemorale Bypasschirurgie, Nierenarterienstenosen oder -aneurysmen oder die Versorgung von Viszeralarterienstenosen. Die verschiedenen Operationen unterscheiden sich bezüglich zahlreicher Faktoren wie Operationsdauer, Blutverlust, Höhe der Aortenabklemmung und Kreislaufbelastung erheblich.

Das abdominale Aortenaneurysma mit einer Prävalenz von 5% in der sechsten und siebten Lebensdekade stellt den häufigsten Grund für eine Operation an der Aorta dar. Symptomatische Aortenaneurysmen mit neu auftretenden abdominalen Schmerzen oder Rückenschmerzen und Aortenaneurysmen mit einem Durchmesser von 6 cm und mehr sowie einer Zunahme des Aneurysmas um mehr als 0,5 cm in 6 Monaten stellen Indikationen zur Operation dar. Die Inzidenz einer Ruptur liegt bei Aneursymen <5 cm bei 4,1% pro Jahr und steigt bei Aneurysmen >7 cm auf über 19% pro Jahr an. Die perioperative Klinikletalität rupturierter abdominaler Aortenaneurysmen ist mit 50% in den vergangenen Jahrzehnten unverändert geblieben, während die perioperative Letalität bei elektivem infrarenalem Bauchaortenersatz von 20% in den 50er-Jahren auf aktuell etwa 2–4% gefallen ist.

Die herausragenden pathophysiologischen Veränderungen bei Eingriffen an der Aorta stellen die Abklemmung der Aorta („clamping") und die Wiedereröffnung der rekonstruierten Gefäßstrombahn („declamping") dar. Clamping und Declamping führen zu akuten hämodynamischen Veränderungen, die durch die Abklemmhöhe (infra- vs. juxta- vs. suprarenal; Abklemmung weiterer renaler oder viszeraler Gefäße), den Abklemmmodus (komplett vs. tangential), den intravaskulären Volumenstatus, das Vorliegen einer myokardialen Insuffizienz oder Ischämie und den Grad der Kollateralisation im okklusionsabhängigen Stromgebiet bestimmt werden.

Die hauptsächlichen ▶**Probleme des Aortenclampings** beinhalten die akute Linksherzbelastung mit Anstieg des myokardialen Sauerstoffbedarfs und Gefahr der myokardialen Ischämie oder des akuten Linksherzversagens, die renale Hypoperfusion bzw. Ischämie der Nieren, der Viszeralorgane und des Rückenmarks und die Anhäufung saurer Metabolite in Geweben und Gefäßen distal der Okklusion. Das Aortendeclamping ist durch ein akutes zentrales Hypovolämiesyndrom mit Abnahme des koronaren, renalen, hepatischen, mesenterialen und spinalen Blutflusses gekennzeichnet. In der Regel werden Eingriffe an der abdominalen Aorta in Allgemeinanästhesie oder als kombiniertes Anästhesieverfahren (Allgemeinanästhesie + Epiduralanästhesie) durchgeführt. Die Epiduralanästhesie sollte hierzu immer thorakal angelegt werden (Punktionshöhe Th_{10}–Th_{12} mit einer Anästhesieausdehnung von Th_8–L_2).

In zahlreichen Untersuchungen wurde versucht Vor- und Nachteile eines Anästhesieverfahrens bezüglich der perioperativen Morbidität oder Letalität nachzuweisen (Tabelle 5). Yeager et al. [61] fanden bei Patienten, die sich einem großen intrathorakalen bzw. intaabdominellen Eingriff unterzogen und zusätzlich intra- und postoperativ eine Epiduralanästhesie erhielten, eine signifikant geringe Inzidenz kardiovaskulärer Komplikationen (Myokardinfarkt, Angina pectoris etc.). Diese Ergebnisse wurden in einer Arbeit von Beattie et al. bei Eingriffen an der abdominalen Aorta bestätigt [7]. Her et al. konnten bei Einsatz einer Epiduralanästhesie eine verbesserte hämodynamische Stabilität und einen verkürzten Intensivaufenthalt nachweisen [27]. Baron et al. [6] hingegen fanden bei 173 Patienten, die sich einer Operation eines Bauchaortenaneurysmas in Allgemeinanästhesie mit und ohne zusätzliche Epiduralanästhesie unterzogen, keine signifikanten Unterschiede hinsichtlich der kardialen oder pulmonalen Morbidität und der Gesamtletalität. Ebenfalls keine Unterschiede beim Einsatz einer Epiduralanästhesie in der abdominalen Aortenchirurgie fanden 3 weitere Untersuchungen [14, 21, 24]. Norris et al. konnten in einer prospektivrandomisierten Untersuchung an 162 Patienten, die sich einem abdominal-aortenchirurgischen Eingriff unterzogen bei Einsatz einer Epiduralanalgesie lediglich eine verkürzte postoperative Beatmungszeit nachweisen [37].

Rückenmarknahe Regionalanästhesieverfahren bei endovaskulärer Therapie abdominaler Aortenaneurysmen

▶ **Transluminale perkutane endovaskuläre Grafts (TPEG)**

Eine neue, weniger invasive Therapiemöglichkeit zur Versorgung von Aortenaneurysmen eröffnete sich in den letzten Jahren durch die klinische Einführung von ▶ **transluminalen perkutanen endovaskulären Grafts (TPEG)**. Hierbei wird eine aortale oder Bifurkationsendoprothese mit interventionellen radiologischen Methoden transvaskulär über die Femoralarterien platziert. Vorteile der endoluminalen Technik werden v. a. im Wegfall der Laparatomie (geringeres Operationstrauma und geringerer Blutverlust) und der Aortenabklemmung gesehen. Als weitere Vorteile werden eine geringere postoperative Überwachungsintensität, eine raschere Mobilisierung und eine kürzere Hospitalisierung postuliert. Eindeutige Befunde für die Bevorzugung der endoluminalen gegenüber der offenen Aortenchirurgie stehen jedoch noch aus. Die Einbeziehung großer Gefäßabgänge (Nierenarterien, A. iliaca interna) in das Aneurysma schließt derzeit eine endovaskuläre Versorgung aus. Neben primär morphologischen Kriterien zur Indikationsstellung könnten Risikopatienten mit schweren Begleiterkrankungen, bei denen das Risiko einer offenen Aortenchirurgie als hoch erachtet wird, von diesem Verfahren profitieren.

TPEG: Allgemeinanästhesie, Regionalanästhesie, Lokalanästhesie mit Sedierung

Die operative Versorgung eines Aortenaneurysmas mit TPEG kann in Allgemeinanästhesie, Regionalanästhesie oder Lokalanästhesie mit Sedierung erfolgen [22]. Ausreichende Untersuchungen für die Bevorzugung eines bestimmten Anästhesieverfahrens liegen noch nicht vor. Eine Untersuchung weist auf vorteilhafte Effekte der Epiduralanästhesie mit Verkürzung des Krankenaufenthalts hin [16].

Rückenmarknahe Regionalanästhesieverfahren bei peripheren Gefäßeingriffen

Periphere Gefäßeingriffe zielen darauf ab ein verschlossenes Gefäßgebiet zu überbrücken (z. B. femoropoplitealer Bypass), Blut aus anderen Gefäßgebieten in das erkrankte Gebiet zu leiten (z. B. femorofemoraler Bypass) oder den Durchmesser des erkrankten Gefäßes zu vergrößern (z. B. femorale Profundaplastik). Die operative Technik umfasst dabei (Reversal)Venenbypässe (V. saphena magna, V. saphena parva, Armvenen), In-situ-Venenbypässe oder Kunststoffbypässe. In Abhängigkeit vom Ausmaß der arteriellen Verschlusskrankheit, den vorhandenen Gefäßrekonstrukti-

Tabelle 5
Einfluss von Regionalanästhesieverfahren auf die perioperative Morbidität bei Eingriffen an der abdominalen Aorta

Autor (Jahr)	Anästhesie	Analgesie	Perioperative Morbidität
Yeager et al. (1987) [61]	AA/AA + EA	i.v./EA	Weniger kardiale, pulmonale und infektiologische Komplikationen
Her et al. (1990) [27]	AA/AA + EA	i.v./EA	Weniger kardiale und pulmonale Komplikationen
Baron et al. (1991) [6]	AA/AA + EA		Kein Unterschied
Davies et al. (1993) [21]	AA/AA + EA	i.v./EA	Kein Unterschied
Beattie et al. (1993) [7]	AA/AA + EA	i.v./EA	Weniger Myokardischämien
Garnett et al. (1996) [24]	AA/AA + EA	i.v./EA	Kein Unterschied
Boylan et al. (1998) [14]	AA/AA + EA	i.v./EA	Kein Unterschied
Norris et al. (2001) [37]	AA/AA + EA	i.v./EA	Frühzeitigere Extubation

AA *Allgemeinanästhesie;* EA *Epiduralanästhesie;* SPA *Spinalanästhesie.*

Tabelle 6
Einfluss von Regionalanästhesieverfahren auf die perioperative Morbidität bei peripher-gefäßchirurgischen Eingriffen

Autor (Jahr)	Anästhesie	Analgesie	Perioperative Morbidität
Cook et al. (1986) [19]	AA/SPA	i.v./EA	Kein Unterschied
Tuman et al. (1991) [59]	AA/AA + EA	i.v./EA	Weniger kardiale, infektiologische und thrombembolische Komplikationen
Rosenfeld et al. (1993) [48]	AA/EA	i.v./EA	Weniger thrombembolische Komplikationen
Christopherson et al. (1993) [18]	AA/EA	i.v./EA	Weniger thrombembolische Komplikationen
Bode et al. (1996) [11]	AA/EA/SPA	i.v.	Kein Unterschied
Schunn et al. (1998) [50]	AA/EA	i.v./EA	Kein Unterschied

AA *Allgemeinanästhesie;* EA *Epiduralanästhesie;* SPA *Spinalanästhesie.*

onsmöglichkeiten und der gewählten Bypasstechnik unterscheiden sich die Eingriffe hinsichtlich der Operationsdauer und der Belastung für den Patienten erheblich. Keinesfalls dürfen periphere Gefäßeingriffe aufgrund der weniger ausgeprägten hämodynamischen Veränderungen gegenüber aortalen Eingriffen hinsichtlich des perioperativen Morbidität und Mortalität unterschätzt werden. So ist die Prävalenz kardialer Risikofaktoren bei Patienten in der peripheren Gefäßchirurgie noch höher als bei aortenchirurgischen Patienten und die postoperative kardiale Komplikationsrate keinesfalls niedriger [31].

Hohe Prävalenz kardialer Risikofaktoren

Der Einfluss rückenmarknaher Regionalanästhesieverfahren auf die perioperative Morbidität und Letalität nach peripheren Gefäßeingriffen wurde in zahlreichen Studien mit der Allgemeinanästhesie verglichen (Tabelle 6). Tuman et al. untersuchten insgesamt 80 Patienten, die sich einem ausgedehnten peripheren Gefäßeingriff in Allgemeinanästhesie unterzogen [59]. Die postoperative Schmerztherapie wurde entweder mit einer Epiduralanalgesie oder mit systemischen Analgetika durchgeführt. Postoperativ fanden sich bei Patienten mit Epiduralanalgesie eine geringere Rate an kardiovaskulären, thrombembolischen und infektiösen Komplikationen. Darüber hinaus war die Aufenthaltsdauer auf der Intensivstation signifikant verkürzt. Andere Autoren konnten diese Befunde nicht bestätigen. Cook et al. [19] fanden bei 101 Patienten, die sich einem peripheren Gefäßeingriff in Spinal- oder Allgemeinanästhesie unterzogen keine Unterschiede hinsichtlich der Inzidenz postoperativer Myokardinfarkte (2% vs. 2%) oder der Krankenhausletalität (2% vs. 6%). Bode et al. [11] verglichen in der bisher größten kontrollierten Untersuchung 423 Patienten, die sich einem femoralen Gefäßeingriff in Allgemeinanästhesie (n=112), Epiduralanästhesie (n=96) oder Spinalanästhesie (n=107) unterzogen. Postoperativ konnten keine Unterschiede hinsichtlich der Inzidenz postoperativer Myokardinfarkte, Angina pectoris, Herzinsuffizienz oder der Mortalität zwischen den Anästhesieverfahren beobachtet werden. Auch die Verweildauer im Aufwachraum, auf der Intensivstation oder der Krankenhausaufenthalt war für die einzelnen Verfahren nicht unterschiedlich.

Angesichts der Heterogenität der Untersuchungsergebnisse, deren Validität zusätzlich durch methodische Mängel (z. B. zu kleine oder zu heterogene Patientenkol-

Tabelle 7
Vorteilhafte und nachteilige Aspekte beim Einsatz eines Regionalanästhesieverfahrens bei peripher-gefäßchirurgischen Eingriffen. (Mod. nach [23])

Vorteilhaft	Nachteilig
Perioperative Analgesie	Lange Operationsdauer
Analgesie bei Ischämie	Rückenschmerzen
Prophylaxe eines Bypassverschlusses	Perioperative Antikoagulation
Reduktion der Inzidenz von Phantomschmerzen	Hoher Butverlust
Sympathikusblockade	Intraoperative Ausweitung des Operationsgebietes

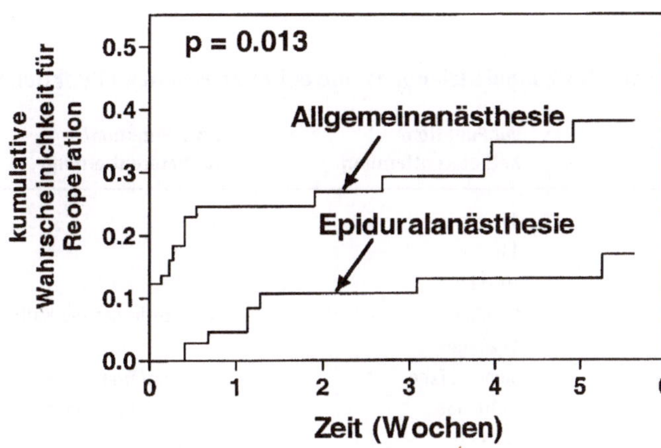

Abb. 1 ◄ **Kumulative Wahrscheinlichkeit für eine Reoperation (erneuter Bypass, Thrombektomie, Amputation) bei peripher-gefäßchirurgischen Eingriffen in Abhängigkeit vom Anästhesieverfahren.** (Nach [18])

Keine eindeutige Abhängigkeit des kardialen Outcomes allein von der Wahl des Narkoseverfahrens für periphere Gefäßeingriffe

Möglicherweise Reduktion von thrombembolischen Komplikationen zu erzielen

▶ **Empfehlung der DGAI**

▶ **Neue Thrombozytenhemmstoffe**

NMH: hohe fibrinolytische Aktivität

▶ **Pentasaccharide**

▶ **ASS**

lektive, fehlende Aussagen zur segmentalen Ausbreitung der Blockade) eingeschränkt sind, konnte bisher somit keine eindeutige Abhängigkeit des kardialen Outcomes allein von der Wahl des Narkoseverfahrens für periphere Gefäßeingriffe nachgewiesen werden. Insofern sollte die Indikation für ein bestimmtes Anästhesieverfahren in enger Absprache mit dem Operateur immer auch von Patientenwunsch, Art und Dauer der Operation, technischen und zeitlichen Möglichkeiten, Gerinnungssituation und der Patientenkooperation abhängig gemacht werden (Tabelle 7).

Dabei sollte jedoch berücksichtigt werden, dass sich durch den Einsatz von Regionalanästhesieverfahren möglicherweise eine Reduktion von thrombembolischen Komplikationen erzielen lässt [18, 48]. So konnten Christopherson et al. bei Einsatz einer Epiduralanästhesie bei peripheren Gefäßeingriffen eine signifikant geringere Bypass-Thrombosierungrate nachweisen [18]. An 100 Patienten, die sich einem peripheren Gefäßeingriff unterzogen, betrug in der intra- und postoperativ mit Epiduralanästhesie behandelten Patientengruppe die Reoperationsrate (erneute Bypass-Operation, Thrombektomie, Amputation) nach einer Woche 4%, in der Allgemeinanästhesiegruppe mit anschließender PCA-Behandlung jedoch 22% (Abb. 1).

Probleme beim Einsatz von rückenmarknahen Regionalanästhesieverfahren

Perioperative Antikoagulation

Die Durchführung von Regionalanästhesieverfahren bei gefäßchirurgischen Patienten, bei denen eine Antikoagulation durchgeführt oder geplant ist, erfordert eine sorgfältige Nutzen-Risiko-Abwägung. Zur sicheren Durchführung wurden daher 1997 eine ▶ **Empfehlung** der Deutschen Gesellschaft für Anästhesiologie und Intensivmedizin (DGAI) zur rückenmarknahen Regionalanästhesie und Thrombembolieprophylaxe erarbeitet [25], die auch nach der Konsensuskonferenz der *American Society of Regional Anesthesia (ASRS)* von 1998 uneingeschränkt Gültigkeit besitzt [3; 57]. Die Einführung ▶ **neuer Thrombozytenhemmstoffe** erfordert Ergänzungen, jedoch liegen zu den neuen Thrombozytenhemmstoffen und dem Risiko spinaler Blutungskomplikationen noch unzureichende Daten vor. Die hierzu in Tabelle 8 aufgeführten Ergänzungen wurden nach den derzeitigen Erkenntnissen ausgearbeitet [52].

In der Praxis ist die Anwendung von niedermolekularen Heparinen (NMH) zur Thrombembolieprophylaxe besonders relevant, da diese Substanzen eine hohe fibrinolytische Aktivität mit einem Wirkmaximum von 4–6 h nach subkutaner Applikation besitzen. Durch diese fibrinolytische Aktivität könnte sich z. B. nach epiduraler Punktion ein gebildetes Koagel auflösen und erneut eine Blutung mit der Ausbildung eines epiduralen Hämatoms hervorrufen. Für die Anwendung von ▶ **Pentasacchariden** (Fondaparinux) liegen noch keine ausreichenden Erfahrungen und Daten vor. Bei normaler Thrombozytenzahl und fehlenden Hinweisen für eine erhöhte Blutungsneigung stellt die alleinige Einnahme von ▶ **Acetylsalicylsäure** (ASS) ohne Antikoagulanzien keine Kontraindikation für ein rückenmarknahes Regionalverfahren dar. Allerdings ist bei einer ASS-Einnahme bis zu 3 Tagen vor der Operation eine individu-

Tabelle 8

Zeitintervalle zwischen Antikoagulanziengabe und epiduraler/spinaler Punktion bzw. dem Entfernen eines Katheters

	Vor Punktion/ Katheterentfernung	Nach Punktion/ Katheterentfernung	Laborkontrolle
UFH (low dose)	4 h	1 h	Thrombozyten bei Therapie >5 Tage
UFH (high dose)	4 h	1–2 h	aPTTACT, Thrombozyten
NMH	10–12 h	4 h	Thrombozyten bei Therapie >5 Tage
ASS	>3 Tage[a]	Nach Entfernen des Katheters	Blutungszeit?
NSAIDS	1–2 Tage[a]		
Vitamin-K-Antagonisten	Mehrere Tage	Nach Entfernen des Katheters	Quick, INR
ADP-Rezeptorantagonisten	7–10 Tage	Nach Entfernen des Katheters	
GP-IIb/IIIa-Antagonisten	10–12 h	Keine Angaben	
Danaparoid	1 Tag	Keine Angaben	Anti-Xa
Lepirudin	12 h	1–2 h	aPTT, Ecarinzeit

UFH *unfraktionierte Heparine;* NMH *niedermolekulare Heparine;* ASS *Acetylsalicylsäure;* NSAIDS *nichtsteroidale Antiphlogistika;* GP IIb/IIIa *Glykoprotein IIb/IIIa;* INR *international normalized ratio.*
[a]*Eventuell kürzer nach individueller Nutzen-Risiko-Abwägung*

elle Nutzen-Risiko-Abwägung vorzunehmen. Zur Vermeidung eines epiduralen/spinalen Hämtoms mit möglicher irreversibler Plegie sollte bei der Durchführung grundsätzlich möglichst atraumatisch vorgegangen werden.

Die Punktion epiduraler Venen während der Anlage des Epiduralanästhesiekatheters wird mit einer Inzidenz von 3–12 % angegeben, bleibt aber meist folgenlos. Das Einführen oder Entfernen des Katheters scheint dabei für die Entstehung eines Hämatoms genauso kritisch wie die Punktion selbst zu sein. Bei bisherigen Fallberichten über Epiduralhämatome lag meist eine traumatische Punktion oder eine vorbestehende Gerinnungstörung vor. Die ▶**irreversible Plegie** unterschiedlichen Ausmaßes wird nach retrospektiven Fallanalysen mit einem Risiko von 1:200.000 angegeben [58]. Bei Verdacht auf diese Komplikation muss die unverzügliche Sicherung der Diagnose durch Computertomographie, Magnetresonanztomographie oder Myelographie mit sofortiger (<6 h) chirurgischer Intervention erfolgen.

Hypotonie

Die segmentale Blockade des Sympathikus kann zu gravierenden hämodynamischen Nebenwirklungen mit Abnahme von Inotropie, Chronotropie, Dromotropie, Bathmotropie, systemisch vaskulärem Widerstand und Herzzeitvolumen führen. Das Ausmaß hängt dabei insbesondere von der Ausbreitung der Blockade und dem aktuellen Volumenstatus des Patienten ab. Besonders ausgeprägte Reaktionen sind bei gefäßchirurgischen Patienten mit unzureichend eingestellter Hypertonie, höher gradiger Herzinsuffizienz oder vorbestehendem Volumenmangel zu erwarten. Bei eingeschränkten kardiovaskulären Adaptationsmechanismen sind deshalb zur Aufrechterhaltung einer ausreichenden Perfusion eine langsame Titration des Lokalanästhetikums, die Normalisierung des intravasalen Volumens mit Kolloiden und der selektive Einsatz von vasoaktiven Substanzen unter kontinuierlichem hämodynamischem Monitoring unerlässlich. Zusätzlich hilft eine präoperativ optimale antihypertensive Einstellung mit β-Blockern oder α_2-Agonisten, um Blutdruck und Blutvolumen zu normalisieren und durch Senkung der Herzfrequenz die diastolische Dysfunktion zu verbessern [62]. Bei gefäßchirurgischen Patienten mit absehbar hohem intraoperativen Blutverlust oder vorbestehendem massivem Volumenmangel ist eine ausschließlich postoperative Epiduralanalgesie zu erwägen.

Regionalanästhesie bei Endarteriektomie der A. carotis

Der apoplektische Insult stellt mit einer Prävalenz von 6 auf 1000 Einwohner eine der wichtigsten Ursachen für Morbidität und Mortalität in Deutschland dar. Die ar-

▶**Irreversible Plegie**

Prophylaxe der Hypotonie: langsame Titration des Lokalanästhetikums, Normalisierung des Volumenstatus, selektiver Einsatz von vasoaktiven Substanzen

teriosklerotischen Veränderungen der A. carotis in Form von Plaques oder Ulzerationen gelten dabei als ursächliche Faktoren. Ausgehend von randomisierten Studien der *North American Symptomatic Carotid Endarterectomy Trial Collaborators (NASCET)* und der *European Carotid Surgery Trialists' Collaborative Group (ECST)* wurden von der *American Heart Association* Indikationsempfehlungen zur operativen Versorgung erarbeitet [10]. So konnte für symptomatische Karotisstenosen von mehr 70% zumindest für die ersten 2 Jahre nach der Operation eine Reduktion der Schlaganfallinzidenz um 55–60% im Vergleich zur konservativen Therapie mit Thrombozytenaggregationshemmern nachgewiesen werden. Darüber hinaus lassen sich nach den Empfehlungen der *American Heart Association* aber auch symptomfreie Patienten mit Stenosegraden <70% identifizieren, die von einer operativen Versorgung profitieren. Bei einer perioperativen Mortalität von bis zu 3% und einer kardialen und neurologischen Morbidität von bis zu 8% orientiert sich das anästhesiologische Vorgehen hauptsächlich daran eine optimale myokardiale und zerebrale Sauerstoffversorgung sicherzustellen und Komplikationen (myokardiale Ischämie, neurologisches Defizit) zu vermeiden.

Die ▶**Endarteriektomie der A. carotis** kann dabei sowohl in Allgemeinanästhesie als auch in Regionalanästhesie in Form einer zervikalen Epiduralanästhesie oder tiefen oder superfizialen zervikalen Plexusblockade durchgeführt werden. Superfiziale und tiefe Plexusblockade scheinen dabei hinsichtlich ihrer Effektivität gleichwertig zu sein [38]. Ob eine Allgemeinanästhesie oder eine Regionalanästhesie das vorteilhaftere Anästhesieverfahren darstellt, wird kontrovers diskutiert. Beide Verfahren haben Vor- und Nachteile, die es gegeneinander abzuwägen gilt (Tabelle 9).

Der wesentliche ▶**Vorteil der Regionalanästhesie** gegenüber der Allgemeinanästhesie besteht in der einfachen, kostengünstigen und sicheren klinisch-neurologischen Überwachung (Überwachung der Bewusstseinslage, Messung der kontralateralen Griffstärke), die mit keinem der derzeit verfügbaren apparativen Überwachungsverfahren erreicht werden kann. Weitere Vorteile bestehen in der Vermeidung unerwünschter Nebenwirkungen der Allgemeinanästhesie (Kreislaufreaktion mit Hypotension; „post operative nausea and vomiting", PONV) und der anhaltenden postoperativen Analgesie. Nachteile sind, insbesondere bei Durchführung einer tiefen zervikalen Plexusblockade, subjektiv störende ▶**Nebenwirkungen**, wie Heiserkeit, einseitige Phrenikusparese, Schluckstörungen und das Auftreten eines Horner-Syndroms.

Weitere ▶**Nachteile** der Regionalanästhesie gegenüber der Allgemeinanästhesie sind eine erhöhte Rate an Hypertonie und Tachykardie [20], der fehlende zerebroprotektive Effekt und die schlechtere Steuerbarkeit. Ein besonderes Problem stellt der intraoperative Verlust der Patientenkooperation dar. So kann eine zu starke Sedierung eine zerebrale Ischämie vortäuschen oder sogar verschleiern. Eine kritische Situation ist dann gegeben, wenn sich eine akute zerebrale Ischämie mit Verlust der Kooperationsfähigkeit nicht auf die Freigabe der A. carotis oder eine Shunteinlage zurückbildet. Hier kann ein Wechsel zur Allgemeinanästhesie mit Intubation erheblich erschwert sein.

▶Endarteriektomie der A. carotis

▶Vorteil der Regionalanästhesie

▶Nebenwirkungen

▶Nachteile

Tabelle 9

Vorteile, Nachteile und Kontraindikationen einer Regionalanästhesie bei Endarteriektomie der A. carotis. (Mod. nach [44])

Vorteile	Nachteile	Kontraindikationen
Optimales Neuromonitoring ohne Latenz	Erschwertes Vorgehen bei Technikwechsel	Fehlendes Einverständnis
Geringerer apparativer Aufwand	Fehlende Neuroprotektion durch Anästhetika	Unkooperativer Patient
Vermeidung der Kreislaufreaktion durch Allgemeinanästhesie	Horner-Syndrom	Lokale Infektion an der Punktionsstelle
Reduktion von Übelkeit und Erbrechen	Schluckstörungen	Kontralaterale Phrenikusparese
	Einseitige Phrenikusparese	Respiratorische Insuffizienz
	Gefahr der intravasalen, subarachnoidalen oder epiduralen Injektion	
	Gefahr der Hämatombildung	

Die systematische Auswertung der Cochrane Collaboration von 3 randomisierten Studien mit 143 Patienten und 17 nichtrandomisierten Studien mit 5.970 Patienten ergab keine ausreichenden Beweise für die Bevorzugung der Regionalanästhesie gegenüber der Allgemeinanästhesie bei der Karotisendarteriektomie [54]. Eine Reduktion der postoperativen Herzinfarktrate oder zumindest einen Trend zu reduzierter zerebraler bzw. myokardialer Ischämiehäufigkeit bei Einsatz der Regionalanästhesie zeigen Studien von Papavasiliou et al. [39] bzw. Sbarigia et al. [49]. Einzelne, nichtrandomisierte Studien weisen beim Einsatz von Regionalanästhesieverfahren auf einen geringeren Verbrauch von Vasopressoren, kürzere Anästhesie- und Operationszeiten, eine verminderte Anzahl von Shunteinlagen und eine Verkürzung des Kranhausaufenthalts mit Kosteneinsparung hin [13, 30, 36]. Hinsichtlich der ▶ **Patientenzufriedenheit** sind beide Anästhesieverfahren vergleichbar [43].

Fazit für die Praxis

Zur Senkung der hohen perioperativen Morbidität und Letalität gefäßchirurgischer Patienten sind eine sorgfältige Anamnese, eine präoperative Evaluierung und eine Optimierung insbesondere kardialer Funktionsparameter unerlässlich. Darüber hinaus sollte bei fehlenden Kontraindikationen eine perioperative β-Blockade durchgeführt werden.
Bislang konnte sowohl bei Eingriffen der abdominalen Aorta als auch bei peripher-gefäßchirurgischen Eingriffen für kein Anästhesieverfahren (Allgemeinanästhesie, Kombinationsanästhesie, rückenmarknahe Regionalanästhesie) eine eindeutige Überlegenheit gezeigt werden. Vielmehr scheint hinsichtlich des perioperativen Outcomes die Aufrechterhaltung einer stabilen Hämodynamik und ausreichenden Organperfusion eine entscheidendere Bedeutung als dem Anästhesieverfahren zuzukommen. Lediglich bei peripher-gefäßchirurgischen Eingriffen ist hinsichtlich der Inzidenz an tiefen Beinvenenthrombosen und Bypassverschlüssen die Überlegenheit der Regionalanästhesie gegenüber der Allgemeinnanästhesie nachgewiesen. Die Katheterepiduralanästhesie bietet v. a. in der postoperativen Phase durch die effektive Blockade der neuroendokrinen Stressreaktion, die Verbesserung der peripheren Gewebedurchblutung, die kontinuierliche Schmerzausschaltung, bessere Analgesiequalität und die frühere Erholung des Gastrointestinaltrakts Vorteile. Diese sind insbesondere bei thorakaler Platzierung des Epiduralkatheters gegeben. Bei umfangreichen, lang andauernden Eingriffen bietet die Kombinationsanästhesie die Möglichkeit die postoperative Nachbeatmungszeit zu verkürzen oder sogar zu vermeiden und Behandlungskosten zu reduzieren.
Beim Einsatz von rückenmarknahen Regionalanästhesieverfahren muss jedoch die sympathikolysebedingte Einschränkung kardiovaskulärer Adaptationsmechanismen durch eine frühzeitige Normalisierung des Volumenstatus und ggf. selektiven Einsatz von vasoaktiven Substanzen abgefangen werden.
Die Durchführung von Regionalanästhesieverfahren bei gefäßchirurgischen Eingriffen, bei denen eine perioperative Antikoagulation durchgeführt wird, erfordert eine sorgfältige Nutzen-Risiko-Abwägung. Die von der DGAI empfohlenen Zeitintervalle zwischen Antikoagulanziengabe und epiduraler oder spinaler Punktion bzw. dem Entfernen des Katheters sind strikt einzuhalten. Zur Vermeidung bzw. rechtzeitigen Erkennung von neurologischen Komplikationen ist der neurologische Status des Patienten eng maschig zu überwachen. Darüber hinaus müssen organisatorische Maßnahmen und Absprachen mit den gefäßchirurgischen Kollegen getroffen werden, um den Patienten weder dem Risiko eines epiduralen/spinalen Hämatoms mit den entsprechenden neurologischen Konsequenzen noch dem Risiko einer thrombembolischen Komplikation auszusetzen.
Bei der Endarteriektomie der A. carotis konnte bislang für kein Anästhesieverfahren (Allgemein- oder Regionalanästhesie) eine eindeutige Überlegenheit gezeigt werden. Die Regionalanästhesie bietet neben der guten kardiozirkulatorischen Stabilität die Möglichkeit den wachen Patienten neurologisch optimal zu überwachen. Nachteilig sind insbesondere ein erschwertes Vorgehen bei erforderlichem Anästhesietechnikwechsel. Zur erfolgreichen Durchführung einer Regionalanästhesie sind ein wacher, kooperativer Patient, eine Operationszeit unter 2 h und nicht zuletzt eine ausreichende Erfahrung des Anästhesisten mit der Blockadetechnik erforderlich. Patienten mit klinisch relevanter chronisch-obstruktiver Lungenerkrankung scheinen wegen der Gefahr der einseitigen Phrenikusparese und nachfolgender respiratorischer Insuffizienz für die Regionalanästhesietechnik nicht geeignet. In jedem Fall ist das anästhesiologische Vorgehen in enger Absprache mit dem Operateur durchzuführen.

Literatur

1. ACC/AHA Task Force on Practice Guidelines (1996) Guidelines for perioperative cardiovascular evaluation for noncardiac surgery. Report of the ACC/AHA Task Force Report. Committee on perioperative cardiovascular evaluation for noncardiac surgery. Circulation 93:1278–1317

2. ACC/AHA Task Force on Practice Guidelines (2002) ACC/AHA Guideline update for perioperative cardiovascular evaluation for noncardiac surgery – executive summary. A report of the ACC/AHA Task Force on Pratice guidelines (Committee to update the 1996 guidelines on perioperative cardiovascular evaluation for noncardiac surgery). Circulation 105:1257–1267

3. Aken H van, Gogarten W (1999) Abweichende nationale Empfehlungen zur Durchführung von rückenmarknahen Regionalanästhesieverfahren bei medikamentöser Antikoagulation. Anasthesiol Intensivmed 40:62–64

4. Badner NH, Knill RL, Brown JE, Novick TV, Gelb AW (1998) Myocardial infarction after noncardiac surgery. Anesthesiology 88:572–578

5. Ballantyne JC, Carr DB, deFerranti S, Suarez T, Lau J, Chalmers TC (1998) The comparative effects of postoperative analgesic therapies on pulmonary outcome: cumulative meta-analyses of randomized, controlled trials. Anesth Analg 86:598–612

6. Baron JF, Bertrand M, Barre E, Godet G, Mundler O, Coriat P, Viars P (1991) Combined epidural and general anesthesia versus general anesthesia for abdominal aortic surgery. Anesthesiology 75:611–618

7. Beattie WS, Buckley DN, Forrest JB (1993) Epidural morphine reduces the risk of postoperative myocardial ischemia in patients with cardiac risk factors. Can J Anaesth 40:532–541

8. Berghe G van den, Wouters P et al. (2001) Intensive insulin therapy in critically ill patients. N Engl J Med 345:1359–1367

9. Berlauk JF, Abrams JH, Gilmour IJ, O'Connor SR, Knighton DR, Cerra FB (1991) Preoperative optimization of cardiovascular hemodynamics improves outcome in peripheral vascular surgery. A prospective, randomized clinical trial. Ann Surg 214:389–297

10. Biller J, Feinberg WM, Castaldo JE et al. (1998) Guidelines for carotid endarterectomy: a statement for healthcare professionals from a Special Writing Group of the Stroke Council, American Heart Association. Circulation 97:501–509

11. Bode RH, Lewis KP, Zarich SW et al. (1996) Cardiac outcome after peripheral vascular surgery. Anesthesiology 84:3–13

12. Bois S, Couture P, Boudreault D, Lacombe P, Fugere F, Girard D, Nadeau N (1997) Epidural analgesia and intravenous patient-controlled analgesia result in similar rates of postoperative myocardial ischemia after aortic surgery. Anesth Analg 85:1233–1239

13. Bowyer MW, Zierold D, Loftus JP, Egan JC, Inglis KJ, Halow KD (2000) Carotid endarterectomy: a comparison of regional versus general anaesthesia in 500 operations. Ann Vasc Surg 14:145–151

14. Boylan JF, Katz L, Kavenagh BP et al. (1998) Epidural bupivacaine-morphine analgesia versus patient-controlled analgesia following abdominal aortic surgery. Anesthesiology 89:585–593

15. Brodner G, Meißner A, Rolf N, Aken H van (1997) Die thorakale Epiduralanästhesie – mehr als ein Anästhesieverfahren. Anaesthesist 46:751–762

16. Cao P, Zanetti S, Parlani G, Verzini F, Caporali S, Saccatini A, Barzi F (1999) Epidural anesthesia reduces length of hospitalization after endoluminal abdominal aortic aneurysm repair. J Vasc Surg 30:651–657

17. Chassot PG, Delabays A, Spahn DR (2002) Preoperative evaluation of patients with risk, or at risk of, coronary artery disease undergoing non-cardiac surgery. Br J Anesth 89:747–759

18. Christopherson R, Beattie C, Frank SM et al. (1993) Perioperative morbidity in patients randomized to epidural or general anesthesia for lower extremity vascular surgery. Perioperative Ischemia Randomized Anesthesia Trial Study Group. Anesthesiolgy 79:422–434

19. Cook PT, Davies MJ, Cronin KD, Moran P (1986) A prospective randomized trial comparing spinal anaesthesia using hyperbaric cinchocaine with general anaesthesia for lower limb surgery. Anaesth Intensive Care 14:373–380

20. Davies MJ, Murrell GC, Cronin KD, Meads AC, Dawson A (1990) Carotid endarterectomy under cervical plexus block – a prospective clinical audit. Anesth Intensive Care 18:219–223

21. Davies MJ, Silbert BS, Mooney PJ, Dysart RH, Meads AC (1993) Combined epidural and general anesthesia versus general anesthesia for abdominal aortic surgery: a prospective randomized trial. Anaesth Intensive Care 121:790–794

22. Eberle B, Weiler N, Duber C, Schmiedt W, Wisser G, Tzanova I, Heinrichs W (1996) Anaesthesia in endovascular treatment of aortic aneurysms. Results and perioperative risks. Anaesthesist 45:931–940

23. Flesche CW, Hartmann M, Mainzer B, Tarnow J (1999) Anästhesie in der Gefäßchirurgie. In: Refresher Course 1999 DAAF (Hrsg) Aktuelles Wissen für Anästhesisten, Band 25. Springer, Berlin Heidelberg, S 123–141

24. Garnett RL, MacIntyre A, Lindsay P, Barber GG, Cole CW, Hajjar G, McPhail MV, Ruddy TD, Stark R, Boisvert D (1996) Perioperative ischemia in aortic surgery: combined epidural/general anesthesia and epidural versus general anesthesia. Can J Anaesth 43:769–777

25. Gogarten W, Aken H van, Wulf H, Klose R, Vandermeulen E, Harenberg J (1997) Rückenmarknahe Regionalanästhesie und Thromboseprophylaxe/Antikoagulation – Empfehlung der DGAI. Anasthesiol Intensivmed 38:623–628

26. Gottlieb SS, McCarter RJ, Vogel RA (1998) Effect of beta-blockade on mortality among high-risk and low-risk patients after myocardial infarction. N Engl J Med 339:489–497

27. Her C, Kizelshetyn G, Walker V, Hayes D, Lees DE (1990) Combined epidural and general anesthesia for abdominal aortic surgery. J Cardiothorac Anesth 4:552–557

28. Hertzer NR (1993) Peripheral vascular disease. Le Jacq Communication:321–325

29. Kehlet H, Scott DB (1990) The surgical patient – advantages and disadvantages of regional anesthesia. Inform Consult Med AB, Malmö

30. Knighton JD, Stoneham MD (2000) Carotid endarterectomy. A survey of UK anaesthetic practice. Anaesthesia 55:481–485

31. Krupski WC, Layug EL, Reilly LM, Rapp JH, Mangano DT (1992) Comparison of cardiac morbidity rates between aortic and infrainguinal operations: two-year-follow-up. Study of Perioperative Ischemia Research Group. J Vasc Surg 18:609–615

32. Lee TH, Marcantonio ER, Mangione CM et al. (1999) Derivation and prospective validation of a simple index for prediction of cardiac risk of major noncardiac surgery. Circulation 100: 1043-1048

33. Litz RJ, Bleyl JU, Frank M, Albrecht DM (1999) Kombinierte Anästhesieverfahren. Anaesthesist 48:359–372

34. Liu S, Carpenter RL, Neal JM (1995) Epidural anesthesia and analgesia. Their role in postoperative outcome. Anesthesiology 82:1474–1506

35. Lowe GDO, Fowkes FGR, Dawes J, Donnan PT, Lennie SE, Housley E (1993) Blood viscosity, fibrinogen and activation of coagulation and leukocytes in peripheral arterial disease and the normal population in the Edinburgh artery study. Circulation 87:1917–1920

36. McCarthy RJ, Walker R, McAteer P, Budd JS, Horrocks M (2001) Patient and hospital benefit of local anaesthesia for carotid endarterectomy. Eur J Vasc Surg 22:13–18

37. Norris EJ, Beatie C, Perler BA et al. (2001) Double masked randomized trial comparing alternate combinations of intraoperative anesthesia and postoperative analgesia in abdominal aortic surgery. Anesthesiology 95:1054–1067

38. Pandit JJ, Bree S, Dillon P, Elcock D, McLaren ID, Crider B (2000) A comparison of superficial versus combined (superficial and deep) cervical plexus block for carotid endarterectomy: a prospective randomized study. Anesth Analg 91:781–786

39. Papavasiliou AK, Magnadottir HB, Gonda T, Franz D, Harbaugh RE (2000) Clinical outcomes after carotid endarterectomy: comparison of the use of regional and general anesthetics. J Neurosurg 92:291–296

40. Parker SD, Breslow MJ, Frank SM et al. (1995) Catecholamine and cortisol responses to lower extremity revascularization: correlation with outcome variables. Crit Care Med 23:1954–1961

41. Poldermans D, Arnese M, Fioretti PM, Salustri A, Boersma E, Thomson IR, Roelandt JR, Urk H van (1995) Improved cardiac risk stratification in major vascular surgery with dobutamine-atropine stress echocardiography. J Am Coll Cardiol 25:648–653

42. Poldermans D, Boersma E, Bax JJ et al. (1999) The effect of bisoprolol on perioperative mortality and myocardial infarction in high-risk patients undergoing vascular surgery. Dutch Echocardiographic Cardiac Risk Evaluation Applying Stress Echocardigraphy Study Group. N Engl J Med 341:1789–1794

43. Quigley TM, Ryan WR, Morgan S (2000)
Patient satisfaction after endarterectomy
using a selective policy of local anesthesia.
Am J Surg 179:382–385

44. Ragaller M, Albrecht DM (2000)
Anästhesie in der Gefäßchirurgie (Teil I).
Anaesthesiol Intensivmed Notfallmed
Schmerzther 35:443–458

45. Ragaller M, Albrecht DM (2000)
Anästhesie in der Gefäßchirurgie (Teil II).
Anaesthesiol Intensivmed Notfallmed
Schmerzther 35:571–591

46. Rigg JRA, Jamrozik K, Myles PS, Silbert BS, Pey-
ton PJ, Parsons RW (2002) Epidural anaesthesia
and analgesia and outcome of major surgery:
a randomized trial (Master Anaesthesia Trial
Study Group). Lancet 359:1276–1282

47. Rodgers A, Walker N, Schug S, McKee A, Kehlet H,
Zundert A van, Sage D, Futter M, Saville G,
Clark T, MacMahon S (2000) Reduction of postoperative mortality and morbidity with epidural or spinal anaesthesia: results from overview
of randomised trials. BMJ 321:1493–1500

48. Rosenfeld BA, Beattie C, Christopherson R et al.
(1993) The effects of different anesthetic
regimens on fibrinolysis and the development
of postoperative arterial thrombosis.
Anesthesiolgy 79:435–443

49. Sbarigia E, DaroVizza C, Antonini M, Speziale F,
Maritti M, Fiorani B, Fedele F, Fiorani P (1999)
Locoregional versus general anesthesia in
carotid surgery: is there an impact on
perioperative myocardial ischemia? Results
of a prospective monocentric randomized trial.
J Vasc Surg 30:131–138

50. Schunn CD, Hertzer NR, O'Hara PJ, Krajewski LP,
Sullivan TM, Beven EG (1998) Epidural versus
general anesthesia: does anesthetic management influence early infrainguinal graft thrombosis? Ann Vasc Surg 12:65–69

51. Sorenson RM, Pace NL (1992) Anesthetic
techniques during surgical repair of femoral
neck fractures. Anesthesiology 70:179–188

52. Spannagl M, Frey L (2001) Neue Thrombozytenhemmstoffe. Anaesthesist 50:142–149

53. Sprung J, Abdelmalak B, Gottlieb A, Mayhew C,
Hammel J, Levy PJ, O'Hara P, Hertzer NR (2000)
Analysis of risk factors for myocardial infarction
and cardiac mortality after major vascular
surgery. Anesthesiology 93:129–140

54. Tangkanakul C, Counsell C, Warlow C (2000)
Local versus general anaesthesia for carotid
endarterectomy. Cochrane Database Syst Rev
2000;CD000126

55. Tonner PH, Brockhoff C, Paris A, Scholz J
(2002) Perioperative Betablockade.
Anasthesiol Intensivmed 43:223–235

56. Tonnesen E, Wahlgreen C (1998) Influence of
extradural and general anesthesia on natural
killer cell activity and lymphocyte subpopula-
tions in patients undergoing hysterectomy.
Br J Anaesth 60:500–507

57. Tryba M, Horlocker TT (1999) Rückenmarknahe
Anästhesie und Antikoagulation.
Anasthesiol Intensivmed 40:88–92

58. Tryba M, Wedel DJ (1997) Central neuroaxial
block and low molecular weight heparin
(enoxaprine): lessons learned from different
dosage in two continents.
Acta Anaesthesiol Scand 11:100–104

59. Tuman KJ, McCarthy RJ, March RJ, DeLaria GA,
Patel RV, Ivankovich AD (1991) Effects of epidural anesthesia and analgesia on coagulation
and outcome after major vascular surgery.
Anesth Analg 73:696–704

60. Warltier DC (1998) Beta-adrenergic-blocking
drugs: incredibly useful, incredibly under-
utilized. Anesthesiology 88:2–5

61. Yeager MP, Glass DD, Neff RK, Brinck-Johnsen T
(1987) Epidural anesthesia and analgesia in
high-risk surgical patients. Anesthesiology
66:729–736

62. Yeager RA, Montea GL, Edwards JM, Taylor LM
Jr, McConnell DB, Porter JM (1995) Reducing
perioperative myocardial infarction following
vascular surgery. The potential role of beta-
blockade. Arch Surg 130:869–872

63. Zaugg M, Schaub MC, Pasch T, Spahn DR (2002)
Modulation of beta-adrenergic receptor
subtype activities in perioperative medicine:
mechanisms and sites of action. Br J Anaesth
88:101–123

64. Zwissler B (1997) Anästhesieverfahren –
Auswirkungen auf die postoperative Phase.
Anaesthesist 46 [Suppl 2]:S99–S108

aus: Der Anaesthesist 3/03, S. 265–292
DOI 10.1007/s00101-003-0478-y

W. A. Krueger[1] · F. D. Daschner[2]
[1] Klinik für Anaesthesiologie und Intensivmedizin, Universität Tübingen
[2] Institut für Umweltmedizin und Krankenhaushygiene, Universität Freiburg

Beatmungsassoziierte Pneumonien

Diagnostik und Therapie

Pneumonien gelten als häufigste auf der Intensivstation erworbene Infektion. Sie sind mit einer hohen Letalität verknüpft und führen bei den überlebenden Patienten zu einer deutlichen Verlängerung der Liegedauer im Krankenhaus. Für epidemiologische Studien ist die Diagnose der Pneumonie durch klinisch-radiologische Kriterien klar definiert. Bei beatmeten Patienten liegt aber nur in ca. der Hälfte der Fälle tatsächlich eine Pneumonie vor, wenn sich im Röntgenbild Infiltrate in Verbindung mit eitrigem Trachealsekret, Fieber und Leukozytose zeigen. Diese klinischen Kriterien müssen daher als Screeninguntersuchung verstanden werden. Meist lassen sich die Pneumonieerreger im Trachealsekret nachweisen, man kann aber nicht verlässlich zwischen Kolonisation und Infektion unterscheiden, und die Diagnose lässt sich erst durch invasive Maßnahmen mit höherer Gewissheit stellen. Ob bei der Verwendung nichtbronchoskopischer Techniken vergleichbare Ergebnisse erzielt werden, hängt u. a. von der Lokalisation der Pneumonie ab. Unabhängig von der Technik muss eine vorherige Antibiotikatherapie bei der Interpretation der Ergebnisse berücksichtigt werden. Durch adäquate Initialtherapie lässt sich die Letalität von Pneumonien deutlich reduzieren. Da die kalkulierte Therapie aber noch vor dem definitiven mikrobiologischen Nachweis beginnt, ist es entscheidend, die häufigsten Erreger und ihre Resistenzspektren zu kennen. Mehrere Fachgesellschaften empfehlen, zur Initialtherapie folgende Kriterien zu berücksichtigen: Schwere der Erkrankung, patientenbezogene Risikofaktoren sowie Beginn der Pneumonie, bezogen auf den Zeitpunkt der Aufnahme in das Krankenhaus. Speziell bei Pneumonien, die nach mehreren Tagen auftreten, kann sich das Erregerspektrum zwischen einzelnen Intensivstationen stark unterscheiden. Im Sinne einer Deeskalationstherapie kann es bis zum mikrobiologischen Nachweis erforderlich sein, die Initialtherapie auch auf multiresistente Erreger auszurichten, beispielsweise auf MRSA, *Acinetobacter* spp., *Enterobacteriaceae* mit Breitspektrumbetalaktamasen oder Legionellen. Eine antivirale oder antimykotische Therapie ist nur in Einzelfällen gerechtfertigt.

Epidemiologie

Pneumonien gelten als häufigste auf der Intensivstation erworbene Infektion [179]. Bei intubierten und maschinell beatmeten Patienten ist die Inzidenz 6- bis 21fach erhöht und wird auf ca. 17,5% geschätzt [37, 159], die Angaben schwanken aber in Abhängigkeit von der Beatmungsdauer, vom Patientenspektrum und von der Art der diag-

Kumulatives Pneumonierisiko steigt mit der Beatmungsdauer, tägliches Risiko ist innerhalb der ersten Woche am höchsten (ca. 3% täglich) und fällt dann stetig ab

Dieser Beitrag ist unserem Vater bzw. Onkel Wilhelm Krüger gewidmet.

Dr. W. A. Krueger
Klinik für Anaesthesiologie und Intensivmedizin, Universität Tübingen,
Hoppe-Seyler-Straße 3, 72076 Tübingen, E-Mail: wolfgang.krueger@uni-tuebingen.de

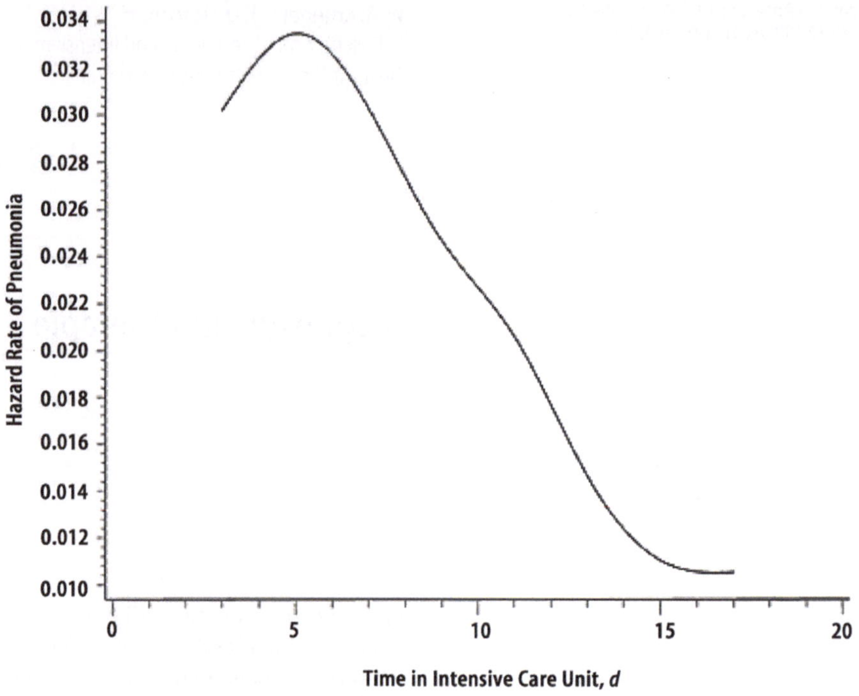

Abb. 1 ▲ **Inzidenz von Pneumonien in Abhängigkeit von der Beatmungsdauer (nach Cook et al. [37])**

nostischen Kriterien. Während das kumulative Pneumonierisiko mit der Beatmungsdauer steigt, ist das tägliche Risiko innerhalb der ersten Woche am höchsten (ca. 3% täglich) und fällt dann stetig ab (Abb. 1) [37].

Zum Vergleich verschiedener Intensivstationen empfiehlt sich die Angabe der ▶**Inzidenzdichte**, also der Anzahl der Pneumonien je 1000 Beatmungstage. Für Deutschland erhebt das Nationale Referenzzentrum für Krankenhaushygiene (NRZ) hierzu nach Fachdisziplinen aufgeschlüsselte Daten. Unter Verwendung standardisierter klinischer Definitionen beträgt die Inzidenzdichte für internistische Intensivpatienten ca. 7 und für chirurgische Intensivpatienten ca. 10 Pneumonien je 1000 Beatmungstage.

Definition der Pneumonie nach Kriterien der CDC[1] und des NRZ[2] [72]

Die Pneumonie muss einem der folgenden Kriterien entsprechen:

1. Rasselgeräusche bei der Auskultation oder Dämpfung bei Perkussion während der Untersuchung des Thorax *und* eines der folgenden Anzeichen:
   - Neues Auftreten von eitrigem Sputum oder Veränderung der Charakteristika des Sputums
   - Mikroorganismus aus Blutkultur isoliert
   - Krankheitserreger aus bronchoalveolärer Lavage, Bronchialabstrich, transtrachealem Aspirat oder Biopsieprobe isoliert
2. Röntgenuntersuchung des Thorax zeigt neues oder progressives Infiltrat, Verdichtung, Kavitation oder pleuralen Erguss *und* eines der folgenden Anzeichen:
   - Neues Auftreten von eitrigem Sputum oder Veränderung der Charakteristika des Sputums
   - Mikroorganismus aus Blutkultur isoliert

---

[1] Centers for Disease Control and Prevention, Atlanta, USA

[2] Nationales Referenzzentrum für Krankenhaushygiene, Berlin/Freiburg. Für Kinder im ersten Lebensjahr gelten nach CDC gesonderte Kriterien; das 3. Kriterium ist eine ergänzende Falldefinition durch das NRZ

▶**Inzidenzdichte**

Inzidenzdichten: ca. 7 Pneumonien/ 1000 Beatmungstage für internistische Intensivpatienten und ca. 10 Pneumonien/1000 Beatmungstage für chirurgische Intensivpatienten

- Krankheitserreger aus bronchoalveolärer Lavage, Bronchialabstrich, transtrachealem Aspirat oder Biopsieprobe isoliert
- Isolierung eines Virus oder Ermittlung von viralem Antigen in Atemwegssekreten
- Diagnostischer Einzelantikörpertiter (IgM) oder 4facher Titeranstieg (IgG) für den Krankheitserreger in wiederholten Serumproben
- Histopathologischer Nachweis einer Pneumonie

3. Röntgenuntersuchung des Thorax zeigt neues oder progressives Infiltrat, Verdichtung, Kavitation oder pleuralen Erguss *und*
- Arzt beginnt entsprechende antimikrobielle Therapie

Nach Hochrechnungen des NRZ entstehen jährlich etwa 30.000 beatmungsassoziierte Pneumonien in Deutschland. Die Daten werden laufend aktualisiert und sind über das Internet unter www.nrz-hygiene.de oder über das Robert-Koch-Institut in Berlin zu erfahren.

Pathogenese von Pneumonien

Exogene Infektion

Bei Einführung von Intubation und Beatmung in die Medizin waren nosokomiale Pneumonien häufig auf die Verwendung ▶**kontaminierter Vernebler** zurückzuführen [130]. In diesen Befeuchtungssystemen wird die Zerstäubung des Wassers durch Düsen und Druckluft oder durch Ultraschall erreicht. Damit entstehen Aerosole mit lungengängigen Wassertröpfchen von 1–5 µm Durchmesser, die bei bakterieller Kontamination Erreger direkt in die unteren Atemwege transportieren können [47]. In mehreren Studien ließ sich ein signifikanter Zusammenhang zwischen nekrotisierenden Pneumonien und kontaminierten Verneblern zeigen, und die Pneumonierate sank durch regelmäßige Desinfektion der Befeuchtungssysteme [149]. Durch Einführung von Verdampfern wurde ein wesentlicher Fortschritt erreicht, da Wasserdampf ein Gas ist und keine Bakterien transportieren kann [47, 109]. Heutzutage stellen Beatmungsgeräte normalerweise keine relevante Quelle mehr für Erreger nosokomialer Pneumonien dar [130].

Eine Gefahr für Patienten kann jedoch von ▶**Kondenswasser in Beatmungsschläuchen** ausgehen, wenn es nicht lege artis entfernt wird [43]. Vor allem die patientennahen Anteile der Schläuche sind regelmäßig innerhalb weniger Stunden mit Mikroorganismen kontaminiert, die fast immer aus dem patienteneigenen Respirationstrakt stammen. Während der Beatmung bilden sich kaum Aerosole, und die Kontamination per se stellt keine Gefahr dar [42, 166]. Wenn das warme und feuchte Beatmungsgas beim Durchströmen der Schläuche abkühlt, bildet sich Kondenswasser, in welchem es zur extrakorporalen Vermehrung der patienteneigenen Mikroflora kommt [130]. Bei unachtsamen Manipulationen an den Schläuchen kann Kondenswasser in die unteren Abschnitte des Respirationstrakts eingeschwemmt werden und aufgrund der hohen Keimzahlen zu Pneumonien führen.

Man vermutet, dass Kondenswasseraspiration als Folge von Manipulationen die Ursache für die erhöhte Pneumonierate bei täglichem gegenüber 2-tägigem Wechsel des Schlauchsystems darstellt [42]. Die Ergebnisse mehrerer klinischer Studien zeigen heute, dass die Pneumonierate gleich bleibt oder sogar abnimmt, wenn die Schläuche seltener als in 2-tägigem Abstand gewechselt werden, obwohl die Kontamination mit der Benutzungsdauer steigt [51, 66, 85, 104].

Endogene Infektion

Die große Mehrzahl nosokomialer Pneumonien entsteht bei beatmeten Patienten vermutlich endogen auf dem Weg der (Mikro-)Aspiration, indem erregerhaltiges Sekret vom Rachen an der Blockermanschette des Tubus vorbei in die unteren Atemwege gelangt [11, 92, 101, 146, 170]. Das Ausmaß der Aspiration ist bei großvolumigen Niederdruckmanschetten zwar geringer, kann aber nie vollständig verhindert werden [11, 170]; möglicherweise fließt das Sekret auch entlang der Faltungen innerhalb der Blockermanschette ab [189].

<hr>

▶ Kontaminierte Vernebler

Wasserdampf kann aufgrund des gasförmigen Aggregatzustands keine Bakterien transportieren.
Beatmungsgeräte sind heutzutage nicht mehr relevante Quellen für Erreger nosokomialer Pneumonien

▶ Kondenswasser in Beatmungsschläuchen

Wenn Kondenswasser in die unteren Abschnitte des Respirationstrakts eingeschwemmt wird, kann das aufgrund der hohen Keimzahlen im Kondenswasser zu Pneumonien führen

Die Pneumonierate bleibt gleich oder nimmt sogar ab, wenn die Schläuche seltener als in 2-tägigem Abstand gewechselt werden

Die Mehrzahl nosokomialer Pneumonien entsteht endogen über (Mikro-)Aspiration

▶ **Naso- und oropharyngeale Mikroflora**
Die oropharyngeale Kolonisation mit *Enterobacteriaceae* nimmt bei Schwerstkranken innerhalb der ersten Tage nach der Aufnahme in das Krankenhaus auf >55% zu

Es ist wichtig, den charakteristischen Wechsel des Erregerspektrums im Lauf des Krankenhausaufenthalts zu kennen, da sich darauf die Antibiotikaauswahl zur Initialtherapie begründet
▶ **Herpes-simplex(HSV)-Virus**
▶ **Zytomegalieviren (CMV)**

▶ **Pneumoniebedingte Letalität**

▶ **Art und Schwere der Grunderkrankung**
▶ **Virulenz und Resistenz der Erreger**
▶ **Zeitgerechter Beginn der Therapie**

Die Prävention von Pneumonien mit topischer und systemischer Antibiotikaprophylaxe halbierte das Sterberisiko von Patienten, die bei der Aufnahme auf die Intensivstation einen APACHE-II-Punktwert von 20–29 hatten.
Die Letalität kann durch die richtige Auswahl und Dosierung der Antibiotika halbiert werden

▶ **Pneumoniekriterien der CDC**

Entscheidend für das Verständnis der Pathogenese ist jedoch, dass die ▶**naso- und oropharyngeale Mikroflora** von Patienten charakteristischen Veränderungen unterliegt. So ist die oropharyngeale Kolonisation mit *Enterobacteriaceae* nur bei 2% der gesunden erwachsenen Bevölkerung zu finden, sie nimmt aber bei Schwerstkranken innerhalb der ersten Tage nach der Aufnahme in das Krankenhaus auf über 55% zu, und zwar weitgehend unabhängig von der Art und dem Umfang der therapeutischen Maßnahmen [91, 92]. Bei älteren Menschen sind 9% der Gesunden und 60% der Kranken Träger von *Enterobacteriaceae* in Mund und Rachen [174]; Diabetes und Alkoholismus fördern ebenfalls die Kolonisation [126]. Die Mechanismen der veränderten Adhärenz und Kolonisation von Mikroorganismen an bukkalem und respiratorischem Epithel sind bis heute nicht vollständig aufgeklärt. Dennoch ist es wichtig, den charakteristischen Wechsel des Erregerspektrums im Lauf des Krankenhausaufenthalts zu kennen, da sich darauf verschiedene Ansätze zur Prävention [112, 115] und die Auswahl der Antibiotika zur Initialtherapie begründen.

Eine Sonderstellung nehmen Pneumonien durch ▶**Herpes-simplex(HSV)-Virus** und ▶**Zytomegalieviren (CMV)** ein. Die Erstinfektion erfolgt meist im Kindes- oder frühen Erwachsenenalter und verläuft asymptomatisch oder in Form mukokutaner Läsionen (HSV) bzw. als respiratorischer Infekt oder mononukleoseartiges Krankheitsbild (CMV). Nach jahrzehntelanger asymptomatischer Persistenz kann es unter Immunsuppression, aber auch bei augenscheinlich immunkompetenten Patienten im Rahmen der intensivmedizinischen Behandlung zur endogenen Reaktivierung mit der Ausbildung viraler Pneumonien kommen [28, 80, 102, 144]. Im Falle von CMV ist die Unterscheidung zwischen endogener Reaktivierung und exogener Neuinfektion mit anderen Virusstämmen v. a. nach der Gabe von Blutprodukten schwierig zu treffen [81].

Einfluss von Pneumonien auf die Letalität

Die Letalität nosokomialer Pneumonien beträgt ca. 40–50%, doch finden sich auch deutlich höhere und niedrigere Angaben [10, 63, 93]. Um abzuschätzen, wie häufig die Pneumonie ursächlich für das Versterben ist, werden in Fall-Kontroll-Studien Patienten mit ähnlicher Grundkrankheit zum Vergleich herangezogen, die keine Infektion der Atemwege haben. So wird die ▶**pneumoniebedingte Letalität** auf 24–30% geschätzt (attributable mortality) [10, 62, 63, 93]. Andere Autoren bezweifelten jedoch, dass die Pneumonie per se einen unabhängigen Risikofaktor für die Letalität darstellt [15].

Der direkte Einfluss von Pneumonien auf die Letalität hängt von mehreren Faktoren ab, insbesondere von der ▶**Art und Schwere der Grunderkrankung** der Patienten, von der ▶**Virulenz und Resistenz der Erreger** und vom ▶**zeitgerechten Beginn der Therapie**.

Die Prävention von Pneumonien mit topischer und systemischer Antibiotikaprophylaxe halbierte das Sterberisiko von Patienten, die bei der Aufnahme auf die Intensivstation einen APACHE-II-Punktwert von 20–29 hatten. Bei Patienten mit niedrigeren oder höheren APACHE-II-Werten war die Infektionsrate zwar ebenfalls geringer, dies wirkte sich aber nicht signifikant auf die Überlebensraten aus [112, 115]. Besonders problematisch sind Pneumonien durch multiresistente Erreger wie methicillinresistente Staphylokokken (MRSA) sowie Pneumonien durch *Acinetobacter* spp. und *Pseudomonas aeruginosa*: Sie können in mehr als 70% der Fälle letal verlaufen und in Abhängigkeit von der Grunderkrankung das Sterberisiko schwerkranker Patienten mehr als 6fach erhöhen [18, 62, 155]. Einen wesentlichen Einfluss hat die *initiale* Auswahl der Antibiotika. So belegten mehrere Studien, dass die Letalität durch die richtige Auswahl und Dosierung der Antibiotika halbiert werden kann, sie ist jedoch erhöht, wenn eine zunächst inadäquate Therapie erst nach Erhalt der Kulturergebnisse optimiert wird, da wertvolle Zeit verloren geht [71, 103, 123, 154]. Gleichermaßen kann die initial richtige Wahl der Antibiotika die Verweildauer von Patienten mit Pneumonie auf der Intensivstation reduzieren [52]. Dies bedeutet, dass die Therapieentscheidung zu einem Zeitpunkt getroffen werden muss, zu welchem die mikrobiologischen Kulturergebnisse noch nicht vorliegen. Man schätzt, dass etwa 1/4 aller Infektionen zumindest anfangs nicht richtig behandelt wird, und dies gilt als wichtigste unabhängige Determinante erhöhter Sterblichkeit von Intensivpatienten [105].

Diagnostik

Die oben genannten ▶**Pneumoniekriterien der CDC** gelten als Standard für epidemiologische Studien (Centers for Disease Control and Prevention, Atlanta, USA,

Mögliche Differenzialdiagnosen sind:
Atelektasen, Retention von Sekret,
kardial bedingte Stauung, Lungenembolie, Lungeninfarkt oder Einblutungen
in das Lungenparenchym

s. oben) [72, 96, 179]. Sie wurden jedoch in erster Linie an Patienten validiert, die nicht beatmet waren, und müssen deshalb für den klinischen Gebrauch kritisch betrachtet und differenziert angewendet werden. So zeigen die klinisch-radiologischen Kriterien zweifellos auch bei beatmeten Patienten eine hohe Sensitivität, aber der positive prädiktive Wert ist unzureichend, um Pneumonien mit Sicherheit von anderen Krankheiten abzugrenzen. Differenzialdiagnostisch kommen neben extrathorakalen Ursachen v. a. Atelektasen, Retention von Sekret, kardial bedingte Stauung, Lungenembolie, Lungeninfarkt oder Einblutungen in das Lungenparenchym in Frage. Dies birgt die Gefahr, dass die Therapie dieser Krankheiten verzögert oder möglicherweise gar nicht begonnen wird, und es fördert den unnötigen Einsatz von Antibiotika, die den Selektionsdruck auf Erreger nosokomialer Infektionen verstärken.

Für beatmungsassoziierte Pneumonien ergibt sich das grundsätzliche Problem, dass für den klinischen Gebrauch kein Goldstandard verfügbar ist, an dem sich die verschiedenen diagnostischen Strategien messen lassen. Dies führt in der Literatur zu äußerst widersprüchlichen Ergebnissen, insbesondere zum Stellenwert der invasiven Diagnostik.

Klinisch-radiologische Kriterien

Röntgenthorax

Nach den CDC-Kriterien (s. oben) sind pneumonietypische Befunde im Thoraxröntgenbild bei Intensivpatienten die Voraussetzung für die Stellung der Diagnose, sofern die radiologische Interpretation nicht im Rahmen eines ARDS oder durch andere pulmonale, kardiale oder thorakale Veränderungen eingeschränkt ist. Meist ist aber die Abgrenzung eines neuen pneumonischen Infiltrats im Röntgenbild gegenüber Atelektasen oder Retention von Sekret nur im zeitlichen Verlauf möglich, sodass v. a. persistierende oder progrediente Veränderungen die Diagnose stützen.

Wunderink et al. [186, 187] verglichen systematisch die letzten bettseitig angefertigten Thoraxröntgenaufnahmen mit Autopsiebefunden. Eine autoptisch gesicherte Pneumonie ließ sich in aller Regel anhand pathologischer Röntgenbefunde vermuten (hohe Sensitivität), doch waren diese häufig auch dann zu sehen, wenn keine Pneumonie vorlag (niedrige Spezifität). Um die Entscheidung für eine Therapie zu treffen, ist aber der positive prädiktive Wert einer Methode relevant, und dieser war gerade bei den häufigsten radiologischen Befunden unzureichend (Tabelle 1). Selbst bei Kombination aller radiologischen und klinischen Zeichen lag nur in etwa 50% der Fälle autoptisch eine Pneumonie vor, wenn die Diagnostik dies nahe legte. Überraschend häufig waren pathologische Röntgenbefunde durch pulmonale Blutungen und Infarkte bedingt, deren Ursache meist unklar blieb; neben Gerinnungsstörungen wurden endotracheales Absaugen und Pulmonalarterienkatheter als Auslöser vermutet [186].

Röntgenbefunde haben eine hohe
Sensitivität und eine niedrige Spezifität

Tabelle 1

Radiologische Befunde bei autoptisch gesicherter Pneumonie, nach Wunderink et al. [186]

Radiologischer Befund	Häufigkeit des Befunds [%]	Sensitivität [%]	Spezifität [%]	Positiver prädiktiver Wert [%]
Alveoläres Infiltrat	79,7	87,5	25,6	39,6
Bronchopneumogramm[a]	56,5	83,3	57,8	51,3
Lobäre oder subsegmentale Atelektase	33,3	29,2	62,8	30,4
Silhouettenphänomen[b]	29,0	79,2	33,3	38,8

[a]Bronchopneumogramm: innerhalb einer Verschattung werden Bronchiallumina sichtbar, da die umgebenden Alveolen nicht mehr mit Luft gefüllt sind; [b]Silhouettenphänomen: Aufhebung der Kontur von Thoraxorganen durch benachbarten Prozess mit verminderter Strahlentransparenz

Klinische Studien bestätigten, dass durch umfangreiche Diagnostik (z. B. Computertomographie der Nasennebenhöhlen mit Kulturen aus Sinus maxillaris, mikrobiologische Untersuchungen von Urin und intravaskulären Zugängen, Venendoppler, usw.) in mehr als 50% der Fälle andere Diagnosen die klinisch-radiologischen Zeichen einer vermeintlichen Pneumonie erklären können [133].

Computertomographisch können Infiltrate entdeckt werden, die in ca. 1/3 der Fälle nicht im konventionellen Röntgenbild sichtbar werden. Die klinische Bedeutung solcher kleinen Infiltrate ist aber unbekannt [89]. Demgegenüber wird bei Patienten mit ARDS eine Pneumonie im konventionellen Röntgenbild häufig übersehen [14].

Trachealsekret

Kulturen des Trachealsekrets und die Beurteilung der Konsistenz werden am häufigsten zur Diagnose der Pneumonie herangezogen [2]; die Aussagekraft ist aber sehr gering und wird meistens überschätzt. Mit der Intubation werden physiologische Barrieren und Abwehrfunktionen beeinträchtigt, die sich in Veränderungen des Trachealsekrets widerspiegeln. So führt der Fremdkörperreiz des Tubus zur lokalen Inflammation mit vermehrter Sekretbildung [1]. Das Abhusten ist unter tiefer Analgosedierung nicht möglich, und die Elimination durch das Flimmerepithel nach oral wird durch die Blockermanschette des Tubus verhindert. Zusätzlich behindern viele Pharmaka (z. B. Opioide, Anticholinergika) die mukoziliäre Funktion, die bei unzureichender Klimatisierung der Atemgase weiter beeinträchtigt wird [84, 106]. Schließlich führen Intubation und endotracheales Absaugen zu Läsionen des Epithels, die bevorzugt von *Pseudomonas aeruginosa* und anderen Erregern kolonisiert werden können [151].

Da Speichel und Sekret aus den Nebenhöhlen nicht auf natürlichem Wege durch Verschlucken entfernt werden, sammeln sie sich in Rückenlage oberhalb der Blockermanschette des Tubus. Im Gegensatz zum physiologischerweise sterilen Sekret der unteren Atemwege finden sich im Oropharynx Keimzahlen bis 10^8/ml, die unter Beatmung in die Trachea gelangen können. Somit besteht das tracheale Aspirat aus Sekreten des unteren Respirationstrakts (Trachea, Bronchien, terminale Atemwege), aus Sekreten, die aus dem Mund, Pharynx und den Nebenhöhlen stammen, und möglicherweise aus Kondenswasser, das aus den Beatmungsschläuchen unbemerkt zurückfließt. Die heterogene Zusammensetzung erklärt, warum mikrobiologische Kulturen häufig wechselnde Befunde erbringen. So werden die Sensitivität qualitativer Kulturen aus dem Trachealsekret auf 75% und die Spezifität auf höchstens 25% geschätzt [14]. Das bedeutet, dass der Erreger einer Pneumonie zwar häufig in der polymikrobiellen Flora des Trachealsekrets zu finden ist, aber keine sichere Unterscheidung zwischen Kolonisation und Infektion gelingt und alle Abschnitte des unteren und oberen Respirationstrakts als Quelle der nachgewiesenen Mikroorganismen in Frage kommen.

Für die Verwendung des Trachealsekrets spricht, dass Grampräparate in Verbindung mit der zytologischen Beurteilung unmittelbar Hinweise auf Infektionserreger geben können (Epithelzellen oder Granulozyten, vergleiche Abb. 2). Angesichts des mäßigen positiven prädiktiven Werts müssen die Befunde aber mit Zurückhaltung interpretiert werden [36], und nur 15% der Trachealsekrete sind nicht mit oropharyngealem Material kontaminiert [159]. Auch quantitative Kulturen können die Aussagekraft nicht wesentlich verbessern, denn der Pneumonieerreger erscheint nicht zwangsläufig in hohen Keimzahlen in der Trachea, außerdem ist der Einfluss einer antibiotischen Vorbehandlung ungewiss, und je nach Schwellenwert sind immer gegenläufige Einbußen in Sensitivität oder Spezifität zu erwarten [36, 95].

Um dem Problem der Zeitverzögerung in der mikrobiologischen Diagnostik zu begegnen, werden in einigen Kliniken ▶ **Routineüberwachungskulturen** aus respiratorischen Sekreten entnommen. Man versucht, die Erreger nachzuweisen, bevor sie zur klinisch manifesten Pneumonie führen. Insgesamt gibt es zum Stellenwert dieser Vorgehensweise relativ wenige Daten, die Ergebnisse einer kürzlich publizierten Arbeit sind aber enttäuschend [79]: So diagnostizierte man 125 Pneumonien mit invasiven Methoden, und in 82% davon lagen bereits Ergebnisse aus im Mittel 3 Routinekulturen vor, die 3 bis mehr als 7 Tage zuvor abgenommen worden waren. Nur in ca. 1/3 der Fälle wurden die Erreger vorab vollständig nachgewiesen, bei jeweils ca. 1/4 la-

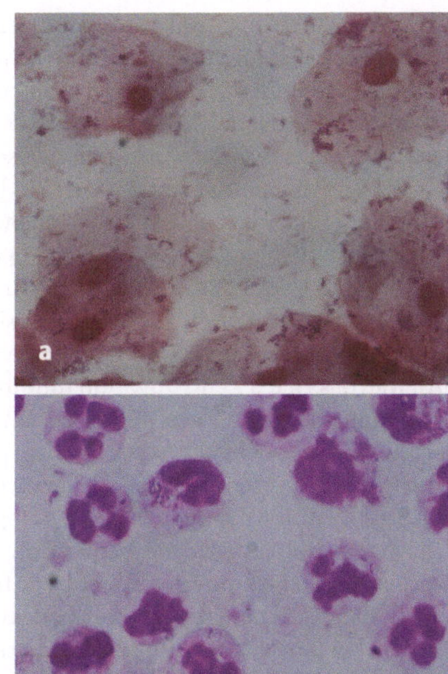

Abb. 2a,b ◄ **Trachealsekret, a Bakterien im Trachealsekret mit vielen Epithelzellen: diagnostisch nicht verwertbar; b qualitativ besseres Trachealsekret mit reichlich Granulozyten und Bakterien**

gen partiell richtige oder gar irreführende Ergebnisse vor und in 12% waren die Routinekulturen steril. Das Ergebnis war umso schlechter, je länger die Kulturen zurücklagen. Die Überwachungskulturen waren in 90% der Fälle sogar mit invasiven Methoden entnommen worden; es ist daher zu erwarten, dass das Ergebnis aus Trachealsekreten noch enttäuschender ist. Für die klinische Praxis bedeutet dies, dass man sich bei Verdacht auf Pneumonie nicht auf Ergebnisse verlassen kann, die im Vorfeld abgenommen wurden, sondern dass in jedem Fall die *aktuelle* Diagnostik indiziert ist.

Unabhängig davon gilt, dass tracheales oder invasiv gewonnenes Sekret unmittelbar zur Verarbeitung an das mikrobiologische Labor geschickt werden muss. Ist dies nicht möglich, muss es bei 4°C aufbewahrt werden [68]. Durch ►**Lagerung bei Raumtemperatur** werden die Ergebnisse verzerrt, da sich *Enterobacteriaceae* wie beispielsweise *Escherichia coli* in den Sekreten vermehren, während Pneumokokken und andere Erreger rasch absterben.

Blutkulturen

Beim Verdacht auf Pneumonie sollten immer Blutkulturen abgenommen werden, da sie die Möglichkeit bieten, den *relevanten* Erreger eindeutig nachzuweisen. Da nur ein Teil der Pneumonien bakteriämisch verläuft, ist die Sensitivität von Blutkulturen allerdings gering. Es wird empfohlen, in zeitlichem Abstand 2–3 Kulturen durch Punktion peripherer Venen an verschiedenen Körperstellen abzunehmen [142]. Die Haut muss zuvor mindestens 1 min desinfiziert werden. Optimal bezüglich des Nachweises sind 30 ml Blut je Punktion. Das Blut wird in aerobe und anaerobe Kulturflaschen verteilt und muss vorübergehend in einem Wärmeschrank bebrütet werden, wenn die unmittelbare Weitergabe an die Mikrobiologie nicht möglich ist. Beim Vergleich mit invasiver Diagnostik als Referenzstandard gelingt bei ca. 1/4 der Pneumonien der Nachweis in der Blutkultur. Da auch extrapulmonale Bakteriämieherde oder Kontaminationen vorliegen können, ist der Erreger in der Blutkultur in ca. 3/4 der Fälle auch der tatsächliche Pneumonieerreger [17,124].

Invasive Diagnostik

Ein Bronchialabstrich mit ►**geschützter Bürste** und die ►**bronchoalveoläre Lavage** (BAL) gelten als Referenzstandard für die Diagnose der Pneumonie [35], ihr Nutzen wird aber in der Literatur kontrovers beurteilt. So wird neben logistischen Proble-

---

Bei Verdacht auf Pneumonie ist in jedem Fall die *aktuelle* Diagnostik indiziert

►**Lagerung bei Raumtemperatur**

Beim Verdacht auf Pneumonie sollten immer Blutkulturen abgenommen werden, da der *relevante* Erreger in diesen eindeutig nachgewiesen werden kann

Wenn die unmittelbare Weitergabe an die Mikrobiologie nicht möglich ist, müssen die das Blut enthaltenden Kulturflaschen vorübergehend in einem Wärmeschrank bebrütet werden

►**Geschützte Bürste**
►**Bronchoalveoläre Lavage**

men als Nachteil angeführt, aufgrund der zeitlichen Verzögerung könne das Kultur-ergebnis den Verlauf der Pneumonie nicht mehr benefiziell beeinflussen [123]. Ferner wird die Festlegung auf Grenzwerte als problematisch betrachtet, da die Pneumonie ein mikrobiologisches Kontinuum ist, beginnende Infektionen somit fälschlich als negativ gewertet werden und fatalerweise unbehandelt bleiben [140].

Bei Vergleich mit postmortalen histologischen und mikrobiologischen Befunden ermittelten Chastre et al. [27] beim Nachweis von >10^4 KBE/ml für die BAL eine Sensitivität von 91%, eine Spezifität von 78% und positive und negative prädiktive Werte von 83% und 87%. Für die geschützte Bürste (>10^3 KBE/ml) waren die Ergebnisse etwas schlechter, wobei die geringere Sensitivität (82%) darauf zurückgeführt wurde, dass ein kleinerer Bereich als bei der BAL erfasst wird [27]. Ein weiterer Vorteil der BAL war, dass nach Zentrifugation unmittelbar die ▶zytologische Beurteilung erfolgen konnte. Waren in mehr als 5% der BAL-Zellen intrazelluläre Erreger zu sehen, so korrelierte dies hochsignifikant mit der späteren histologisch-mikrobiologischen Diagnose der Pneumonie (neuere Untersuchungen erachten 3% als günstigeren Grenzwert [177]) (Abb. 3). Aufgrund der zytologischen Beurteilung kann entschieden werden, ob man mit der Therapie beginnt, die nach Erhalt der Kulturergebnisse ggf. an das Resistenzmuster adaptiert wird [26]. Die französische Arbeitsgruppe um Chastre achtete in allen Untersuchungen konsequent darauf, dass nur Patienten eingeschlossen wurden, bei denen die antibiotische Therapie innerhalb der letzten 3 Tage vor der Diagnostik keine Änderung erfahren hatte. Andernfalls werden fast nur noch resistente Erreger gefunden, während sensible Erreger schon nach kurzer Anbehandlung dem Nachweis entgehen [136]. Dies mag der wichtigste Grund sein, warum andere Arbeitsgruppen die Ergebnisse nicht bestätigten konnten und bezweifelten, dass mit invasiven Methoden eine zuverlässige Diagnose der Pneumonie gelingt [172] (Tabelle 2).

Die Beurteilung der Wertigkeit der invasiven gegenüber der nichtinvasiven Diagnostik wird zusätzlich dadurch erschwert, dass auch die histologische Beurteilung nicht uneingeschränkt als Goldstandard für die Diagnose gelten kann: So bedeutet der histologische Nachweis einer Entzündung des Lungengewebes nicht zwangsweise, dass eine bakterielle Infektion vorliegt. Zudem ist die Korrelation mit quantitativen Kulturen von Lungenbiopsien unter antibiotischer Behandlung nochmals schlechter [14, 89]. Außerdem werden die histologischen Kriterien für eine Pneumonie von Pathologen unterschiedlich eingeschätzt, und die mikroskopische Beurteilung ist nur mäßig reproduzierbar [38].

Angesichts der Unsicherheiten im Hinblick auf die Diagnostik beschäftigt sich die neuere Literatur zunehmend mit anderen Zielkriterien. So wurden als Vorteile angeführt, dass sich die behandelnden Ärzte bei einer invasiven Diagnostik sicherer fühlten und Antibiotika gespart werden, da die initiale

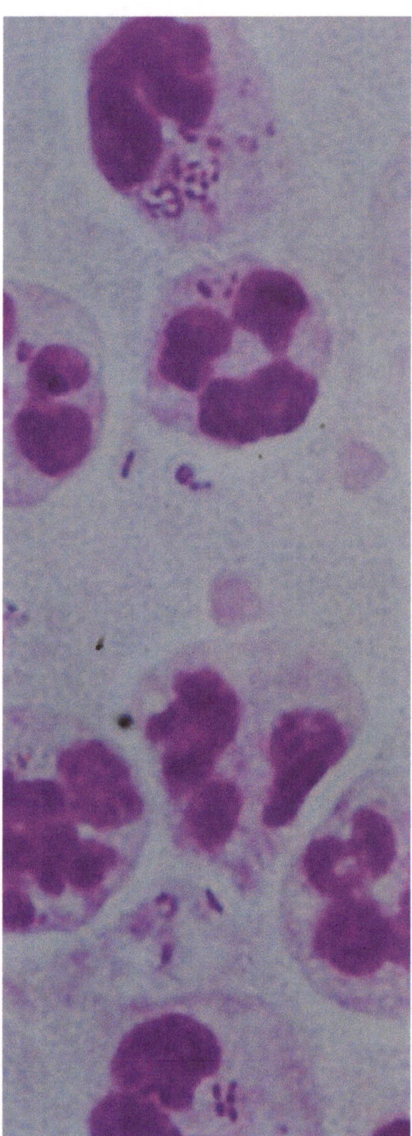

Abb. 3 ▶ **Bronchoalveoläre Lavage
mit Nachweis intrazellulärer Erreger**

Tabelle 2

Sensitivität und Spezifität der Pneumoniediagnostik mit bronchoalveolärer Lavage (BAL)

Autor	Schwellenwert	Sensitivität [%]	Spezifität [%]
Chastre et al. [27]	10^4 KBE/ml[a]	91	78
Torres et al. [172]	10^4 KBE/ml[a]	50[b]	45[b]
Guerra u. Baughman [77]	10^4 KBE/ml[a]	89	100
Torres et al. [171]	10^3 KBE/ml[a]	72	71

[a]*KBE/ml:Kolonie bildende Einheiten je ml BAL-Flüsssigkeit*
[b]*Alle Patienten waren zum Zeitpunkt der BAL bereits mit Antibiotika behandelt*

Unter invasiver Diagnostik wurde das Organversagen günstig beeinflusst, und die Letalität der Pneumonie war geringer als bei nichtinvasivem Vorgehen

Behandlung bei fehlendem Nachweis öfter abgesetzt oder eingeschränkt wird [13, 86, 162]. In einer randomisierten prospektiven Multizenterstudie an über 400 Patienten wurden unter invasiver Diagnostik Organversagen günstig beeinflusst, und die Letalität der Pneumonie war geringer als bei nichtinvasivem Vorgehen [64]. Die Patienten wurden anhand des Algorithmus der American Thoracic Society behandelt (s. unten), der sich in 13% der Fälle als inadäquat erwies, da in der Kultur resistente Bakterien wuchsen.

In kleineren Studien konnten die positiven Ergebnisse der invasiven Diagnostik wiederum nicht bestätigt werden [165, 169]. Allerdings spielt auch die örtliche Erregersituation eine bedeutende Rolle, da andere Arbeitsgruppen mit sehr ähnlich gewählter Initialtherapie weniger Therapieversager zu verzeichnen hatten [169]. Ein weiterer Unterschied mag dadurch entstehen, dass die Technik der bronchoalveolären Lavage nicht standardisiert ist [14] und in den meisten Arbeiten nicht detailliert beschrieben wird (Abb. 4).

Technik der fiberoptischen Diagnostik

▶ Ausschluss von Kontraindikationen, z. B. erhöhter intrakranieller Druck, hämodynamische Instabilität, bedrohliche Arrhythmien, Thrombozytopenie, zu kleiner Tubusdurchmesser.

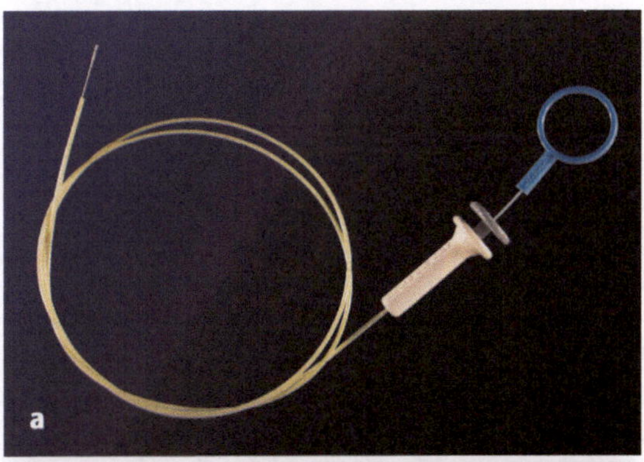

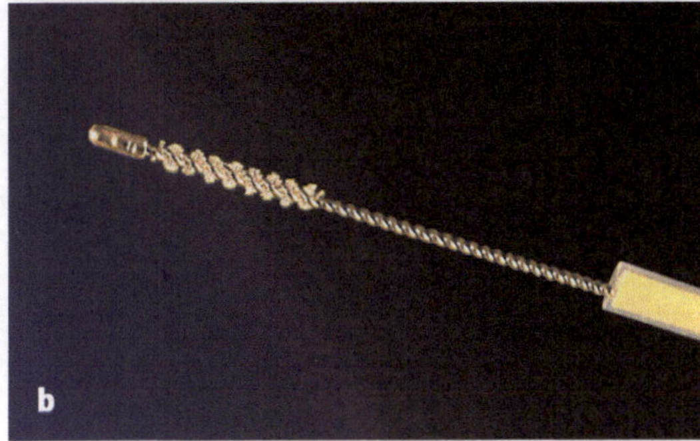

Abb. 4a,b ◀ **Katheter mit geschützter Bürste**

- Abklären, ob innerhalb der vergangenen 3 Tage Antibiotika neu angesetzt wurden: In diesem Fall ist das Ergebnis mikrobiologisch kaum verwertbar [136].
- F_iO_2=1,0, Beatmungsfrequenz ca. 20/min, Druckbegrenzung erhöhen, um adäquate Beatmung unter Bronchoskopie zu ermöglichen, PEEP ca. 50% reduzieren, da Anstieg unter Bronchoskopie.
- Adäquate Sedierung und Analgesie; bei wachen Patienten vorab Vernebelung von 1% Lidocain zur Lokalanästhesie.
- Unter aseptischen Bedingungen Bronchoskop über Winkelstückadapter einführen, Beatmung, EKG, SpO_2 und Blutdruck kontinuierlich kontrollieren.
- Rasches und gezieltes Aufsuchen des verdächtigen Segments anhand Röntgenbild oder anhand sichtbarer purulenter Sekretion.
- *Bronchoalveoläre Lavage (BAL).*
- Bronchoskop in Subsegmentbronchus bis zur Verschlussposition vorführen (wedge).
- Fraktioniert steriles NaCl über Arbeitskanal instillieren, wieder aspirieren und rasch der zytologischen Beurteilung und quantitativen Kultur zuführen.
- Die ersten 20 ml sollten nicht für die quantitative Diagnostik verwendet werden (bronchial wash) [132].
- *Geschützte Bürste (PSB, protected specimen brush)*(s. Abb. 4).
- Spitze des Bronchoskops in der Nähe des gewählten Subsegmentbronchus positionieren, Katheter ca. 3 cm über Bronchoskop hinaus vorschieben.
- Schutzstopfen herausdrücken, sodass er im Bronchus zu liegen kommt, Bürste ausfahren, in das gewählte Subsegment einführen und durch rotierende Bewegung Material aufnehmen, anschließend Bürste in die innere Katheterhülse und diese wiederum in die äußere Katheterhülse ziehen, dann den gesamten Katheter aus dem Bronchoskop herausziehen.
- Katheter schrittweise außen mit Alkohol desinfizieren, Bürste ausfahren, mit steriler Schere abschneiden und in 1 ml sterile Flüssigkeit geben [132].

Tabelle 3

Einteilung, antimikrobielles Spektrum und Besonderheiten von Betalaktamen

Substanzklasse (Beispiele)	Antimikrobielles Spektrum	Besonderheiten
Penizilline		
Aminopenizilline (Ampicillin, Amoxicillin)	Strepto-, Enterokokken, Anaerobier, (*Enterobacteriaceae*)	Amino-/Acylaminopenizillin: durch Kombination mit BLI[a] bessere Wirkung gegen
Acylaminopenizilline (Piperacillin, Mezlocillin)	Verbesserte Wirkung gegen gramnegative Stäbchen inklusive *Pseudomonas aeruginosa*	Staphylokokken, *Haemophilus influenzae*, *Enterobacteriaceae* und *Bacteriodes fragilis*
Penicillinasefeste Penizilline (Oxacillin, Flucloxacillin)	Fast ausschließlich Staphylokokken	
Cephalosporine		Enterokokkenlücke
1. Generation (Cephazolin)	Staphylokokken, einige *Enterobacteriaceae*	
2. Generation (Cefuroxim, Cefotiam)	Verbesserte Wirkung gegen *Enterobacteriaceae*	Kombination mit BLI[a] nicht nötig
3. Generation (Cefotaxim, Ceftriaxon)	Ausgeprägte Wirkung gegen *Enterobacteriaceae*, schwächer gegen grampositive Erreger	Gegen *Pseudomonas aeruginosa* sind Ceftazidim und Cefepim am besten wirksam
Carbapeneme (Imipenem, Meropenem, Ertapenem)	Extrem breites Spektrum gegen grampositive und gramnegative Bakterien und gegen Anaerobier	Cilastatin verhindert Spaltung von Imipenem durch renale Dehydropeptidase
Monobactame (Aztreonam)	*Enterobacteriaceae*, *Pseudomonas aeruginosa*	Unwirksam gegen grampositive Bakterien
Betalaktamaseninhibitoren (BLI) (Sulbactam, Tazobactam, Clavulansäure)	Als Monosubstanz nur in Einzelfällen therapeutisch nutzbare Wirkung	Erweiterung des Wirkspektrums von Penizillinen durch Inhibition von Betalaktamasen (s. oben)

[a]BLI: Betalaktamaseninhibitor

Tabelle 4
Einteilung, antimikrobielles Spektrum und Besonderheiten von Antibiotika

Substanzklasse (Beispiele)	Antimikrobielles Spektrum	Besonderheiten
Aminoglykoside (Gentamicin, Tobramycin)	*Enterobacteriaceae, Pseudomonas aeruginosa*, mit Betalaktamen Synergismus auch gegen grampositive Bakterien	Talspiegel möglichst <1 mg/l zur Vermeidung oto- und nephrotoxischer Nebenwirkungen
Fluorchinolone (Ciprofloxacin, Levofloxacin, Moxifloxacin)	*Enterobacteriaceae*, Legionellen u.a. atypische Erreger, Staphylokokken; Ciprofloxacin, Levofloxacin: *Pseudomonas aeruginosa*	
Glykopeptide (Vancomycin, Teicoplanin)	Grampositive Bakterien	Anaphylaktoide Reaktion bei rascher Gabe von Vancomycin
Lincosamide (Clindamycin)	Anaerobier, Staphylokokken	Cave: pseudomembranöse Kolitis (*Clostridium difficile*)
Makrolide (Erythromycin, Clarithromycin)	Streptokokken, atypische Erreger wie *Chlamydia pneumoniae*, Legionellen	Erythromycin: Diarrhö, v. a. bei oraler Gabe durch Stimulation von intestinalen Motilinrezeptoren
Oxazolidinone (Linezolid)	Grampositive Bakterien, auch MRSA, vancomycinresistente Enterokokken	
Streptogramine (Quinupristin-Dalfopristin)	Grampositive Bakterien, auch MRSA; gegen *E. faecalis* nicht wirksam	Wegen Venenreizung Gabe über zentralen Venenkatheter

- Im Anschluss manuelles Blähen±Beatmung mit PEEP, Kontrolle der Blutgase.
- Thoraxröntgen zum Ausschluss von Komplikationen, z. B. Pneumothorax, Atelektasen.

Beachte

- Keine Gabe von Lokalanästhetika über Arbeitskanal, sonst wird (kontaminiertes) Material aus der Trachea in die Bronchien gespült.
- Absaugen innerhalb der Trachea oder großen Bronchien führt zur Kontamination des Arbeitskanals und erschwert die Beurteilung der bronchoskopisch gewonnenen Proben.
- Nicht unnötig lange bronchoskopieren.
- Zum Volumen der BAL gibt es unterschiedliche Empfehlungen, z. B. Aliquots von 20–60 ml bis zum Gesamtvolumen >140 ml [132]. Untersuchungen an Gesunden zeigten, dass die ersten 60 ml lediglich bronchialem Material entsprechen und erst ab 120 ml alveoläres Material gewonnen wird [99].
- Nach Bronchoskopie ist P_aO_2/FiO_2 regelmäßig für einige Stunden schlechter, besonders bei manifester Pneumonie, während das Spülvolumen geringen Einfluss hat [7].
- Bakteriämien durch invasive Diagnostik sind auch bei manifester Pneumonie selten [49], kurzfristige Temperaturerhöhungen kommen häufig vor.

Nichtbronchoskopische Diagnostik

Aufgrund des hohen Aufwands der bronchoskopischen Diagnostik wurden in der Literatur verschiedene Techniken beschrieben, um Sekrete ohne Bronchoskop aus den tieferen Atemwegen zu gewinnen und sie quantitativ auszuwerten. Teilweise wurden spezielle Katheter entwickelt, mit denen die Sekrete direkt oder nach Anspülen mit geringen Volumina von NaCl gewonnen wurden (so genannte Mini-BAL), und teilweise wurden reguläre Katheter mit geschützter Bürste blind eingeführt. In den meisten Untersuchungen wurden die Ergebnisse mit der regulären invasiven Pneumoniediagnostik verglichen, es liegen aber auch Untersuchungen zum Vergleich mit der postmortal gewonnenen Histologie vor [143]. Im Allgemeinen zeigte sich eine gute Übereinstimmung mit der Standarddiagnostik, v. a. dann, wenn es sich um multifokale oder Pneumonien der rechten Lunge handelte [20]. Beim Vergleich von konventioneller BAL mit einem geschützten, blind eingeführten Katheter (Combikath) stimmten die Ergebnisse sogar in 90% der Fälle überein (U. Frank, F. D. Daschner). Da aufgrund der oben genannten Schwierigkeiten kein Goldstandard zur Diagnose der Pneumonie vorliegt, lässt sich der Stellenwert dieser Untersuchungen schwer beurteilen.

Empfehlung zur Diagnostik

Wegen der Widersprüche in der Literatur ist es schwierig, allgemein gültige Empfehlungen zum diagnostischen Vorgehen zu geben. Kritisch betrachtet kann man die klinisch-radiologische Diagnostik mit Kulturen von Trachealsekret bei beatmeten Patienten jedoch lediglich als Screeninguntersuchung einstufen; erst mit invasiven Verfahren ist eine verlässlichere bakteriologische Diagnostik möglich. Zwar kann eine Pneumonie weitgehend ausgeschlossen werden, wenn das Trachealsekret bei Patienten ohne vorherige Antibiotikatherapie steril ist [14], etwa 1/4 der Kulturergebnisse aus dem Trachealsekret ist aber falschnegativ, und unter laufender Therapie wird der Anteil noch größer. Deshalb ist die invasive Diagnostik in jedem Fall indiziert, wenn bei weiter bestehendem Pneumonieverdacht aus dem Trachealsekret kein schlüssiger Erregernachweis gelingt. Andererseits liegt beim Nachweis von Erregern im Trachealsekret nur in ca. der Hälfte der Fälle tatsächlich eine Pneumonie vor; deshalb muss das Augenmerk auch auf anderen Differenzialdiagnosen liegen. Die Literatur der letzten Jahre deutet auf einen höheren Stellenwert der invasiven Diagnostik hin; sie wird deswegen zunehmend von Experten empfohlen [14, 159]. In die Entscheidung zum generellen diagnostischen Vorgehen fließen aber auch Überlegungen zur Vorhersagbarkeit des Erregerspektrums sowie örtliche Gegebenheiten ein. Dazu zählen die Möglichkeit zur zeitgerechten quantitativen Verarbeitung im mikrobiologischen Labor, die Verfügbarkeit von Bronchoskopen, die Erfahrung des Personals in der Bronchoskopie usw. Möglicherweise stellen die nichtbronchoskopischen Verfahren in Kombination mit der quantitativen Aufarbeitung einen sinnvollen Kompromiss dar, wenn die Pneumonie röntgenologisch multifokal oder auf der rechten Seite lokalisiert ist; in diesen Fällen kann mit hoher Wahrscheinlichkeit auch ohne Bronchoskop Material aus dem Pneumoniegebiet gewonnen werden. Zur besseren Einschätzung dieser Verfahren wären aber Studien zum Outcome wünschenswert [82].

Therapiestrategien und potenzielle Risiken

Die antimikrobielle Therapie orientiert sich nicht nur am Erregerspektrum, sondern auch an pharmakokinetischen und pharmakodynamischen Aspekten. Es muss gewährleistet sein, dass die Antibiotika den Infektionsort in ausreichender Konzentration über ausreichend lange Zeiträume erreichen, ohne toxische Nebenwirkungen zu verursachen. Gleichzeitig muss die Indikation zur Gabe von Antibiotika streng gestellt und täglich überprüft werden, um das Risiko der Resistenzentwicklung möglichst gering zu halten. Tabelle 3 und Tabelle 4 zeigen Charakteristika verschiedener Antibiotika im Überblick.

Eskalation oder Deeskalation

Beim Verdacht auf Pneumonie muss die Behandlung unmittelbar nach Abnahme der Kulturen begonnen werden, da ein verzögerter Beginn nachteilige Folgen für die Patienten haben kann [103, 123]. Die kalkulierte Initialtherapie muss deshalb die 5 häufigsten Erreger sicher erfassen. Um die Risiken der prolongierten Therapie gering zu halten, muss die Gabe jedoch so bald wie möglich gestoppt werden, wenn sich der Infektionsverdacht nicht bestätigt. Ebenso muss im Sinne einer ▶ Deeskalationsstrategie ein initial breites Spektrum entsprechend der später vorliegenden Kulturergebnisse zurückgestuft werden, wenn dies der klinische Verlauf zulässt. Dies gilt insbesondere für potenziell toxische Medikamente: So sollte beispielsweise bei initialer Kombinationstherapie auf die weitere Gabe von Aminoglykosiden oder Vancomycin verzichtet werden, wenn sich der Verdacht auf *Pseudomonas aeruginosa* bzw. MRSA nicht bestätigt.

Bei klinisch wenig ausgeprägtem Krankheitsbild kann sich die Initialtherapie auf die wahrscheinlichsten Erreger beschränken und wird ggf. bei Versagen erweitert oder geändert: ▶**Eskalationsstrategie**. Angesichts der hohen Letalität insbesondere von nosokomial erworbenen Pneumonien ist die Eskalation aber eher für weniger vital bedrohliche Infektionen indiziert, beispielsweise zur Therapie von Harnwegsinfektionen.

Monotherapie oder Kombination

Für die Kombinationstherapie gibt es 3 Indikationen: Erweiterung des Spektrums, verbesserte Wirkung durch Synergismus und Verhinderung der Resistenzentwicklung im Lauf der Behandlung.

Generell erreichen Betalaktamantibiotika (ebenso wie Aminoglykoside) nur geringe Spiegel innerhalb eukaryoter Zellen und wirken deshalb nicht gegen intrazelluläre Erreger. Bei Kombination mit Makroliden kann eine ▶**Erweiterung des Spektrums** erreicht werden, wenn atypische Erreger wie Legionellen oder Mykoplasmen in Betracht kommen. Die meisten Cephalosporine wirken unzureichend gegen Anaerobier, die aus dem Intestinaltrakt stammen. Wenn Mischinfektionen mit Anaerobiern zu erwarten sind, beispielsweise bei Aspirationspneumonie im Rahmen eines Ileus oder bei zerfallendem, tumorösem Prozess im Mund oder Rachen kann die Kombination von Cephalosporinen mit Metronidazol (oder Clindamycin) sinnvoll sein.

▶**Synergismus** bedeutet, dass sich die Einzelsubstanzen in ihrer Wirkung potenzieren. Als Voraussetzung wird angesehen, dass die Antibiotika unterschiedliche Wirkmechanismen aufweisen. Somit macht die Kombination aus 2 Betalaktamantibiotika wenig Sinn (beispielsweise Penizilline und Cephalosporine), da allenfalls additive Wirkungen zu erwarten sind. Die Kombination von Antibiotika derselben Substanzklasse sollte daher seltenen Indikationen vorbehalten sein, in denen gezielt das Spektrum erweitert werden soll. Ein ausgeprägter Synergismus besteht zwischen Betalaktamen, v. a. Penizillinen und Aminoglykosiden, der bei schweren Infektionen oder problematischen Erregern wie *Pseudomonas aeruginosa* genutzt werden kann. Im Einzelfall besteht trotz geringer Aminoglykosidempfindlichkeit Synergismus mit Betalaktamen, beispielsweise bei schweren Streptokokkeninfektionen. Offenbar ermöglicht die Hemmung der Zellwandsynthese durch Betalaktame eine bessere Penetration der Aminoglykoside in die Bakterienzellen.

Über den klinisch relevanten ▶**Antagonismus** wurde in den 1950er Jahren bei einer Kombination von Penizillin (bakterizid) und Tetrazyklin (bakteriostatisch) berichtet, da die Letalität der Pneumokokkenmeningitis im Vergleich zur Monotherapie mit Penizillin höher war [118]. Aus den negativen Erfahrungen wurde gefolgert, bakterizide und bakteriostatische Antibiotika nicht zu kombinieren. Retrospektiv müssen antagonistische Wirkungen eher als Ausnahme betrachtet werden. Zur Erweiterung des Spektrums können zweifelsohne bakterizide und bakteriostatische Substanzen gleichzeitig eingesetzt werden.

▶**Verminderte Resistenzentwicklung** durch Kombinationstherapie ist in erster Linie für Tuberkulostatika nachgewiesen. Aber auch unter der Behandlung mit Penizillinen und Cephalosporinen können in knapp 10% resistente Bakterien auftreten. *Pseudomonas aeruginosa* soll besonders häufig während der Therapie Resistenzen gegen Betalaktame, Fluorchinolone oder Aminoglykoside entwickeln [67, 134], doch ist es häufig schwer zu entscheiden, ob die Resistenz entstand oder ob gleichzeitig Stämme mit verschiedenen Resistenzmustern die Infektion verursachten [157].

Bolusgabe oder Dauerapplikation

Schon in den 1950er Jahren zeigte sich, dass die Gesamtdosis von Penizillin zur Heilung experimenteller Streptokokkeninfektionen niedriger war, wenn es niedrig dosiert in kurzen Zeitintervallen appliziert wurde [56, 57]. Allerdings konnten Staphylokokken und Streptokokken nicht unmittelbar nach Entfernung des Antibiotikums nachwachsen (▶**postantibiotischer Effekt**) [54, 55], weshalb die praktikablere Form der intermittierenden Gabe zum klinischen Standard wurde [41]. Heute tragen Erreger mit reduzierter Empfindlichkeit, multimorbide Patienten und die Kostensteigerung im Gesundheitswesen dazu bei, dass ▶**pharmakodynamische Aspekte** von Antibiotika erneut von Interesse sind, da bei niedrigeren Kosten möglicherweise die klinische Wirksamkeit gesteigert wird.

Tierexperimenten und In-vitro-Studien zufolge nimmt die Wirksamkeit von Betalaktamen nicht weiter zu, sobald die Serumspiegel die minimale Hemmkonzentration (MHK) der Erreger ca. 4fach überschreiten [39, 182]. Der postantibiotische Effekt ist von kurzer Dauer und erstreckt sich nur bei Carbapenemen auch auf gramnegative Bakterien [19, 41, 139]. So korreliert die antimikrobielle Aktivität der Betalaktame und vermutlich auch von Vancomycin am besten mit der ▶**Zeitdauer der Wirkspiegel oberhalb der MHK** [40]. Klinische Erfahrungen liegen v. a. für Ceftazidim vor, das sich aufgrund seiner Stabilität bei Raumtemperatur zur Dauerapplikation eignet [9, 117].

Im Gegensatz dazu korreliert die Höhe der ▶**Spitzenspiegel** von Aminoglykosiden mit dem klinischen Erfolg [97, 137]. Außerdem haben Aminoglykoside einen ausgeprägten postantibiotischen Effekt, sodass die Talspiegel ohne Beeinträchtigung der Wirksamkeit unterhalb der MHK liegen können. Die Nephrotoxizität der Aminoglykoside beruht auf einer Aufnahme in Epithelzellen des proximalen Tubulussystems, die bei Serumkonzentrationen von ca. 10–15 mg/l einer Sättigungskinetik unterliegt. Während höhere Spiegel keine zusätzliche Akkumulation verursachen, wird allgemein empfohlen, dass die Talspiegel von Gentamicin oder Tobramycin unterhalb von 1–2 mg/l liegen sollen, um nephrotoxische Wirkungen zu vermeiden [8]. Aufgrund der Vorteile hinsichtlich Pharmakodynamik und Verträglichkeit wird heute für viele Indikationen die Tagesdosis auf einmal appliziert [33, 70]. Für Gentamicin und Tobramycin werden 3–5 mg/kg berechnet, und die Infusionszeit sollte nicht weniger als 30 min betragen, u. a. wegen der seltenen Nebenwirkung einer neuromuskulären Blockade [74]. Ausschlussgründe sind u. a. Kreatinin-Clearance <40 ml/min, da sonst eine erhöhte Toxizität zu befürchten ist. Die Festlegung des Dosierungsintervalls kann anhand des ▶**„Hartford-Nomogramms"** vorgenommen werden (Abb. 5) [70].

Selektionsdruck

Systemisch applizierte Antibiotika wirken nicht selektiv am Infektionsort, sondern beeinflussen in unterschiedlichem Ausmaß die patienteneigene Mikroflora. Dies kann die Entstehung, v. a. aber die Ausbreitung resistenter Mikroorganismen fördern und zu Komplikationen führen. Schwere, teils letal verlaufende Diarrhöen und ▶**pseudomembranöse Kolitiden** durch *Clostridium difficile* sind v. a. mit Breitspektrumpenizillinen, Cephalosporinen und Clindamycin assoziiert, da sich *Clostridium difficile*

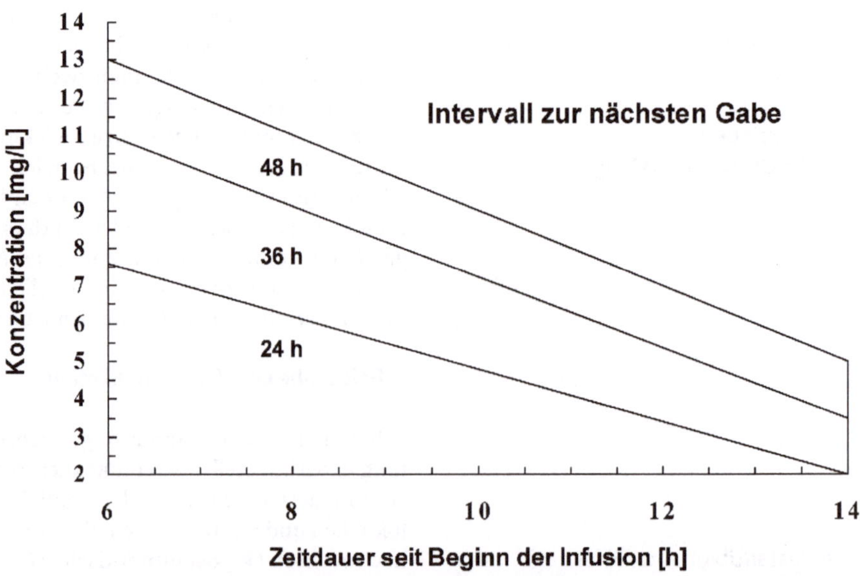

Abb. 5 ▲ **Nomogramm zum Monitoring der Spiegel von Gentamicin und Tobramycin, nach Freeman et al. [70]. Die Initialdosis beträgt 5 mg/kg Körpergewicht und wird über 30 min infundiert. 6–14 h nach Beginn der Gabe wird die Serumkonzentration bestimmt und anhand des Nomogramms das Zeitintervall zur nächsten Gabe festgelegt. Liegt die Konzentration auf oder über der Linie, so gilt das nächst höhere Intervall**

unter der Therapie selektiv im Darm vermehren kann [100,167]. Antibiotika mit Wirkung auf anaerobe Bakterien sollen besonders die abnorme Kolonisation mit endogenen oder exogenen Mikroorganismen fördern [175], doch üben fast alle Antibiotika bei längerer Anwendung einen Selektionsdruck aus und können dadurch zur Verbreitung von Krankenhauserregern beitragen.

Darm und Oropharynx der Patienten sind wichtige Reservoire für Erreger, die zunächst kolonisieren, im weiteren Verlauf aber Infektionen hervorrufen können [91, 116]. Nicht nur biliär eliminierte Antibiotika können die Darmflora entscheidend verändern. So erreichen Ciprofloxacin und andere Fluorchinolone durch transepitheliale Sekretion hohe Spiegel im Darmlumen [113,163]. Dadurch werden regelmäßig bei i. v. Gabe *Escherichia coli* und andere *Enterobacteriaceae* aus dem Darm eliminiert [113,114]. Dieser Effekt ist teilweise therapeutisch nutzbar [115], doch können die Veränderungen der Mikroflora die Kolonisierung mit *Candida* spp. fördern [176]. Problematisch hinsichtlich der Resistenzentwicklung werden aber auch Antibiotika eingestuft, die lediglich subinhibitorisch wirksame Spiegel im Darm erreichen [175]. So kann die Cephalosporinresistenz bei *Enterobacter* spp. induziert werden, und die Häufigkeit resistenter Stämme korreliert eindeutig mit dem Cephalosporinverbrauch [184].

Die Vorbehandlung mit Antibiotika gilt als Risikofaktor für Infektionen durch problematische und schwer therapierbare Erreger wie *Pseudomonas aeruginosa*, *Acinetobacter* spp. und methicillinresistente Stämme von *Staphylococcus aureus* (MRSA) [21,59,129].

Toxizität

Nephro- und Ototoxizität sind schwere Nebenwirkungen von Aminoglykosiden. Da die Toxizität mit den Serumspiegeln korreliert, kann die Messung der Aminoglykosidspiegel das Risiko entscheidend vermindern (s. oben) [8]. Demgegenüber gibt es im Hinblick auf die Nephrotoxizität von Vancomycin keine eindeutige Korrelation mit Serumspiegeln; sie ist v. a. bei gleichzeitiger Gabe anderer nephrotoxischer Medikamente zu befürchten [135]. Krampfanfälle können v. a. bei zentralnervösen Vorschäden und durch zu hohe Dosierung von Imipenem bei Niereninsuffizienz auftreten [147]. Diarrhöen und andere gastrointestinale Symptome zählen zu den häufigsten unerwünschten Wirkungen von Antibiotika, sind aber nicht zwangsläufig auf bakterielle Fehlbesiedelung zurückzuführen. So wirkt Erythromycin bereits in geringen Dosen (1-mal 200 mg i. v.) auf intestinale Motilinrezeptoren, was therapeutisch zur Stimulation der Darmperistaltik genutzt wird [25].

Allergische Reaktionen

Exantheme und andere allergische Reaktionen sind v. a. für Penizilline beschrieben. Da sie auch als Spätreaktion im Therapieverlauf auftreten können, ist die eindeutige Zuordnung zu einem Medikament bei Intensivpatienten oft schwierig. In ca. 5% der Fälle bestehen ▶**Kreuzallergien mit Cephalosporinen**; sie sollten deshalb bei schweren anaphylaktischen Reaktionen auf Penizilline möglichst nicht verwendet werden. Andererseits wäre es falsch, aufgrund vager Vermutung einer Penizillinallergie oder aufgrund leichter Unverträglichkeit Patienten eine ganze Substanzklasse wichtiger Antibiotika vorzuenthalten. Speziell unter längerer Therapie mit Ampicillin oder Amoxicillin treten in bis zu 20% der Fälle teils dosisabhängig makulöse Exantheme auf, die nur z. T. allergisch bedingt sind. Das Redneck-Syndrom ist eine ▶**pseudoallergische Reaktion**, die meist auf zu rasche Gabe von Vancomycin zurückzuführen ist und damit nicht zwangsläufig bei weiteren Gaben auftritt [135].

Antibiotika zählen als häufigste Auslöser von ▶**„drug fever"**, das ebenfalls zu den pseudoallergischen Reaktionen gerechnet wird. Es soll bei ca. 10% der hospitalisierten Patienten vorkommen, bei Intensivpatienten sogar noch häufiger [45]. Die Differenzialdiagnose eines medikamenteninduzierten Fiebers zu infektiös bedingtem Fieber ist oft schwierig. Exzessiv hohe Temperaturen sowie Dissoziation von Temperatur- und Pulsanstieg sprechen jedoch für „drug fever", sofern die Herzfrequenz nicht durch β-Blocker verlangsamt ist (Tabelle 5) [45].

Therapiedauer

Aus den genannten Risiken ergibt sich, dass für den Einsatz von Antibiotika in jedem Fall klare Indikationen bestehen müssen und dass das Spektrum möglichst schmal und die Therapiedauer so kurz wie möglich sein müssen. Außerdem muss täglich kritisch überprüft werden, ob eine bereits begonnene Antibiotikagabe weiter erforderlich ist. So gibt es gute klinische Studien, die zeigen, dass man Antibiotika nach wenigen Tagen absetzen sollte, wenn sich der initiale Verdacht auf Pneumonie im Verlauf nicht bestätigt: Dadurch werden nicht nur die Behandlungskosten, sondern auch das Risiko von Superinfektionen mit resistenten Bakterien signifikant gesenkt und möglicherweise sogar die Letalität günstig beeinflusst [64, 168].

Derzeit gibt es keine verlässlichen Daten zur optimalen Therapiedauer von Pneumonien [159]. Als Grundregel gilt, dass Antibiotika spätestens 3 Tage nach dem Abklingen der klinischen Zeichen abgesetzt werden können; die radiologischen Zeichen klingen aber meist verzögert ab. In den meisten Fällen ist eine 7- bis 10-tägige Therapie ausreichend [159]. Für problematische Erreger wie Legionellen oder *Pseudomonas aeruginosa* werden bei kompliziertem Verlauf längere Therapien empfohlen, doch sollte man sich auch hier am klinischen Bild orientieren [21, 46, 159].

Algorithmus zur kalkulierten Therapie

Während viele Maßnahmen in der Intensivmedizin supportiv sind, ermöglichen Antibiotika eine kausale Therapie. Um den optimalen Erfolg zu erzielen, muss die Behandlung möglichst früh, also unmittelbar nach Abnahme der mikrobiologischen Diagnostik, begonnen werden. Da zu diesem Zeitpunkt noch keine Kulturergebnisse vorliegen, spricht man streng genommen von ▶empirischer Therapie, die sich an den wahrscheinlichsten Erregern orientiert. Ist der Erreger bekannt, nicht aber seine Empfindlichkeit gegenüber Antibiotika, spricht man von ▶kalkulierter Therapie. Meist werden die Begriffe nicht streng unterschieden.

Für Pneumonien kann zwar ein typisches, aber nicht allgemein gültiges Erregerspektrum angegeben werden. Speziell bei Pneumonien, die mehrere Tage nach der Aufnahme in das Krankenhaus beginnen, gibt es beträchtliche regionale Unterschiede [158]. Die Initialtherapie muss deshalb die speziellen Erreger- und Resistenzspektren der jeweiligen Institution berücksichtigen. Um dies zu ermöglichen, sollte jede Intensivstation in etwa 1/4-jährlichem Abstand von ihrem mikrobiologischen Labor Auskunft über die 5 häufigsten Erreger wichtiger nosokomialer Infektionen einschließlich der Antibiotikaempfindlichkeiten erhalten.

Zur Therapie der Pneumonie wurde von der American Thoracic Society ein ▶Algorithmus erarbeitet, der in ähnlicher Form von der Paul-Ehrlich-Gesellschaft übernommen wurde [21, 181]. Er ist eine wertvolle Entscheidungshilfe bei der Auswahl der Antibiotika, muss aber an einigen Stellen ergänzt und auf die lokalen Gegebenheiten abgestimmt werden.

Im Rahmen des Algorithmus gibt es 3 Entscheidungskriterien: Schwere der Erkrankung, patientenbezogene Risikofaktoren und Beginn der Pneumonie, bezogen auf den Aufnahmezeitpunkt in das Krankenhaus (Abb. 6).

Tabelle 5
Differenzialdiagnose des Fiebers bei Intensivpatienten, modifiziert nach Cunha [45]

Temperatur	<39°C	>39°C–<41°C	>41°C
Nichtinfektiös	Postoperativ, Myokardinfarkt, Lungenembolie, Pankreatitis, gastrointestinale Blutung	Drug fever, Transfusionsreaktion	Drug fever, maligne Hyperthermie, hypothalamische Dysregulation, Hitzschlag
Infektiös	Harnwegsinfektion, Wundinfektion, *Clostridium-difficile*-Diarrhö	Pneumonie, Peritonitis, andere schwere Infektionen	Sehr selten infektiös

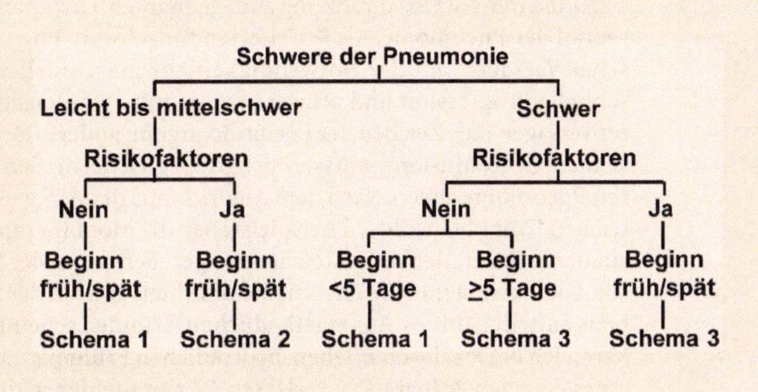

Abb. 6 ◀ **Algorithmus zur Therapie der nosokomialen Pneumonie, nach Campbell et al. [21]**

Frühpneumonie

Wenn sich die Pneumonie innerhalb der ersten 3–5 Tage nach der Aufnahme manifestiert, wird sie als Frühpneumonie bezeichnet. Das ▶**Erregerspektrum** umfasst überwiegend Pneumokokken, *Haemophilus influenzae* und *Staphylococcus aureus*, wobei Letzterer besonders häufig bei jüngeren Patienten mit Schädel-Hirn-Trauma zu finden ist [153]. Vor allem bei älteren Menschen kommen auch *Enterobacteriaceae* wie beispielsweise *Escherichia coli* und *Klebsiella* spp. vor, aber man erwartet bei der Frühpneumonie keine multiresistenten Isolate. Die genannten Erreger werden als ▶**Kerngruppe** zusammengefasst: Sie sind zwar typisch für Frühpneumonien, müssen aber bei jeder Pneumonie mit ins Kalkül gezogen werden. Zur Therapie werden ▶**Cephalosporine der 2. oder der 3. Generation** empfohlen (ohne spezielle Wirksamkeit gegen Pseudomonaden) oder ▶**Aminopenizilline in Kombination mit Betalaktamaseninhibitoren** [21]. Der Inhibitor ist wichtig, da Betalaktamasen bei *Staphylococcus aureus* relativ häufig vorkommen und nicht selten auch von *Haemophilus influenzae* gebildet werden. Bei Allergie gegenüber Betalaktamantibiotika können ▶**Fluorchinolone** eingesetzt werden, wobei neuere Präparate mit besserer Wirksamkeit gegen grampositive Erreger wie beispielsweise Moxifloxacin oder Levofloxacin gegenüber Ciprofloxacin zu bevorzugen sind (Tabelle 6).

Das genannte Erregerspektrum gilt nicht mehr, wenn der Patient schon vorab mit Antibiotika behandelt wurde oder wenn er zuvor in einem anderen Krankenhaus (auch auf Normalstation) untergebracht war. In diesen Fällen kommen zusätzlich nosokomiale oder problematisch zu behandelnde Erreger wie Pseudomonaden, *Enterobacter* spp. und MRSA in Betracht, und man kann nicht mehr von einer Frühpneumonie im eigentlichen Sinne ausgehen [90, 173].

▶ **Erregerspektrum**

▶ **Kerngruppe**
Erreger der Kerngruppe sind typisch für Frühpneumonien, müssen aber bei jeder Pneumonie mit ins Kalkül gezogen werden
▶ **Cephalosporine der 2. oder der 3. Generation**
▶ **Aminopenizilline in Kombination mit Betalaktamaseninhibitoren**
▶ **Fluorchinolone**

Das genannte Erregerspektrum gilt nicht, wenn der Patient schon vorab mit Antibiotika behandelt wurde oder stationär untergebracht war

Tabelle 6
Therapieschema 1: leichte bis mittelschwere Frühpneumonie, modifiziert nach Campbell et al. [21] und Vogel et al. [181]

Häufigste Erreger (Kerngruppe)	Initialtherapie (Antibiotika der Kerngruppe)
Pneumokokken *Staphylococcus aureus* (nicht MRSA) *Haemophilus influenzae* *Escherichia coli, Klebsiella pneumoniae* (nichtmultiresistente *Enterobacteriaceae*)	Cephalosporin (2. oder 3. Generation ohne spezielle Pseudomonaswirksamkeit) Aminopenizillin+BLI[a] Bei Allergie gegen Betalaktamantibiotika: Fluorchinolon mit guter Wirksamkeit gegen grampositive Bakterien (z.B. Levofloxacin, Moxifloxacin)

Das Schema zur Frühpneumonie gilt nur für Patienten ohne spezielle Risikofaktoren (s. unten) mit Pneumoniebeginn innerhalb der ersten 3–5 Tage nach Aufnahme in das Krankenhaus, wobei vorheriger Aufenthalt auf Normalstation mitgezählt wird. Bei (ambulanter) Vorbehandlung mit Antibiotika kann man ebenfalls nicht mehr vom normalen Erregerspektrum der Frühpneumonie ausgehen. Bei schwerem Verlauf kann die Kombinationstherapie gerechtfertigt sein (z. B. mit Makrolidantibiotikum, s. Text)
[a]BLI: Betalaktamaseninhibitor

Eine weitere Einschränkung zum genannten Therapieschema betrifft den Schweregrad der Pneumonie. Als ▶**Kriterien für schwere Pneumonien** gelten respiratorisches Versagen mit der Notwendigkeit zur maschinellen Beatmung, radiologisch schnelle Progression und schwere Sepsis mit Hypotension und beginnendem Nierenversagen [21]. Zeichen der Beeinträchtigung anderer Organsysteme – beispielsweise mentale Konfusion – müssen sicherlich gleichermaßen als Ausdruck einer schweren Pneumonie gelten. Nach dem Algorithmus der ATS würde auch bei derart dramatischen Krankheitsbildern beispielsweise die Monotherapie mit einem Cephalosporin der 2. Generation als ausreichend angesehen, wenn der Patient keine speziellen Risikofaktoren hat und die Pneumonie unmittelbar nach der Aufnahme in das Krankenhaus auftritt (Abb. 6). Aus verständlichen Gründen scheint es vielen Klinikern zu riskant, sich bei ▶**schweren, lebensbedrohlichen Frühpneumonien** auf die Wirksamkeit eines einzigen Präparats zu verlassen. Wir empfehlen in diesen Fällen eines der oben genannten Betalaktamantibiotika oder auch Acylaminopenizilline plus Betalaktamaseninhibitor in Kombination mit Makroliden, wie dies in ähnlicher Weise für ambulant erworbene Pneumonien mit schwerem Verlauf empfohlen wird [6, 141]. Grundlage dieser Empfehlung sind u. a. Daten aus retrospektiven Studien, in denen die Überlebensprognose bei schweren, bakteriämisch verlaufenden Pneumokokkenpneumonien durch Kombination von 2 wirksamen Substanzen gegenüber der Monotherapie verbessert werden konnte [183]. Nach Möglichkeit sollte im Sinne einer Deeskalation versucht werden, das Regime im weiteren Verlauf zurückzustufen.

Pneumonie bei Risikofaktoren

Liegen spezielle Risikofaktoren vor, sieht der Algorithmus eine ▶**Erweiterung des Therapieschemas** der Frühpneumonie vor. In speziellen Situationen kann eine antimykotische oder antivirale Therapie erforderlich sein, die im Algorithmus nicht berücksichtigt ist und bei den erregerbezogenen Therapien ausgeführt wird (s. unten).

Aspirationspneumonie

Als ▶**Risikofaktoren** für Aspirationspneumonien gelten Koma, Schluckstörungen sowie operative Eingriffe im Mund, Pharynx und Abdomen. Bei Pneumonie nach dokumentierter Aspiration sieht der Algorithmus vor, das antimikrobielle Spektrum auf Anaerobier zu erweitern (Tabelle 7) [21]. Da strikt anaerobe Bakterien nach Kontakt mit Raumluft rasch absterben, können sie nur durch spezielle Transport- und Kulturbedingungen nachgewiesen werden. So gibt es zur Häufigkeit von Anaerobiern und deren Bedeutung für die Prognose der Pneumonie unterschiedliche Angaben

Tabelle 7

Therapieschema 2: Pneumonie bei Risikofaktoren, modifiziert nach Campbell et al. [21] und Vogel et al. [181]

Erreger zusätzlich zur Kerngruppe	Initialtherapie zusätzlich zur Kerngruppe
Anaerobier z. B. Aspiration von Darminhalt, Aspiration bei oropharyngealem Tumor oder bei sehr schlechtem Zahnstatus	Metronidazol oder Clindamycin. Amino- oder Acylaminopenizilline+BLI[a] oder Moxifloxacin (oder Carbapeneme) wirken alleine ausreichend gegen Anaerobier
Berechtigter Verdacht auf MRSA z. B. in Endemiegebieten, bei Kontakt mit MRSA-Trägern, zuvor kolonisierter Patient	Vancomycin bis MRSA ausgeschlossen. Bei schwerer MRSA-Pneumonie Kombination mit anderen Antibiotika nach Antibiogramm; alternativ Linezolid
Legionellen z. B. bei Ausbruchsituation, Steroidtherapie, Immunsuppression nach Organtransplantation	Fluorchinolone oder Makrolide (±Rifampicin)

[a]BLI: Betalaktamaseninhibitor; weitere Erläuterungen s. Text

Anaerobier treten fast ausschließlich im Rahmen polymikrobieller Infektionen in Verbindung mit aeroben Bakterien auf
► **Aspiration von saurem Magensaft**

► **Aspiration von Darminhalt**

[128, 161]. Sie treten jedoch fast ausschließlich im Rahmen polymikrobieller Infektionen in Verbindung mit aeroben Bakterien auf [50].

Die ►**Aspiration von saurem Magensaft**, beispielsweise bei Einleitung einer Vollnarkose, ruft eine chemische Schädigung der Lunge hervor und stellt per se keine Indikation zur Gabe von Antibiotika dar [127], auch wenn dies – oft wider besseren Wissens – eine häufige Vorgehensweise in Kliniken ist [152]. Demgegenüber muss bei einer ►**Aspiration von Darminhalt**, beispielsweise bei obstruktivem Ileus oder bei Aspiration im Rahmen ausgedehnter tumoröser Prozesse im Mund oder Pharynx oder bei sehr schlechtem Zahnstatus, mit der Beteiligung anaerober Bakterien gerechnet werden. Ebenso sollte man an Anaerobier denken, wenn im späteren Verlauf von Pneumonien Komplikationen auftreten wie Abszesse, Empyem, nekrotisierende Pneumonie oder faulig riechendes putrides Sekret.

Kombination aus Amino- oder Acylaminopenizillinen mit Betalaktamaseninhibitor ausreichend gegen Anaerobier wirksam

Um das für Frühpneumonien empfohlene antimikrobielle Spektrum auf anaerobe Bakterien zu erweitern, müssen Cephalosporine mit Metronidazol oder Clindamycin kombiniert werden. Dies gilt auch für die meisten Fluorchinolone wie Levofloxacin oder Ciprofloxacin, während Moxifloxacin ausreichende Wirkung gegenüber Anaerobiern besitzt. Die Kombination aus Amino- oder Acylaminopenizillinen mit Betalaktamaseninhibitor ist ebenfalls ausreichend gegen Anaerobier wirksam. Carbapeneme werden für Spätpneumonien empfohlen und besitzen ausgeprägte Wirkung gegen Anaerobier, sodass die zusätzliche Gabe von Metronidazol oder Clindamycin nicht sinnvoll ist.

Pneumonie durch MRSA

► **Methicillinresistenz**

Methicillinresistenz bedeutet: Penizilline, Cephalosporine, Carbapeneme und Monobactame sind als klinisch unwirksam einzustufen

Die ►**Methicillinresistenz** von *Staphylococcus aureus* beruht auf einer Veränderung der Zielstruktur für Betalaktamantibiotika, nämlich den Penizillinbindeproteinen [138]. Methicillinresistenz bedeutet deshalb, dass alle Penizilline, Cephalosporine, Carbapeneme und Monobactame als klinisch unwirksam einzustufen sind, auch wenn das mikrobiologische Labor aufgrund der Testung in vitro den Erreger als empfindlich gegenüber einzelnen Betalaktamen angibt [108]. Da MRSA häufig gegen andere Antibiotikaklassen wie beispielsweise Fluorchinolone resistent sind, wird der Begriff heute auch im Sinne „multiresistenter *Staphylococcus*" benutzt. Da die Testung heute nicht mehr gegen Methicillin, sondern gegen Oxacillin durchgeführt wird,

► **ORSA**

verwendet man teilweise synonym den Begriff ►**ORSA**. Meist werden spezielle und u. U. längere Kulturbedingungen benötigt, um die Resistenz zu erkennen. Das bedeutet für den Kliniker, dass er die Resistenz erst erfährt, nachdem zunächst lediglich *Staphylococcus aureus* als Erreger identifiziert wurde. Als Goldstandard gilt die PCR

► ***mecA*-Gen**

zum Nachweis des ►***mecA*-Gens**, das für das veränderte Penizillinbindeprotein kodiert; die Methodik ist aber nicht in allen Routinelaboratorien verfügbar [24].

MRSA-Infektionen wurden erstmals in den 1960er Jahren in England und den USA beschrieben; mittlerweile kommen sie weltweit vor und führen zu Ausbrüchen und Epidemien innerhalb von Krankenhäusern. Darüber hinaus finden sich in letzter Zeit zunehmend Berichte über die Verbreitung von MRSA außerhalb von Kliniken [108, 131]. Innerhalb Europas gibt es beträchtliche Unterschiede: So sind MRSA in den skandinavischen Ländern und den Niederlanden eine Rarität, während in Belgien, Frankreich, Italien und anderen südlichen Ländern mehr als 50 % der *Staphylococcus-aureus*-Isolate auf Intensivstationen gegen Methicillin resistent sind [110, 178]. Die Vergleichswerte für Deutschland betragen derzeit etwa 15 % [107].

Prädilektionsstellen für die Besiedelung mit MRSA sind die Nasenhaupthöhle und die Hände. Letztere sind aber meist nur sekundär kolonisiert, da die Behandlung der Nase mit Mupirocinsalbe in aller Regel auch zur Dekolonisierung an den Händen führt [23]. Patienten können über viele Monate oder Jahre mit MRSA kolonisiert sein, und besonders bei Kolonisation von Trachea, Anus oder chronisch ulzerierenden Wunden ist eine dauerhafte Sanierung schwer zu erreichen [108].

► **Risikofaktoren für MRSA**

Als ►**Risikofaktoren für MRSA** gelten deshalb: bekannte Kolonisierung oder Infektion mit MRSA bei früheren Krankenhausaufenthalten, Verlegung von Patienten aus Ländern, Kliniken oder anderen Institutionen mit hohem endemischem Vorkommen von MRSA und lange Vorbehandlung mit Antibiotika, v. a. mit Fluorchinolonen [53]. Obwohl eine Resistenzentwicklung de novo kaum zu erwarten ist, fördern Antibiotika die Besiedelung von Patienten mit MRSA. Das spezielle Risiko der Fluorchinolonantibiotika ist möglicherweise darauf zurück zu führen, dass sie in vielen Körpersekreten – so auch im Schweiß – hohe Konzentrationen erreichen und damit möglicherweise die Besiedelung der Haut mit resistenten Mikroorganismen erleichtern [53].

Um das antimikrobielle Spektrum der kalkulierten Therapie auf MRSA zu erweitern, gelten Glykopeptidantibiotika – in erster Linie Vancomycin – als Standard [21]. Die hohe Letalität von MRSA-Pneumonien (>50%) verdeutlicht aber, dass dringend Bedarf an weiteren Therapieoptionen besteht. Man geht davon aus, dass MRSA nicht virulenter sind als sensible Staphylokokken, die Unterschiede in der Letalität begründen sich aber nur teilweise darin, dass MRSA häufiger bei schwer kranken Patienten auftreten. Vielmehr liegt die hohe Letalität von MRSA-Pneumonien in den schlechteren Therapiemöglichkeiten begründet. Die Letalität von Pneumonien durch methicillinempfindliche *Staphylococcus aureus* ist signifikant höher, wenn mit Vancomycin an Stelle von penicillinasefesten Penizillinen behandelt wird und entspricht damit der hohen Letalität von MRSA-Pneumonien [76]. Zum einen wirken Betalaktame schneller bakterizid auf Staphylokokken als Vancomycin, zum anderen erreicht Vancomycin unzureichende Spiegel im Lungengewebe [44].

Für den Kliniker bedeutet dies, dass Vancomycin nur bei berechtigtem Verdacht auf MRSA eingesetzt werden soll. Zur Behandlung von Pneumonien durch methicillinsensible Staphylokokken sind die penicillinasefesten Penizilline Mittel der Wahl oder alternativ Cephalosporine der ersten Generation. Die Indikation für Vancomycin ergibt sich nur in Ausnahmesituationen, beispielsweise bei schwerer Anaphylaxie gegen Betalaktame.

Um eine bessere Wirksamkeit gegen MRSA-Pneumonien zu erreichen, wird Vancomycin in der klinischen Praxis häufig mit anderen Antibiotika kombiniert, die sich in der Resistenztestung als wirksam erwiesen haben. Während Fluorchinolone häufig unwirksam gegenüber MRSA sind, ist die Resistenz gegenüber Aminoglykosiden variabel und bei Rifampicin häufig günstig, es fehlen aber systematische Untersuchungen, die einen klaren Vorteil dieser Kombinationen gegenüber der Monotherapie mit Vancomycin zeigen (Tabelle 7) [108].

Die MRSA-Problematik verschärfte sich in den letzten Jahren, nachdem zunächst in Japan, dann in den USA und schließlich auch in Europa schwere und oft tödlich verlaufende Infektionen durch MRSA mit verminderter Empfindlichkeit gegenüber Glykopeptiden beschrieben wurden (Glykopeptid-intermediär-empfindliche *Staphylococcus aureus:* ►GISA, definiert als minimale Hemmkonzentration bis 8 mg/l Vancomycin) [4, 88, 150]. Die Untersuchung von MRSA mit speziellen Testmethoden ergab, dass Stämme mit verminderter Empfindlichkeit gegenüber Vancomycin vereinzelt auch in Deutschland vorkommen [73]. Noch dramatischer sind weitere Berichte zu werten, nachdem in den USA vereinzelt MRSA gefunden wurden, die das Vancomycinresistenzgen aus vancomycinresistenten Enterokokken in sich tragen (*vanA*-Gen) und somit hochresistent gegen Glykopeptide sind (MHK≥128 mg/l Vancomycin) [5].

Mit dem neuen Oxazolidinonantibiotikum Linezolid wurden bei der Behandlung von MRSA-Pneumonien vergleichbare Ergebnisse wie mit Vancomycin erreicht [164], und Resistenzen wurden nur in äußerst seltenen Einzelfällen beschrieben. Eine Reanalyse zusammen mit weiteren klinischen Daten ergab sogar einen Vorteil von Linezolid gegenüber Vancomycin [187]. Linezolid stellt somit eine wertvolle therapeutische Alternative dar, weitere klinische Studien sind jedoch wünschenswert, um zu klären, ob tatsächlich eine therapeutische Überlegenheit für MRSA-Pneumonien besteht [111]. Die Streptogramine Quinopristin-Dalfopristin erwiesen sich ebenfalls gleichwertig mit Vancomycin, Resistenzen scheinen allerdings häufiger aufzutreten [65].

Legionellen und andere atypische Erreger

Nach dem klinischen Bild unterschied man ursprünglich zwischen ►typischen Pneumonien, wie sie v. a. durch Pneumokokken hervorgerufen wurden (hohes Fieber, Schüttelfrost, purulenter Auswurf, Rasselgeräusche bei der Auskultation, röntgenologisch Lobärpneumonie) und ►atypischen Pneumonien. Diese waren von der klinischen Untersuchung her weniger eindrucksvoll, dafür zeigten sich ausgeprägte röntgenologische Befunde im Sinne einer interstitiellen Pneumonie. Das Konzept wurde weitgehend verlassen, nachdem gerade unter Anbehandlung mit Antibiotika auch

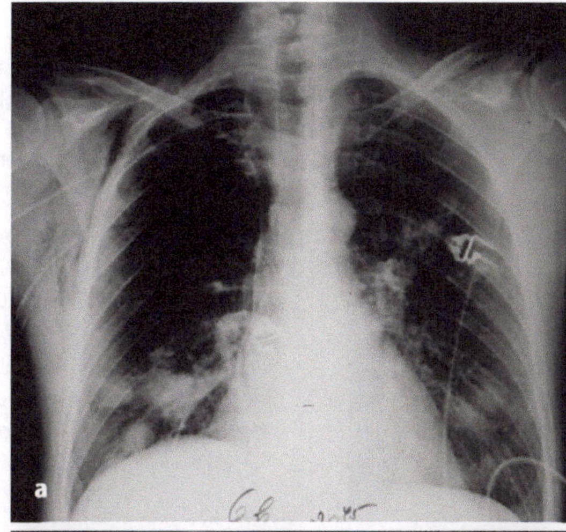

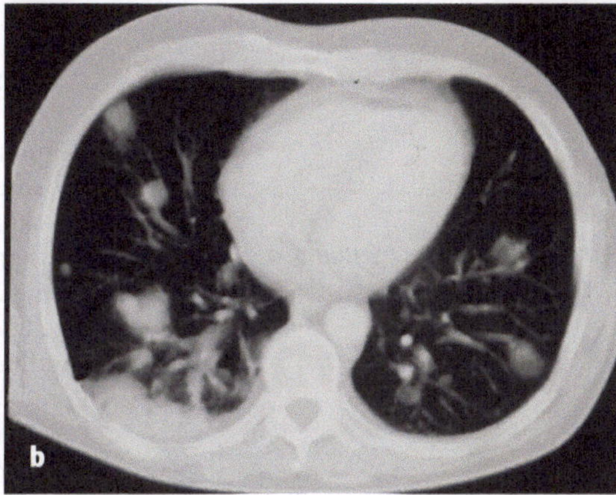

Abb. 7a,b ▶ **Herdförmige Pneumonie durch *Legionella micdadei* bei einem Patienten nach Lebertransplantation**

Pneumokokkenpneumonien einen schleichenden klinischen Verlauf nehmen können und andererseits auch Lobärpneumonien durch Legionellen hervorgerufen werden können. Die Einteilung in typische bakterielle Erreger (vergleiche Frühpneumonie) und die häufig schwierig zu diagnostizierenden atypischen Erreger wurde jedoch beibehalten, da sich daraus praktische Konsequenzen für die Therapie ergeben.

Legionellenpneumonien kommen gelegentlich endemisch vor, als Risikofaktoren gelten u. a. chronisches Nierenversagen, Neutropenie, Kortikosteroide und andere immunsuppressive Medikamente (Abb. 7) [22]. Für die häufig vorkommende Spezies *Legionella pneumophila* der Serogruppe 1 lässt sich das ▶**Legionellaantigen** im Urin nachweisen; im Verdachtsfall sollte die Untersuchung 3-mal pro Woche erfolgen. Der kulturelle Nachweis von Legionellen ist schwierig und wird durch Spezialverfahren wie Immunfluoreszenz oder PCR ergänzt, die von einzelnen Laboratorien angeboten werden. Die Diagnose kann deshalb oft nicht unmittelbar gestellt werden und stützt sich auf den Verlauf serologischer Untersuchungen. Die Erreger vermehren sich intrazellulär und sind damit gegen Betalaktame und Aminoglykoside unempfindlich, da diese nur in geringem Ausmaß in eukaryote Zellen aufgenommen werden. Beim Verdacht auf Legionellen muss das Therapieschema der Frühpneumonie deshalb um Antibiotika erweitert werden, die auch intrazelluläre Erreger abtöten. In der Vergangenheit wurde meist Erythromycin in hoher Dosierung (bis 4-mal 1 g i. v.) empfohlen, das beim Nachweis von Legionellen mit Rifampicin kombiniert werden kann. Die Überlegenheit der hohen Dosierung wurde allerdings nie bewiesen, und heute erfolgt die Behandlung meist mit Fluorchinolonen oder neueren Makrolidantibiotika [58] (Tabelle 7).

Beide Substanzgruppen wirken auch gegen andere atypische Erreger wie Chlamydien oder Mykoplasmen; der Nachweis ist ebenfalls schwierig und stützt sich auf serologische Untersuchungen und PCR; bei Mykoplasmeninfektion können Kälteagglutinine Hinweise geben, die in etwa der Hälfte der Fälle positiv sind.

47

Tabelle 8

Therapieschema 3: Spätpneumonie oder spezielle Risiken, modifiziert nach Campbell et al. [21] und Vogel et al. [181]

Erreger zusätzlich zur Kerngruppe	Initiale Kombinationstherapie
Pseudomonas aeruginosa (auch bei Bronchiektasen, langer Vorbehandlung mit Antibiotika), Multiresistente *Enterobacteriaceae, Enterobacter* spp. Therapieschema muss an lokale Häufigkeiten der Erreger adaptiert werden (z. B. *Acinetobacter* spp., MRSA, *Stenotrophomonas*), s. Text	Piperacillin+Betalaktamaseninhibitor oder Carbapenem (Meropenem, Imipenem) oder pseudomonaswirksames Cephalosporin (Ceftazidim, Cefepim), jeweils in Kombination mit Fluorchinolon (Ciprofloxacin, Levofloxacin) oder Aminoglykosid (Tobramycin)

Spätpneumonie

Beginnt eine Pneumonie mehr als 5 Tage nach der Aufnahme des Patienten, kommen neben den bei Frühpneumonien genannten Bakterien zunehmend multiresistente nosokomiale Erreger in Betracht. Neben *Enterobacteriaceae* und *Staphylococcus aureus* kommt in vielen Institutionen häufig ►**Pseudomonas aeruginosa** vor, der Pneumonien mit einer besonders hohen Letalität verursacht [62,155]. Patienten mit strukturellen Lungenerkrankungen (zystische Fibrose, Bronchiektasen) oder nach Vorbehandlung mit Antibiotika oder mit Steroiden haben ebenfalls ein erhöhtes Risiko für Pseudomonaspneumonien [21].

Die Initialtherapie der Spätpneumonie sollte in jedem Fall so ausgerichtet sein, dass *Staphylococcus aureus* und *Pseudomonas aeruginosa* erfasst werden. Obwohl einige Studien zeigten, dass durch Monotherapie bei Pneumonien insgesamt vergleichbar gute Ergebnisse wie mit Kombinationstherapie erzielt werden können, gibt es klare Hinweise, dass die Kombination für spezielle Erreger wie *Pseudomonas aeruginosa* überlegen ist [16, 67,87]. Meist werden Aminoglykoside oder Fluorchinolone mit Betalaktamen kombiniert [125,159]. Von den Aminoglykosiden ist in aller Regel Tobramycin am besten wirksam und von den Fluorchinolonen Ciprofloxacin. Alternativ kommt Levofloxacin in Frage, es wirkt allerdings in vitro etwas schwächer und wird durch weniger klinische Studien als Ciprofloxacin gestützt [125]. Von den Betalaktamen kommen Piperacillin plus Tazobactam in Frage, die Carbapeneme Meropenem oder Imipenem oder pseudomonaswirksame Cephalosporine wie Cefepim oder Ceftazidim. Letzteres wirkt allerdings nur unzureichend gegen *Staphylococcus aureus* und war bei Kombination mit Tobramycin im Vergleich zu Piperacillin-Tazobactam plus Tobramycin in der Behandlung nosokomialer Pneumonien unterlegen [94] (Tabelle 8).

Zur Verwendung von ►**Aminoglykosiden bei Pneumonie** gibt es geteilte Meinungen [185]. Die Kritiker führen an, dass Aminoglykoside schlecht in respiratorische Sekrete diffundieren, während für Ciprofloxacin und andere Fluorchinolone hohe Spiegel im Lungengewebe nachgewiesen sind. Obwohl pharmakokinetische Untersuchungen wichtig sind, müssen sie vorsichtig interpretiert werden: Zum einen berücksichtigen viele Spiegelmessungen nicht die heute gebräuchliche Einmalgabe von Aminoglykosiden und den postantibiotischen Effekt, zum anderen spiegeln Gewebekonzentrationen von Ciprofloxacin aufgrund seiner intrazellulären Anreicherung nicht direkt die Wirksamkeit gegen Pseudomonas wider. Die Wirksamkeit von Aminoglykosiden bei gramnegativen Pneumonieerregern ist klinisch belegt [97,137], allerdings treten sie aufgrund der Toxizitätsrisiken zunehmend in den Hintergrund.

Therapie spezieller Erreger

Die Empfehlungen zur Spätpneumonie müssen an das nosokomiale Erreger- und Resistenzspektrum der einzelnen Intensivstation angepasst werden. Es werden exemplarisch Besonderheiten einiger Erreger dargelegt.

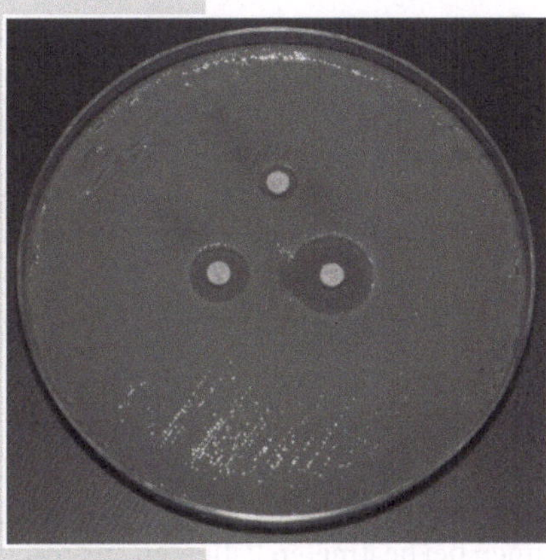

Abb. 8 ◄ **Nachweis von ESBL (Breitspektrumbetalaktamasen) durch Agardiffusionstest. Die auf den Testagar aufgetragene *Klebsiella pneumoniae* ist gegen Ceftazidim resistent (*kleiner Hemmhof um das obere Testblättchen*), während sie gegenüber Cefotaxim scheinbar empfindlich ist (*großer Hemmhof rechts*). Durch Diffusion des Betalaktamaseninhibitors Clavulansäure aus dem linken Testblättchen wird eine segmentale Erweiterung des Hemmhofs um Cefotaxim sichtbar. Dies zeigt, dass Cefotaxim durch Betalaktamasen inaktiviert wird**

Klebsiellen mit Breitspektrumbetalaktamasen (ESBL)

In den letzten Jahren wurde v. a. bei Klebsiellen Resistenz gegenüber Drittgenerationscephalosporine beschrieben, die auf Breitspektrumbetalaktamasen beruht (extended-spectrum betalactamases: ESBL). Die Resistenz ist durch Plasmide auch auf *E. coli* und andere *Enterobacteriaceae* übertragbar, kann aber bei der Testung nicht immer erkannt werden (Abb. 8).

Bei Therapieversagen sollte der Kliniker an ESBL denken und mit dem Labor Kontakt aufnehmen. Werden ESBL nachgewiesen, ist die klinische Wirksamkeit der Cephalosporine und Breitspektrumpenizilline auch bei Zusatz von Betalaktamaseninhibitoren unsicher. Häufig sind ESBL auch mit Resistenz gegen Fluorchinolone assoziiert. Empfohlen werden Carbapeneme, die bei schweren Infektionen mit Aminoglykosiden kombiniert werden können [145].

Enterobacter, Serratia und *Citrobacter*

Beim Nachweis von *Enterobacter* spp. ist die Wirkung von Cephalosporinen unsicher, auch wenn zunächst im Antibiogramm die Empfindlichkeit angegeben wird. Die Cephalosporinresistenz kann durch chromosomal kodierte Betalaktamasen unter der Therapie induziert werden [184], und die Letalität von Enterobakterinfektionen ist nach Vorbehandlung mit Cephalosporinen erhöht [32]. Empfohlen werden Carbapeneme, Fluorchinolone oder Aminoglykoside, auch als Kombinationstherapie [31]. Ähnliche Resistenzphämomene können bei *Serratia* spp. auftreten.

Induzierbare Betalaktamasen wurden außerdem bei *Citrobacter* spp., *Providencia* spp. und *Morganella morganii* beschrieben; es ist aber unklar, ob man daraus die Konsequenz ziehen soll, die Erreger generell nicht mit Cephalosporinen zu behandeln [75]. Dennoch ist es wichtig, an derartige Resistenzen zu denken, wenn unter der Therapie mit Cephalosporinen klinisch keine Besserung auftritt.

Acinetobacter und *Stenotrophomonas*

Wie *Pseudomonas* spp. sind auch *Acinetobacter* spp. und *Stenotrophomonas maltophilia* gramnegative Stäbchen, die in der mikrobiologischen Nomenklatur zu den Nonfermentern zählen und von der Gruppe der *Enterobacteriaceae* wie *E. coli, Klebsiella* spp., *Proteus* spp., *Enterobacter* spp. usw. abgegrenzt werden. Sie sind typische nosokomiale Infektionserreger, häufig multiresistent und betreffen v. a. schwer kranke Patienten, die bereits mit Antibiotika vorbehandelt sind [69, 173].

Für Pneumonien durch *Acinetobacter* spp. werden meist die Carbapeneme Imipenem oder Meropenem eingesetzt, nach Möglichkeit sollte die Therapie aber auf ein Betalaktamantibiotikum mit weniger breitem Spektrum zurückgestuft werden, wenn das Antibiogramm vorliegt. Häufig ist die Therapie mit Ampicillin in Kombination mit dem Betalaktamaseninhibitor Sulbactam möglich. Es gibt auch Empfehlungen zum alleinigen Einsatz von 4-mal 1 g Sulbactam, das nach Rücksprache mit dem mikrobiologischen Labor als Monosubstanz getestet werden sollte [34, 120]. Als Ultima ratio kann für panresistente Isolate i. v. 2,5–5 mg/kg/Tag Colistin in 2–3 Einzeldosen bis maximal 300 mg/Tag gegeben werden; die Dosierung muss an die Nierenfunktion angeglichen werden [34]. Die i. v. Verabreichung stellt mittlerweile einen „off label use" dar, da Colistin aufgrund seiner hohen Nephrotoxizität nur noch zur topischen bzw. inhalativen Verabreichung zugelassen ist.

Stenotrophomonas maltophilia (vormals *Pseudomonas* oder *Xanthomonas maltophilia* genannt) ist fast immer gegen alle Betalaktamantibiotika einschließlich der Carbapeneme resistent. Häufig ist er auch gegen Fluorchinolone resistent. Als Standardtherapie gilt Trimethoprim-Sulfamethoxazol i. v., alternativ wird Ticarcillin plus Clavulansäure empfohlen.

Enterokokken und koagulasenegative Staphylokokken

Enterokokken und koagulasenegative Staphylokokken (Hauptvertreter: *Staphylococcus epidermidis*) können bei beatmeten Patienten aus respiratorischen Sekreten isoliert werden und werden in einigen Statistiken als Pneumonieerreger aufgeführt. Es ist aber allgemein akzeptiert, dass dies lediglich als Kolonisation aufzufassen ist. Beim Nachweis in respiratorischen Sekreten sollte deshalb nicht behandelt werden, abgesehen von seltenen Ausnahmen, beispielsweise unter massiver Immunsuppression. Oft lassen sich die tatsächlichen Pneumonieerreger schon nach kurzer Anbehandlung nicht mehr anzüchten [136], während Enterokokken und koagulasenegative Staphylokokken aufgrund ihrer Resistenz übrig bleiben. Außerdem sollte man auch an Legionellen oder Viren denken, wenn sich kein schlüssiger Erregernachweis führen lässt.

Pilze

Pilzpneumonien sind bei Intensivpatienten ohne Neutropenie äußerst selten und wurden im Algorithmus der ATS nicht eigens berücksichtigt. Neben Immunsuppression (z. B. Kortikosteroide, Ciclosporin, hämatologische Grundkrankheit) gelten lange Vorbehandlung mit mehreren Antibiotika, schlechter Ernährungszustand und Hämodialyse als Risikofaktoren [122, 180].

▶**Candida albicans** ist ein normaler Bewohner der Mundhöhle und kolonisiert in der Folge häufig den Respirationstrakt von beatmeten Intensivpatienten. Der Nachweis im Trachealsekret muss bei nichtimmunsupprimierten Patienten fast immer als Kolonisation gewertet werden und ist alleine keine Indikation zur antimykotischen Therapie [12, 60, 156, 159]. Die zuverlässige Diagnostik der Candidapneumonie ist allerdings problematisch, und mit Ausnahme des histologischen Nachweises oder simultanen Nachweis in der Blutkultur gibt es keine sicheren oder standardisierten Kriterien [122, 160]. Selbst beim Nachweis hoher Keimzahlen in der bronchoalveolärer Lavage ($>10^5$/ml) wird die Häufigkeit von Candidapneumonien noch immer überschätzt [60, 156]. Aufgrund niedriger Spezifität und mangelnder Sensitivität wird der Nachweis von Candidaantigenen im Blut von verschiedenen Autoren ebenfalls als wenig hilfreich eingeschätzt [119, 148]. Bei immunkompetenten Patienten können retrospektiv Anstiege von Antikörpern gegen Candida den klinischen Verdacht erhärten [119]. Allerdings werden sie auch häufig in der gesunden Normalbevölkerung gefunden und erlauben keine sichere Trennung zwischen Infektion und Kolonisation.

Ergibt das klinische Bild trotz der diagnostischen Schwierigkeiten den Verdacht auf eine Candidapneumonie, ist die systemische antimykotische Therapie indiziert. Zur Therapie von Infektionen durch *Candida albicans* werden Amphotericin B und Fluconazol als gleichwertig eingestuft. Letzteres weist aber deutlich weniger Nebenwirkungen auf [3]. In den letzten Jahren fanden sich allerdings zunehmend häufiger Nicht-albicans-Spezies: ▶**Candida krusei** ist gegen Fluconazol resistent und ▶**Candida glabrata** meist nur mäßig empfindlich. Dem gegenüber ist ▶**Candida lusitaniae** häufig nur mäßig empfindlich gegen Amphotericin B [3, 122].

Zur Verminderung der ▶**Nephrotoxizität von Amphotericin B** sollten vorab 1000 ml NaCl infundiert werden; dies sollte während der gesamten Therapiedauer fortgesetzt werden. Zudem ist die Nephrotoxizität bei Dauerinfusion über 24 h gegenüber der 4-stündigen Infusion signifikant niedriger [61]. Ist die Nierenfunktion trotz dieser Vorsichtsmaßnahmen deutlich eingeschränkt oder treten andere schwere Nebenwirkungen auf (z. B. Rigor), sind Lipidemulsionen gegenüber konventionellem

Amphotericin B vorzuziehen [48]. Die klinischen Erfahrungen mit Caspofungin, einem Breitspektrumantimykotikum aus der Gruppe der Echinocandine sind noch begrenzt; die bisherigen Ergebnisse deuten aber darauf hin, dass es eine therapeutische Alternative bei Candidainfektionen ist [98].

▶ **Schimmelpilz**

Infektionen mit ▶ **Schimmelpilzen** treten fast nur bei neutropenischen Patienten auf. Das neue Azolderivat Voriconazol ist im direkten Vergleich besser wirksam als Amphotericin B [83].

Viren

Außerhalb des Krankenhauses sind Influenza-Typ-A- und -Typ-B- sowie Parainfluenza- und Respiratory-syncytial-Viren (RSV) die häufigsten viralen Pneumonieerreger [78]. Für die Intensivmedizin spielen allenfalls schwere Verläufe im Rahmen von Influenzaepidemien eine Rolle. Infektionen durch ▶ **Zytomegalieviren** (CMV) sind v. a. bei Immunsupprimierten, beispielsweise nach Organtransplantation, von Bedeutung. In den letzten Jahren fanden sich etliche Berichte über Pneumonien durch CMV und ▶ **Herpes-simplex-Viren** (HSV) im Rahmen der Intensivtherapie nichtimmunsupprimierter Patienten [28, 80, 81, 102], doch bestehen auch hier diagnostische Unsicherheiten.

▶ **Zytomegalievirus**

▶ **Herpes-simplex-Virus**

Traumatische endotracheale Intubation, Verbrennungen, Bestrahlung, zytotoxische Chemotherapie und ARDS gelten als prädisponierende Faktoren für HSV-Pneumonien [30]. Meist sind keine typischen Herpeseffloreszenzen sichtbar [102], doch wird vermutet, dass die Pneumonie durch Aspiration infektiöser Sekrete entsteht. Eine weitere Möglichkeit ist die Reaktivierung von Viren, die latent in vagalen Ganglien persistierten [30]. Die röntgenologischen Zeichen sind uncharakteristisch und reichen von fleckigen Bronchopneumonien und ausgedehnten Infiltraten bis zum Bild einer interstitiellen Pneumonie [29]. Zur Diagnose wird die Viruskultur aus respiratorischem Sekret oder – wenn vorhanden – aus Bläscheninhalt herangezogen. Der Nachweis erfolgt durch den zytopathischen Effekt der Herpesviren in der Zellkultur; er kann durch Kombination mit Immunfluoreszenz- oder DNA-Hybridisierungstechniken beschleunigt werden. Sekrete des oberen Respirationstrakts können zu falsch-positiven Befunde führen, denn nicht selten werden die Viren asymptomatisch mit dem Oropharyngealsekret ausgeschieden [30]. Aufgrund der asymptomatischen Persistenz ist der Stellenwert von Genamplifikationstechniken wie PCR ebenfalls nicht vollständig geklärt. Serologische Verfahren sind aufgrund der hohen Prävalenz in der Normalbevölkerung ebenfalls wenig hilfreich. Wird die Diagnose trotz aller Schwierigkeiten gestellt, gilt Aciclovir als Mittel der Wahl.

Neben der Übertragung durch Blutprodukte wird für CMV überwiegend die Reaktivierung im Rahmen schwerer Grunderkrankungen angenommen. Typischerweise zeigen sich radiologisch diffuse interstitielle Infiltrate; insgesamt ist das klinische Bild jedoch ungeeignet, um bakterielle und CMV-Pneumonien zu unterscheiden [144]. Antikörper gegen CMV werden bei 50–80% der Normalbevölkerung gefunden; serologische Untersuchungen sind meist wenig hilfreich, zumal Titerschwankungen auch durch passive Übertragung im Rahmen der Therapie mit Blutprodukten entstehen können [30]. Das histologische Bild ist meist eindeutig und zeigt große Zellen mit Einschlusskörperchen [144]. Demgegenüber ist die diagnostische Wertigkeit anderer Befunde mit Zurückhaltung zu interpretieren. Zwar kann der Nachweis von CMV in der bronchoalveolären Lavage mittels Viruskultur oder PCR gelingen, doch sind auch hier falsch-positive Befunde durch asymptomatische Ausscheidung möglich [121, 188], und häufig werden gleichzeitig andere Erreger gefunden [30]. Bei generalisierter Infektion kommt es zur Virämie mit Nachweis des pp65-Antigens im Blut [81]. Zur Therapie gilt Ganciclovir als Standard oder alternativ Foscarnet; CMV-Immunglobuline werden ebenfalls eingesetzt, ihr Stellenwert ist aber umstritten [30].

Literatur

1. A'Court C, Garrard CS (1992) Nosocomial pneumonia in the intensive care unit: mechanisms and significance. Thorax 47: 465–473
2. Alvarez-Lerma F, Palomar M, Martínez-Pellús A, Álvarez-Sánchez B, Pérez-Ortiz E, Jordá R, Group TI-APS (1997) Aetiology and diagnostic techniques in intensive care-acquired pneumonia: a Spanish multi-centre study. Clin Intensive Care 8: 164–170
3. Anaissie EJ, Darouiche RO, Abi-Said D, Uzun O, Mera J, Gentry LO, Williams T, Kontoyiannis DP, Karl CL, Bodey GP (1996) Management of invasive candidal infections: results of a prospective, randomized, multicenter study of fluconazole versus amphotericin B and review of the literature. Clin Infect Dis 23: 964–972
4. Anonymous (1997) *Staphylococcus aureus* with reduced susceptibility to vancomycin – United States 1997. MMWR Morb Mortal Wkly Rep 46: 765–766
5. Anonymous (2002) *Staphylococcus aureus* resistant to vancomycin – United States 2002. MMWR Morb Mortal Wkly Rep 51: 565–567
6. Bartlett JG, Dowell SF, Mandell LA, File Jr TM, Musher DM, Fine MJ (2000) Practice guidelines for the management of community-acquired pneumonia in adults. Clin Infect Dis 31: 347–382
7. Bauer TM, Torres A, Ewig S, Hernández C, Sanchez-Nieto JM, Xaubet A, Agustí C, Rodríguez-Roisin R (2001) Effects of bronchoalveolar lavage volume on arterial oxygenation in mechanically ventilated patients with pneumonia. Intensive Care Med 27: 384–393
8. Beaucaire C (2000) Does once-daily dosing prevent nephrotoxicity in all aminoglycosides equally? Clin Microbiol Infect 6: 357–362
9. Benko AS, Cappelletty DM, Kruse JA, Rybak MJ (1996) Continuous infusion versus intermittent administration of ceftazidime in critically ill patients with suspected gram-negative infections. Antimicrob Agents Chemother 40: 691–695
10. Bercault N, Boulain T (2001) Mortality rate attributable to ventilator-associated nosocomial pneumonia in an adult intensive care unit: a prospective case-control study. Crit Care Med 29: 2303–2309
11. Bernhard WN, Cottrell JE, Sivakumaran C, Patel K, Yost L, Turndorf H (1979) Adjustment of intracuff pressure to prevent aspiration. Anesthesiology 50: 363–366
12. Bodi M, Ardanuy C, Olona M, Castander D, Diaz E, Rello J (2001) Therapy of ventilator-associated pneumonia: the Tarragona Strategy. Clin Microbiol Infect 7: 32–33
13. Bonten MJ, Bergmans DCJJ, Stobberingh EE, Geest S van der, Leeuw PW de, Tiel FH van, Gaillard CA (1997) Implementation of bronchoscopic techniques in the diagnosis of ventilator-associated pneumonia to reduce antibiotic use. Am J Respir Crit Care Med 156: 1820–1824
14. Bouza E, Brun-Buisson C, Chastre J, Ewig S, Fagon JY, Marquette CH, Niederman MS, Papazian L, Rello J, Rouby JJ, Saene H van, Welte T (2001) Ventilator-associated pneumonia. European Task Force on ventilator-associated pneumonia. Eur Respir J 17: 1034–1045
15. Bregeon F, Ciais V, Carret V, Gregoire R, Saux P, Gainnier M, Thirion X, Drancourt M, Auffray JP, Papazian L (2001) Is ventilator-associated pneumonia an independent risk factor for death? Anesthesiology 94: 554–560
16. Brown EM (1997) Empirical antimicrobial therapy of mechanically ventilated patients with nosocomial pneumonia. J Antimicrob Chemother 40: 463–468
17. Bryan CS (1999) Nosocomial pneumonia. Blood cultures remain useful. Chest 116: 859–860
18. Bryan CS, Reynolds KL (1984) Bacteremic nosocomial pneumonia. Analysis of 172 episodes from a single metropolitan area. Am Rev Respir Dis 129: 668–671
19. Bustamante CI, Drusano GL, Tatem BA, Standiford HC (1984) Postantibiotic effect of imipenem on *Pseudomonas aeruginosa*. Antimicrob Agents Chemother 26: 678–682
20. Campbell GD (2000) Blinded invasive diagnostic procedures in ventilator-associated pneumonia. Chest 117: 207S–211S
21. Campbell GD, Niederman MS, Broughton WA, Craven DE, Fein AM, Fink MP, Gleeson K, Hornick DB, Lynch JP, Mandell LA, Mason CM, Torres A, Wunderink RG (1996) Hospital-acquired pneumonia in adults: diagnosis, assessment of severity, initial antimicrobial therapy, and preventive strategies. A consensus statement. Am J Respir Crit Care Med 153: 1711–1725
22. Carratala J, Gudiol F, Pallares R, Dorca J, Verdaguer R, Ariza J, Manresa F (1994) Risk factors for nosocomial *Legionella pneumophila* pneumonia. Am J Respir Crit Care Med 149: 625–629
23. Casewell MW, Hill RLR (1991) Minimal dose requirements for nasal mupirocin and its role in the control of epidemic MRSA. J Hosp Infect [Suppl B] 19: 35–40
24. Chambers HF (1997) Methicillin resistance in staphylococci: molecular and biochemical basis and clinical implications. Clin Microbiol Rev 10: 781–791
25. Chapman MJ, Fraser RJ, Kluger MT, Buist MD, De Nichilo DJ (2000) Erythromycin improves gastric emptying in critically ill patients intolerant of nasogastric feeding. Crit Care Med 28: 2334–2337
26. Chastre J, Fagon JY (1994) Invasive diagnostic testing should be routinely used to manage ventilated patients with suspected pneumonia. Am J Respir Crit Care Med 150: 570–574
27. Chastre J, Fagon JY, Bornet-Lecso M, Calvat S, Dombret MC, Al Khani R, Basset F, Gibert C (1995) Evaluation of bronchoscopic techniques for the diagnosis of nosocomial pneumonia. Am J Respir Crit Care Med 152: 231–240
28. Cherr GS, Meredith W, Chang M (2000) Herpes simplex virus pneumonia in trauma patients. J Trauma 49: 547–549
29. Chien JW, Johnson JL (2000) Viral pneumonia. Multifaceted approach to an elusive diagnosis. Postgrad Med 107: 67–72
30. Chien JW, Johnson JL (2000) Viral pneumonias. Infection in the immunocompromised host. Postgrad Med 107: 67–80
31. Chow JW, Yu VL (1999) Combination antibiotic therapy versus monotherapy for gram-negative bacteremia: a commentary. Int J Antimicrob Agents 11: 7–12
32. Chow JW, Fine MJ, Shlaes DM, Quinn JP, Hooper DC, Johnson MP, Ramphal R, Wagener MM, Miyashiro DK, Yu VL (1991) *Enterobacter* bacteremia: clincal features and emergence of antibiotic resistance during therapy. Ann Intern Med 115: 585–590
33. Chuck SK, Raber SR, Rodvold KA, Areff D (2000) National survey of extended-interval aminoglycoside dosing. Clin Infect Dis 30: 433–439
34. Cisneros JM, Rodríguez-Baño J (2002) Nosocomial bacteremia due to *Acinetobacter baumannii*: epidemiology, clinical features, and treatment. Clin Microbiol Infect 8: 687–693
35. Cook D (2000) Ventilator associated pneumonia: perspectives on the burden of illness. Intensive Care Med [Suppl 1] 26: S31–S37
36. Cook DJ, Mandell LA (2000) Endotracheal aspiration in the diagnosis of ventilator-associated pneumonia. Chest 117: 195S–197S
37. Cook DJ, Walter SD, Cook RJ, Griffith LE, Guyatt GH, Leasa D, Jaeschke RZ, Bruin-Buisson C (1998) Incidence of and risk factors for ventilator-associated pneumonia in critically ill patients. Ann Intern Med 129: 433–440
38. Corley DE, Kirtland SH, Winterbauer RH, Hammar SP, Dail DH, Bauermeister DE, Bolen JW (1997) Reproducibility of the histologic diagnosis of pneumonia among a panel of four pathologists. Analysis of a Gold Standard. Chest 112: 458–465
39. Craig WA (1995) Interrelationship between pharmacokinetics and pharmacodynamics in determining dosage regimens for broad spectrum cephalosporins. Diagn Microbiol Infect Dis 22: 89–96
40. Craig WA (1998) Pharmacokinetic/pharmacodynamic parameters: rationale for antibacterial dosing in mice and men. Clin Infect Dis 26: 1–12
41. Craig W, Ebert SC (1992) Continuous infusion of betalactam antibiotics. Antimicrob Agents Chemother 36: 2577–2583
42. Craven DE, Connolly MG, Lichtenberg DA, Primeau PJ, McCabe WR (1982) Contamination of mechanical ventilators with tubing changes every 24 or 48 hours. N Engl J Med 306: 1505–1509
43. Craven DE, Goularte TA, Make BJ (1984) Contaminated condensate in mechanical ventilator circuits. A risk factor for pneumonia? Am Rev Respir Dis 129: 625–628
44. Cruciani M, Gatti G, Lazzarini L, Furlan G, Broccali G, Malena M, Franchini C, Concia E (1996) Penetration of vancomycin into human lung tissue. J Antimicrob Chemother 38: 865–869

45. Cunha BA (1999) Fever in the intensive care unit. Intensive Care Med 25: 648–651

46. Dennesen PJW, Ven AJAM van der, Kessels AGH, Ramsay G, Bonten MJ (2001) Resolution of infectious parameters after antimicrobial therapy in patients with ventilator-associated pneumonia. Am J Respir Crit Care Med 163: 1371–1375

47. Dietzel W (1978) Probleme der Sterilität in der Inhalations- und Beatmungs-Inhala-tionstherapie. Hyg Med 3: 114–118

48. Dismukes WE (2000) Introduction to antifungal drugs. Clin Infect Dis 30: 653–657

49. Djedaini K, Cohen Y, Mier L, Brun P, Gros I, Coste F, Dreyfuss D (1993) Prospective evaluation of the incidence of bacteremia after protected specimen brushing in ICU patients with and without pneumonia. Chest 103: 383–385

50. Doré P, Robert R, Grollier G, Rouffineau J, Lanquetot H, Charriere JM, Fauchère JL (1996) Incidence of anaerobes in ventilator-associated pneumonia with use of a protected specimen brush. Am J Respir Crit Care Med 153: 1292–1298

51. Dreyfuss D, Djedani K, Weber P, Brun P, Lanore JJ, Rahmani J, Boussougant Y, Coste F (1991) Prospective study of nosocomial pneumonia and of patient and circuit colonization during mechanical ventilation with circuit changes every 48 hours versus no change. Am Rev Respir Dis 143: 738–743

52. Dupont H, Mentec H, Sollet JP, Bleichner G (2001) Impact of appropriateness of initial antibiotic therapy on the outcome of ventilator-associated pneumonia. Intensive Care Med 27: 355–362

53. Dziekan G, Hahn A, Thüne K, Schwarzer G, Schäfer K, Daschner FD, Grundmann H (2000) Methicillin-resistant *Staphylococcus aureus* in a teaching hospital: investigation of nosocomial transmission using a matched case-control study. J Hosp Infect 46: 263–270

54. Eagle H, Musselman AD (1949) The slow recovery of bacteria from the toxic effects of penicillin. J Bacteriol 58: 475–490

55. Eagle H, Fleischman R, Musselman AD (1950) The bactericidal action of penicillin in vivo: the participation of the host, and the slow recovery of the surviving organisms. Ann Intern Med 33: 544–571

56. Eagle H, Fleischman R, Musselman AD (1950) Effect of schedule of administration on the therapeutic efficacy of penicillin: importance of the aggregate time penicillin remains at effectively bactericidal levels. Am J Med 9: 280–299

57. Eagle H, Fleischman R, Musselman AD (1950) The effective concentrations of penicillins in vitro and in vivo for streptococci, pneumococci, and treponema pallidum. J Bacteriol 59: 625–643

58. Edelstein PH (1998) Antimicrobial chemotherapy for legionnaires disease: time for a change. Ann Intern Med 129: 328–330

59. Edmond MB, Ober JF, Weinbaum DL, Pfaller MA, Hwang T, Sanford MD, Wenzel RP (1995) Vancomycin-resistant *Enterococcus faecium* bacteremia: risk factors for infection. Clin Infect Dis 20: 1126–1133

60. El-Ebiary M, Torres A, Fàbregas N, Puig de la Bellacasa J, Gonzalez J, Ramirez J, Bano D del, Hernández C, Jiménez de Anta MT (1997) Significance of the isolation of *Candida* species from respiratory samples in critically ill, non-neutropenic patients. Am J Respir Crit Care Med 156: 583–590

61. Eriksson U, Seifert B, Schaffner A (2001) Comparison of effects of amphotericin B deoxycholate infused over 4 or 24 hours: randomised controlled trial. BMJ 322: 1–6

62. Fagon JY, Chastre J, Hance AJ, Montravers P, Novara A, Gibert C (1993) Nosocomial pneumonia in ventilated patients: a cohort study evaluating attributable mortality and hospital stay. Am J Med 94: 281–288

63. Fagon JY, Chastre J, Vuagnat A, Trouillet JL, Novara A, Gibert C (1996) Nosocomial pneumonia and mortality among patients in intensive care units. JAMA 275: 866–869

64. Fagon JY, Chastre J, Wolff M, Gervais C, Parer-Aubas S, Stéphan F, Similowski T, Mercat A, Diehl JL, Sollet JP, Tenaillon A (2000) Invasive and noninvasive strategies for management of suspected ventilator-associated pneumonia. Ann Intern Med 132: 621–630

65. Fagon JY, Patrick H, Haas DW, Torres C, Gibert C, Cheadle WG, Falcone RE, Anholm JD, Paganini F, Fabian TC, Lilienthal F, Group TNP (2000) Treatment of gram-positive nosocomial pneumonia. Prospective randomized comparison of quinupristin-dalfopristin versus vancomycin. Am J Respir Crit Care Med 161: 753–762

66. Fink JB, Krause SA, Barrett L, Schaaff D, Alex CG (1998) Extending ventilator circuit change interval beyond 2 days reduces the likelihood of ventilator-associated pneumonia. Chest 113: 405–411

67. Fink MP, Snydman DR, Niederman MS, Leeper KV, Johnson RH, Heard SO, Wunderink RG, Caldwell JW, Schentag JJ, Siami GA, Zameck RL, Haverstock DC, Reinhard HH, Echols RM, Group TSPS (1994) Treatment of severe pneumonia in hospitalized patients: results of a multicenter, randomized, double-blind trial comparing intravenous ciprofloxacin with imipenem-cilastatin. Antimicrob Agents Chemother 38: 547–557

68. Forceville X, Fiacre A, Faibis F, Lahilaire P, Demachy MC, Combes A (2002) Reproducibility of protected specimen brush and bronchoalveolar lavage conserved at 4°C for 48 hours. Intensive Care Med 28: 857–863

69. Forster DH, Daschner FD (1998) *Acinetobacter* species as nosocomial pathogens. Eur J Clin Microbiol Infect Dis 17: 73–77

70. Freeman CD, Nicolau DP, Belliveau PP, Nightingale CH (1997) Once-daily dosing of aminoglycosides: review and recommendations for clinical practice. J Antimicrob Chemother 39: 677–686

71. Gacouin A, Le Tulzo Y, Lavoue S, Camus C, Hoff J, Bassen R, Arvieux C, Heurtin C, Thomas R (2002) Severe pneumonia due to *Legionella pneumophila*: prognostic factors, impact of delayed appropriate antimicrobial therapy. Intensive Care Med 28: 686–691

72. Garner JS, Jarvis WR, Emori TG, Horan TC, Hughes JM (1988) CDC definitions for nosocomial infections, 1988. Am J Infect Control 16: 128–140

73. Geisel R, Schmitz F-J, Thomas L, Berns G, Zetsche O, Ulrich B, Fluit AC, Labischinsky H, Witte W (1999) Emergence of heterogeneous intermediate vancomycin resistance in *Staphylococcus aureus* isolates in the Düsseldorf area. J Antimicrob Chemother 43: 846–48

74. Gilbert DN. (1999) Aminoglycosides. In: Root RK, Waldvogel F, Corey F, Stamm WE (eds) Clinical infectious diseases. A practical approach. Oxford University Press, New York, pp 273–284

75. Goldstein FW (2002) Cephalosporinase induction and cephalosporin resistance: a longstanding misinterpretation. Clin Microbiol Infect 8: 823–825

76. González C, Rubio M, Romero-Vivas J, González G, Picazo JJ (1999) Bacteremic pneumonia due to *Staphylococcus aureus*: a comparison of disease caused by methicillin-resistant and methicillin-susceptible organisms. Clin Infect Dis 29: 1171–1177

77. Guerra LF, Baughman RP (1990) Use of bronchoalveolar lavage to diagnose bacterial pneumonia in mechanically ventilated patients. Crit Care Med 18: 169–173

78. Hall CB (2001) Respiratory syncytial virus and parainfluenza virus. N Engl J Med 344: 1917–1928

79. Hayon J, Figlioline C, Combes A, Trouillet JL, Kassis N, Dombret MC, Gibert C, Chastre J (2002) Role of serial routine microbiologic culture results in the initial management of ventilator-associated pneumonia. Am J Respir Crit Care Med 165: 41–46

80. Heininger A, Vogel U, Aepinus C, Hamprecht K (2000) Disseminated fatal human cytomegalovirus disease after severe trauma. Crit Care Med 28: 563–566

81. Heininger A, Jahn G, Engel C, Notheisen T, Unertl K, Hamprecht K (2001) Human cytomegalovirus infections in nonimmunosuppressed critically ill patients. Crit Care Med 29: 541–547

82. Heininger A, Krueger WA, Döring G, Unertl K (2002) Ventilator-associated pneumonia. Curr Opin Anaesthesiol 15: 153–159

83. Herbrecht R, Denning DW, Patterson TF, Bennett JE, Greene RE, Oestmann JW, Kern WV, Marr KA, Ribaud P, Lortholary O, Sylvester R, Rubin RH, Wingard JR, Stark P, Durand C, Caillot D, Thiel E, Chandrasekar PH, Hodges MR, Schlamm HT, Troke PF, Pauw B de (2002) Voriconazole versus amphotericin B for primary therapy of invasive aspergillosis. N Engl J Med 347: 408–415

84. Herwaldt LA, Pottinger J, Coffin SA (1995) Nosocomial infections associated with anesthesia. In: Mayhall CB (ed) Hospital epidemiology and infection control. Williams & Wilkins, Baltimore, pp 655–675

85. Hess D, Burns E, Romagnoli D, Kacmarek RM (1995) Weekly ventilator circuit changes. A strategy to reduce costs without affecting pneumonia rates. Anesthesiology 82: 903–911

86. Heyland D, Cook DJ, Marshall J, Heule M, Guslits B, Lang J, Jaeschke R (1999) The clinical utility of invasive diagnostic techniques in the setting of ventilator-associated pneumonia. Chest 115: 1076–1084

87. Hilf M, Yu VL, Sharp J, Zuravleff JJ, Korvick JA, Muder RR (1989) Antibiotic therapy for *Pseudomonas aeruginosa* bacteremia: outcome correlations in a prospective study of 200 patients. Am J Med 87: 540–546

88. Hiramatsu K, Hanaki H, Ino T, Yabuta K, Oguri T, Tenover FC (1997) Methicillin-resistant *Staphylococcus aureus* clinical strain with reduced vancomycin susceptibility. J Antimicrob Chemother 40: 135–136

89. Hubmayr RD (2002) Statement of the 4th International Consensus Conference in Critical Care on ICU-acquired pneumonia – Chicago, Illinois, May 2002. Intensive Care Med 28: 1521–1536

90. Ibrahim EH, Ward S, Sherman G, Kollef MH (2000) A comparative analysis of patients with early-onset vs late-onset nosocomial pneumonia in the ICU setting. Chest 117: 1434–1442

91. Johanson WG, Pierce AK, Sanford JP (1969) Changing pharyngeal bacterial flora of hospitalized patients. Emergence of gram-negative bacilli. N Engl J Med 281: 1137–1140

92. Johanson WG, Pierce AK, Sanford JP, Thomas GD (1972) Nosocomial respiratory infections with Gram-negative bacilli. The significance of colonization of the respiratory tract. Ann Intern Med 77: 701–706

93. Joshi N, Localio AR, Hamory BH (1992) A predictive risk index for nosocomial pneumonia in the Intensive Care Unit. N Engl J Med 93: 135–142

94. Joshi M, Bernstein J, Solomkin J, Wester BA, Kuye O, Group TPtNPS (1999) Piperacillin/tazobactam plus tobramycin versus ceftazidime plus tobramycin for the treatment of patients with nosocomial lower respiratory tract infection. J Antimicrob Chemother 43: 389–397

95. Jourdain B, Novara A, Joly-Guillou ML, Dombret MC, Calvat S, Trouillet JL, Gibert C, Chastre J (1995) Role of quantitative cultures of endotracheal aspirates in the diagnosis of nosocomial pneumonia. Am J Respir Crit Care Med 152: 241–246

96. Kampf G, Wischnewski N, Schulgen G, Schumacher M, Daschner F (1998) Prevalence and risk factors for nosocomial lower respiratory tract infections in German hospitals. J Clin Epidemiol 51: 495–502

97. Kashuba AD, Nafziger AN, Drusano GL, Bertino JS (1999) Optimizing aminoglycoside therapy for nosocomial pneumonia caused by Gram-negative bacteria. Antimicrob Agents Chemother 43: 623–629

98. Keating GM, Jarvis B (2001) Caspofungin. Drugs 68: 1121–1129

99. Kelly CA, Kotre CJ, Ward C, Hendrick DJ, Walters EH (1987) Anatomical distribution of bronchoalveolar lavage fluid as assessed by digital subtraction radiography. Thorax 42: 624–628

100. Kelly CP, Pothoulakis C, LaMont JT (1994) *Clostridium difficile* colitis. N Engl J Med 330: 257–262

101. Kerver AJH, Rommes JH, Mevissen-Verhage EAE et al. (1987) Colonization and infection in surgical intensive care patients – a prospective study. Intensive Care Med 13: 347–351

102. Klainer AS, Oud L, Randazzo J, Freiheiter J, Bisaccia E, Gerhard H (1994) Herpes simplex virus involvement of the lower respiratory tract following surgery. Chest [Suppl] 106: 8S–14S

103. Kollef MH, Ward S (1998) The influence of mini-BAL cultures on patient outcomes. Chest 113: 412–420

104. Kollef MH, Shapiro SD, Fraser VJ, Silver P, Murphy DM, Trovillion E, Hearns ML, Richards RD, Cracchilo L, Hossin L (1995) Mechanical ventilation with or without 7-day circuit changes. Ann Intern Med 123: 168–174

105. Kollef MH, Sherman G, Ward S, Fraser VJ (1999) Inadequate antimicrobial treatment of infections. Chest 115: 462–474

106. Konrad F, Mezödy M, Goertz A, Marx T, Georgieff M (1996) Einfluss eines Wärme- und Feuchtigkeitsaustauschers (HME) auf den bronchialen Schleimtransport im Rückatemnarkosesystem. Anaesthesist 45: 802–806

107. Kresken M, Hafner D (2000) Resistenzsituation bei klinisch wichtigen Infektionserregern gegenüber Chemotherapeutika in Mitteleuropa. Chemother J 9: 51–86

108. Krueger WA, Unertl K (1997) Verhalten bei Methicillin-resistentem *Staphylococcus aureus* (MRSA). In: Deutsche Akademie für Anästhesiologische Fortbildung (Hrsg) Refresher Course – aktuelles Wissen für den Anästhesisten, Bd 23. Springer, Berlin Heidelberg New York, pp 121–127

109. Krueger WA, Unertl KE (2000) Die geschichtliche Entwicklung der Intensivmedizin in Deutschland. Zeitgenössische Betrachtungen. Anaesthesist 49: 743–751

110. Krueger WA, Unertl KE (2000) Epidemiologie grampositiver Infektionen auf Intensivstationen – Ergebnisse der EPIC-Studie. Chemother J [Suppl 19] 9: 2–4

111. Krueger WA, Unertl KE (2002) Neue Therapieoption für Intensivpatienten mit Infektionen durch Gram-positive Bakterien – Überblick über Linezolid. Anasthesiol Intensivther Notfallmed Schmerzther 37: 199–204

112. Krueger WA, Unertl KE (2002) Selective decontamination of the digestive tract: current status. Curr Opin Crit Care 8: 139–144

113. Krueger WA, Ruckdeschel G, Unertl K (1997) Influence of intravenously administered ciprofloxacin on aerobic intestinal microflora and fecal drug levels when administered simultaneously with sucralfate. Antimicrob Agents Chemother 41: 1725–1730

114. Krueger WA, Ruckdeschel G, Unertl K (1999) Elimination of fecal *Enterobacteriaceae* by intravenous ciprofloxacin is not inhibited by concomitant sucralfate – a microbiological and pharmacokinetic study in patients. Infection 27: 335–340

115. Krueger WA, Lenhart FP, Neeser G, Ruckdeschel G, Schreckhase H, Eissner HJ, Forst H, Eckart J, Peter K, Unertl KE (2002) Influence of combined intravenous and topical antibiotic prophylaxis on the incidence of infections, organ dysfunctions, and mortality in critically ill surgical patients. A prospective, stratified, randomized, double-blind, placebo-controlled clinical trial. Am J Respir Crit Care Med 166: 1029–1037

116. Le Frock JL, Ellis CA, Weinstein L (1979) The relation between aerobic faecal and oropharyngeal microflora in hospitalized patients. Am J Med Sci 277: 275–280

117. Lemmen SW, Engels I, Daschner FD (1997) Serum bactericidal activity of ceftazidime administered as continuous infusion of 3 g over 24 h versus intermittent bolus infusion of 2 g against *Pseudomonas aeruginosa* in healthy volunteers. J Antimicrob Chemother 39: 841–842

118. Lepper MH, Dowling HF (1951) Treatment of pneumococcic meningitis with penicillin compared with penicillin and aureomycin. Arch Intern Med 88: 489–494

119. Lepper PM, Wiedeck H, Geldner G, Essig A, Trautmann M (2001) Value of *Candida* antigen and antibody assays for the diagnosis of invasive candidosis in surgical intensive care patients. Intensive Care Med 27: 916–920

120. Levin AS (2001) Multiresistant *Acinetobacter* infections: a role for sulbactam combination in overcoming an emerging worldwide problem. Clin Microbiol Infect 8: 144–153

121. Ljungman P (1995) Cytomegalovirus pneumonia: presentation, diagnosis, and treatment. Semin Respir Infect 10: 209–215

122. Llewelyn M, Cohen J (2001) Diagnosis of infection in sepsis. Intensive Care Med [Suppl 1] 27: S10–S32

123. Luna CM, Vujacich P, Niederman MS, Vay C, Gherardi C, Matera J, Jolly EC (1997) Impact of BAL data on the therapy and outcome of ventilator-associated pneumonia. Chest 111: 676–685

124. Luna CM, Videla A, Mattera J, Vay C, Famiglietti A, Vujacich P, Niederman MS (1999) Blood cultures have limited value in predicting severity of illness and as a diagnostic tool in ventilator-associated pneumonia. Chest 116: 1075–1084

125. Lynch JP (2001) Hospital-acquired pneumonia. Risk factors, microbiology, and treatment. Chest 119: 373S–384S

126. Mackowiak PA, Martin RM, Jones SR, Smith JW (1978) Pharyngeal colonization by Gram-negative bacilli in aspiration-prone persons. Arch Intern Med 138: 1224–1227

127. Marik PE (2001) Aspiration pneumonitis and aspiration pneumonia. N Engl J Med 344: 665–671

128. Marik PE, Careau P (1999) The role of anaerobes in patients with ventilator-associated pneumonia and aspiration pneumonia. Chest 115: 178–183

129. Mayhall CG (1993) Surgical infections including burns. In: Wenzel RP (ed) Prevention and control of nosocomial infections, 2nd edn. Williams & Wilkins, Baltimore, pp 614–664

130. Mayhall CG (1997) Nosocomial pneumonia. Diagnosis and prevention. Infect Dis Clin North Am 11: 427–457

131. McGowan Jr JE (2001) Increasing threat of Gram-positive bacterial infections in the intensive care unit setting. Crit Care Med [Suppl] 29: N69–N74

132. Meduri GU, Chastre J (1992) The standardization of bronchoscopic techniques for ventilator-associated pneumonia. Chest 102: 557S–564S

133. Meduri GU, Mauldin GL, Wunderink RG, Leeper KV, Jones CB, Tolley E, Mayhall G (1994) Causes of fever and pulmonary densities in patients with clinical manifestations of ventilator-associated pneumonia. Chest 106: 221–235

134. Milatovic D, Braveny I (1987) Development of resistance during antibiotic therapy. Eur J Clin Microbiol Infect Dis 6: 234–244

135. Moellering RC (1994) Editorial: monitoring serum vancomycin levels: climbing the mountain because it is there? Clin Infect Dis 18: 544–546

136. Montravers P, Fagon JY, Chastre J, Lesco M, Dombret MC, Trouillet JL, Gibert C (1993) Follow-up protected specimen brushes to assess treatment in nosocomial pneumonia. Am Rev Respir Dis 147: 38–44

137. Moore RD, Smith CR, Lietman PS (1984) Association of aminoglycoside plasma levels with therapeutic outcome in Gram-negative pneumonia. Am J Med 77: 657–662

138. Mulligan ME, Murray-Leisure KA, Ribner BS, Standiford HC, John JF, Korvick JA, Kauffman CA, Yu VL (1993) Methicillin-resistant *Staphylococcus aureus*: a consensus review of the microbiology, pathogenesis, and epidemiology with implications for prevention and management. Am J Med 94: 313–328

139. Munckhof WJ, Olden D, Turnidge JD (1997) The postantibiotic effect of imipenem: relationship with drug concentration, duration of exposure, and MIC. Antimicrob Agents Chemother 41: 1735–1737

140. Niederman MS, Torres A, Summer W (1994) Invasive diagnostic testing is not needed routinely to manage suspected ventilator-associated pneumonia. Am J Respir Crit Care Med 150: 565–569

141. Niederman MS, Mandell LA, Anzueto A, Bass JB, Broughton WA, Campbell GD, Dean N, File T, Fine MJ, Gross PM, Martinez F, Marrie TJ, Plouffe JF, Ramirez J, Sarosi GA, Torres A, Wilson S, Yu VL (2001) Guidelines for the management of adults with community-acquired pneumonia. Diagnosis, assessment of severity, antimicrobial therapy, and prevention. Am J Respir Crit Care Med 163: 1730–1754

142. O'Grady NP, Barie PS, Bartlett JG, Bleck T, Garvey G, Jacobi J, Linden P, Maki DG, Nam M, Pasculle W, Pasquale MD, Tribett DL, Masur H (1998) Practice guidelines for evaluating new fever in critically ill adult patients. Clin Infect Dis 26: 1042–1059

143. Papazian L, Thomas P, Garbe L, Guignon I, Thirion X, Charrel J, Bollet C, Fuentes P, Gouin F (1995) Bronchoscopic or blind sampling techniques for the diagnosis of ventilator-associated pneumonia. Am J Respir Crit Care Med 152: 1982–1991

144. Papazian L, Fraisse A, Garbe L, Zandotti C, Thomas P, Saux P, Perrin G, Gouin F (1996) Cytomegalovirus. An unexpected cause of ventilator-associated pneumonia. Anesthesiology 84: 280–287

145. Paterson DL (2000) Recommendations for treatment of severe infections caused by *Enterobacteriaceae* producing extended-spectrum betalactamases (ESBLs). Clin Microbiol Infect 6: 460–463

146. Penn RG, Sanders WE, Sanders CC (1981) Colonization of the oropharynx with Gram-negative bacilli: a major antecedent to nosocomial pneumonia. Am J Infect Control 9: 25–34

147. Pestotnik SL, Classen DC, Evans RS, Stevens LE, Burke JP (1993) Prospective surveillance of imipenem/cilastatin use and associated seizures using a hospital information system. Ann Pharmacother 27: 497–501

148. Petri MG, König J, Moecke HP, Gramm HJ, Barkow H, Kujath P, Dennhart R, Schäfer H, Meyer N, Kalmar P, Thülig P, Müller J, Lode H (1997) Epidemiology of invasive mycosis in ICU patients: a prospective multicenter study in 435 non-neutropenic patients. Intensive Care Med 23: 317–25

149. Pierce AK, Sanford JP, Thomas GD, Leonard JS (1970) Long-term evaluation of decontamination of inhalation-therapy equipment and the occurrence of necrotizing pneumonia. N Engl J Med 282: 528–531

150. Ploy MC, Grélaud C, Martin C, Lumley L de, Denis F (1998) First clinical isolate of vancomycin-intermediate *Staphylococcus aureus* in a French hospital. Lancet 351: 1212

151. Ramphal R, Small PM, Shands JW, Fischlschweiger W, Small PA (1980) Adherence of *Pseudomonas aeruginosa* to tracheal cells injured by influenza infection or by endotracheal intubation. Infect Immun 27: 614–619

152. Rebuck JA, Rasmussen JR, Olsen KM (2001) Clinical aspiration-related practice patterns in the intensive care unit: a physician survey. Crit Care Med 29: 2239–2244

153. Rello J, Quintana E, Ausina V, Puzo C, Net A, Prats G (1990) Risk factors for *Staphylococcus aureus* nosocomial pneumonia in critically ill patients. Am Rev Respir Dis 142: 1320–1324

154. Rello J, Gallego M, Mariscal D, Sonora R, Valles J (1997) The value of routine microbial investigation in ventilator-associated pneumonia. Am J Respir Crit Care Med 156: 196–200

155. Rello J, Rué M, Jubert P, Muses G, Sonora R, Vallés J, Niederman MS (1997) Survival in patients with nosocomial pneumonia: impact of the severity of illness and the etiologic agent. Crit Care Med 25: 1862–1867

156. Rello J, Esandi ME, Díaz E, Mariscal D, Gallego M, Valles J (1998) The role of *Candida* sp. isolated from bronchoscopic samples in nonneutropenic patients. Chest 114: 146–149

157. Rello J, Mariscal D, March F, Jubert P, Sanchez F, Valles J, Coll P (1998) Recurrent *Pseudomonas aeruginosa* pneumonia in ventilated patients. Relapse or reinfection? Am J Respir Crit Care Med 157: 912–916

158. Rello J, Sa-Borges M, Correa H, Leal SR, Baraibar J (1999) Variations in etiology of ventilator-associated pneumonia across four treatment sites. Am J Respir Crit Care Med 160: 608–613

159. Rello J, Paiva JA, Baraibar J, Barcenilla F, Bodi M, Castander D, Correa H, Diaz E, Garnacho J, Llorio M, Rios M, Rodriguez A, Solé-Violán J (2001) International conference for the development of consensus on the diagnosis and treatment of ventilator-associated pneumonia. Chest 120: 955–970

160. Rex JH, Walsh TJ, Sobel JD, Filler SG, Pappas PG, Dismukes WE, Edwards JE (2000) Practice guidelines for the treatment of candidiasis. Clin Infect Dis 30: 662–678

161. Robert R, Grollier G, Doré P, Hira M, Ferrand E, Fauchère JL (1999) Nosocomial pneumonia with isolation of anaerobic bacteria in ICU patients: therapeutic considerations and outcome. J Crit Care 14: 114–119

162. Rodrìguez de Castro R, Solé Violán J, Aranda León A, López JB, Julià-Serdà G, Cabrera Navarro P, Bolanos Guerra J (1996) Do quantitative cultures of protected brush specimens modify the initial empirical therapy in ventilated patients with suspected pneumonia? Eur Respir J 9: 37–41

163. Rohwedder RW, Bergan T, Thorsteinsson SB, Scholl H (1990) Transintestinal elimination of ciprofloxacin. Diagn Microbiol Infect Dis 13: 127–133

164. Rubinstein E, Cammarata SK, Oliphant TH, Wunderink RG, Group TLNPS (2001) Linezolid (PNU-100766) versus vancomycin in the treatment of hospitalized patients with nosocomial pneumonia: a randomized, double-blind, multicenter study. Clin Infect Dis 32: 402–412

165. Ruiz M, Torres A, Ewig S, Angeles Marcos M, Alcón A, Lledó R, Angel Asenjo M, Maldonaldo A (2000) Noninvasive versus invasive microbial investigation in ventilator-associated pneumonia. Am J Respir Crit Care Med 162: 119–125

166. Sanderson PJ (1983) Colonisation of the trachea in ventilated patients: what is the bacterial pathway? J Hosp Infect 4: 15–18

167. Siemann M, Koch-Dörfler M, Rabenhorst G (2000) *Clostridium difficile*-associated diseases. The clinical courses of 18 fatal cases. Intensive Care Med 26: 416–421

168. Singh N, Rogers P, Atwood CW, Wagener MM, Yu VL (2000) Short-course empiric antibiotic therapy for patients with pulmonary infiltrates in the intensive care unit. Am J Respir Crit Care Med 162: 505–511

169. Solé Violán J, Arroyo Fernández J, Bordes Benítez A, Cardenosa Cendrero JA, Rodríguez de Castro F (2000) Impact of quantitative invasive diagnostic techniques in the management and outcome of mechinically ventilated patients with suspected pneumonia. Crit Care Med 28: 2737–2741

170. Spray SB, Zuidema GD, Cameron JL (1976) Aspiration pneumonia. Incidence of aspiration with endotracheal tubes. Am J Surg 131: 701–703

171. Torres A, Puig de la Bellacasa J, Xaubet A, Gonzalez J, Rodriguez-Roisin R, Jiménez de Anta MT, Agusti Vidal A (1989) Diagnostic value of quantitative cultures of bronchoalveolar lavage and telescoping plugged catheters in mechanically ventilated patients with bacterial pneumonia. Am Rev Respir Dis 140: 306–310

172. Torres A, El-Ebiary M, Padró L, Gonzalez J, Puig de la Bellacasa J, Ramirez J, Xaubet A, Ferrer M, Rodriguez-Roisin R (1994) Validation of different techniques for the diagnosis of ventilator-associated pneumonia. Am J Respir Crit Care Med 149: 324–331

173. Trouillet JL, Chastre J, Vuagnat A, Joly-Guillou ML, Combaux D, Dombret MC, Gibert C (1998) Ventilator-associated pneumonia caused by potentially drug-resistant bacteria. Am J Respir Crit Care Med 157: 531–539

174. Valenti WM, Trudell RG, Bentley DW (1978) Factors predisposing to oropharyngeal colonization with Gram-negative bacilli in the aged. N Engl J Med 298: 1108–1111

175. Van der Waaij D (1982) Colonization resistance of the digestive tract: clinical consequences and implications. J Antimicrob Chemother 10: 263–270

176. Van Saene JJM, Van Saene HKF, Geitz JN, Lerk CF (1988) Effects of ciprofloxacin on the intestinal flora. Rev Infect Dis [Suppl 1] 10: 198

177. Veber B, Souweine B, Gachot B, Chevret S, Bedos JP, Decre D, Dombret MC, Dureuil B, Wolff M (2000) Comparison of direct examination of three types of bronchoscopy specimens to diagnose nosocomial pneumonia. Crit Care Med 28: 962–968

178. Vincent JL (2000) Microbial resistance: lessons from the EPIC study. Intensive Care Med [Suppl 1] 26: S3–S8

179. Vincent JL, Bihari DJ, Suter PM, Bruining HA, White J, Nicolas-Chanoin MH, Wolff M, Spencer RC, Hemmer M (1995) The prevalence of nosocomial infection in intensive care units in Europe. JAMA 274: 639–644

180. Vincent JL, Anaissie E, Bruining H, Demajo W, el-Ebiary M, Haber J, Hiramatsu Y, Nitenberg G, Nystrom PO, Pittet D, Rogers T, Sandven P, Sganga G, Schaller MD, Solomkin J (1998) Epidemiology, diagnosis and treatment of systemic *Candida* infection in surgical patients under intensive care. Intensive Care Med 24: 206–216

181. Vogel F, Naber KG, Wacha H, Shah P, Sörgel F, Kayser FH, Maschmeyer G, Lode H (1999) Parenterale Antibiotika bei Erwachsenen. Chemother J 8: 3–49

182. Vogelman B, Gudmundsson S, Leggett J, Turnidge J, Ebert S, Craig WA (1988) Correlation of antimicrobial pharmacokinetic parameters with therapeutic efficacy in an animal model. J Infect Dis 158: 831–847

183. Waterer GW, Somes GW, Wunderink RG (2001) Monotherapy may be suboptimal for severe bacteremic pneumococcal pneumonia. Arch Intern Med 161: 1837–1842

184. Weinstein RA (1986) Endemic emergence of resistance of cephalosporin-resistant *Enterobacter*: Relation to prior therapy. Infect Control [Suppl] 7: 120–123

185. Welte T (2002) Neues in Diagnostik und Therapie nosokomialer Pneumonien. Chemother J [Suppl 21] 11: 18–22

186. Wunderink RG, Woldenberg LS, Zeiss J, Day CM, Ciemins J, Lacher DA (1992) The radiologic diagnosis of autopsy-proven ventilator-associated pneumonia. Chest 101: 458–463

187. Wunderink RG, Cammarata SK, Croos-Dabrera RV, Kollef MH (2002) Linezolid vs vancomycin: predictors of outcome in Methicillin-resistant *Staphylococcus aureus* nosocomial pneumonia. Abstracts of the IDSA 40th Annual Meeting Chicago, October 24–27, 2002, 76 (Abstract 179)

188. Yang E, Rubin BK (1995) „Childhood" viruses as a cause of pneumonia in adults. Semin Respir Infect 10: 232–243

189. Young PJ, Ridley SA, Downward G (1998) Evaluation of a new design of tracheal tube cuff to prevent leakage of fluid to the lungs. Br J Anaesth 80: 795–799

aus: Der Anaesthesist 4/03, S. 363–374
DOI 10.1007/s00101-003-0514-y

R. Kaiser[1] · G. Ininger[2] · E. Stößlein[2]
[1]Landesärztekammer Hessen, Frankfurt
[2]Bundesinstitut für Arzneimittel und Medizinprodukte, Bonn

Was sollte der Anästhesist über das aktuelle Medizinprodukterecht wissen?

▶ **Medizinproduktegesetz (MPG)**

▶ **Grundkonzeption**

▶ **Grundlegende Anforderungen**

▶ **Harmonisierte Normen**

▶ **Übereinstimmung der Produkteigenschaften mit den grundlegenden Anforderungen**
▶ **Konformitätsbewertung**

Medizinprodukte werden nicht durch eine Behörde zugelassen

Bedeutung und Systematik des Medizinprodukterechts

Das ▶Medizinproduktegesetz (MPG) [4] vom 2.8.1994 (letzte Änderung vom 7.8. 2002) und die auf seiner Grundlage zwischenzeitlich erlassenen Rechtsverordnungen[1] setzen geltende europäische Richtlinien in deutsches Recht um. Teilweise wurden dadurch bestimmte Produkte und Anwendungsbereiche erstmalig detailliert gesetzlich geregelt oder rechtlich neu eingeordnet (z. B. aus dem Arzneimittel- in das Medizinproduktetrecht überführt)[2]. Mit dem Zweiten Gesetz zur Änderung des MPG vom 13.12.2001 [4] wurde die Medizingeräteverordnung (MedGV) außer Kraft gesetzt.

Die heutigen Regelungen für Medizinprodukte gehen von folgender ▶Grundkonzeption aus:

▶ Es werden ▶„grundlegende Anforderungen" definiert, die von einem Medizinprodukt erfüllt werden müssen, wenn es im Rechtsgebiet der EG in Verkehr gebracht werden soll.
▶ Diese Anforderungen werden durch technische ▶„harmonisierte Normen" oder „gemeinsame technische Spezifikationen" bestimmt, die von europäischen Normungsgremien (z. B. CEN) erarbeitet werden.
▶ Den Herstellern steht es grundsätzlich frei, ob sie diesen Normen folgen. Deren Anwendung führt aber zur Vermutung der ▶Übereinstimmung der Produkteigenschaften mit den grundlegenden Anforderungen.
▶ Medizinprodukte werden nicht, wie Arzneimittel, durch eine Behörde zugelassen. Der Hersteller hat für jedes Produkt eine ▶Konformitätsbewertung durchzuführen[3]. In Abhängigkeit von der einem Produkt zuzuordnenden Klasse ist diese Be-

---

[1] Als wichtigste sind zu nennen die Medizinprodukte-Verordnung (MPV), die Medizinprodukte-Betreiberverordnung (MPBetreibV) und die Medizinprodukte-Sicherheitsplanverordnung (MPV)

[2] vgl. dazu auch Hoxhaj [7]

[3] siehe §§ 6 und 7 MPG und die Medizinprodukteverordnung (MPV) [13]

Sofern nicht anders angegeben, Stand der Gesetzgebung zum 30.9.2002.

Der Beitrag stellt eine überarbeitete, aktualisierte Fassung einer Veröffentlichung im Hess. Äbl. 10/2001 dar.

Dr. R. H. Kaiser
Landesärztekammer Hessen, Im Vogelsgesang 3, 60488 Frankfurt, E-Mail: roland.kaiser@laekh.de

wertung von einer benannten Stelle zu zertifizieren, bevor die ▶CE-Kennzeichnung[4] (Conformité Europénne) des Medizinproduktes erfolgen darf.

Einige in Deutschland bewährte Regelungen, z. B. aus dem Arzneimittelgesetz [3], die
Regelungen zur klinischen Prüfung und zum Sicherheitsbeauftragten, wurden in ähnlicher Form in das Medizinprodukterecht übernommen.

Im ärztlichen Bereich ist das neue Medizinprodukterecht (z. B. im Vergleich
zum Arzneimittelrecht) bisher noch nicht ausreichend abgebildet. In § 6 der hessischen ▶Berufsordnung [1] findet sich beispielsweise lediglich eine Mitteilungspflicht des Versagens von Labordiagnostika[5] (diese stellen aber nur eine geringe
Teilmenge aller Medizinprodukte dar) an die Arzneimittelkommission der deutschen
Ärzteschaft. Eine der Arzneimittelkommission vergleichbare Einrichtung der Ärzteschaft speziell für Medizinprodukte gibt es bislang nicht, allerdings nimmt die Arzneimittel-Kommission auch Meldungen zu Medizinprodukten entgegen. Die *Verfahren zur Erfassung, Bewertung und Abwehr von Risiken von Medizinprodukten, die im
Verkehr oder in Betrieb* sind, werden seit Juni 2002 in der Verordnung über die Erfassung, Bewertung und Abwehr von Risiken bei Medizinprodukten (▶**Medizinprodukte-Sicherheitsplanverordnung–MPSV**) geregelt. [12].

Die nachfolgenden Ausführungen beschränken sich im wesentlichen auf die Inhalte des MPG, der MPBetreibV und der MPSV. Auf zahlreiche andere, für bestimmte Medizinprodukte relevante Bestimmungen (z. B. Unfallverhütungsvorschriften,
Gerätesicherheitsrecht, Atomrecht und Strahlenschutz) kann hier nicht eingegangen
werden.

Definition, Zweckbestimmung und Klassifizierung der Medizinprodukte

Gemäß MPG § 3 „Begriffsbestimmungen" sind Medizinprodukte „…Instrumente, Apparate, Vorrichtungen, Stoffe und Zubereitungen aus Stoffen oder andere Gegenstände…", die zur Anwendung für Menschen bestimmt sind, mit (mindestens) einer der
folgenden ▶Zweckbestimmungen:

a) der Erkennung, Verhütung, Überwachung, Behandlung oder Linderung
von Krankheiten,
b) der Erkennung, Überwachung, Behandlung, Linderung oder Kompensierung
von Verletzungen oder Behinderungen,
c) der Untersuchung, der Ersetzung oder der Veränderung des anatomischen
Aufbaus oder eines physiologischen Vorgangs oder
d) der Empfängnisregelung.

Die ▶Abgrenzung zu Arzneimitteln wird durch die Wirkungsweise betreffende Ausschlusskriterien definiert: Die bestimmungsgemäße Hauptwirkung eines Medizinproduktes darf weder pharmakologischer oder immunologischer Art sein, noch
durch Metabolismus erreicht werden.

Diese Definition schließt nicht aus, dass die „physikalische" Hauptwirkung von
Medizinprodukten durch Stoffe mit den genannten Wirkungsweisen unterstützt wird,
d. h., dass z. B. *„Stoffe oder eine Zubereitung aus Stoffen,…die bei gesonderter Verwendung als Arzneimittel…angesehen werden können…"*, in Medizinprodukten enthalten
oder auf solche aufgetragen sein können.

Weiterhin zählen zu den Medizinprodukten ▶In-vitro-Diagnostika. Dies können
sein: Reagentien, Kalibrier- und Kontrollsubstanzen, Kits, Ausrüstungen, Instrumente, Apparate, ggf. auch Systeme sowie Probenbehältnisse zur In-vitro-Untersuchung
aus dem menschlichen Körper stammender Proben. Die Zweckbestimmung eines
Medizinproduktes wird vom Hersteller vorgegeben, indem dieser in der Kennzeich

---

[4] vgl. dazu § 9 MPG

[5] *Der Arzt ist verpflichtet, die ihm aus seiner ärztlichen Behandlungstätigkeit bekannt werdenden
unerwünschten Arzneimittelwirkungen sowie das Versagen von Labordiagnostika der Arzneimittelkommission der deutschen Ärzteschaft mitzuteilen…".*

nung und/oder der Gebrauchsinformation sowie im Werbematerial die Verwendung des Medizinproduktes bzw. die Indikation(en) festlegt.

Medizinprodukte mit Ausnahme der aktiven (d. h. solchen, bei denen eine Energiequelle, meist elektrischer Strom, genutzt wird) implantierbaren Medizinprodukte[6] und der In-vitro-Diagnostika sind jeweils einer von vier möglichen Klassen (I, IIa, IIb, III) zuzuordnen, wobei mit zunehmender Klassenhöhe ein steigendes potentielles Risiko bei Anwendung dieses Medizinproduktes anzunehmen ist. Für die jeweilige Einstufung stehen insgesamt 18 Regeln[7] zur Verfügung, deren Anwendung sich nach der Zweckbestimmung eines Medizinproduktes richtet. Es sind sowohl die ▶**Kriterien des Körperkontaktes** (z. B. Kontakt mit unverletzter oder verletzter Haut, Implantation, chirurgisch-invasive Anwendung) als auch die ▶**Dauer der Anwendung** zu berücksichtigen (Beispiele: Wundverbände zur Absorption von Exsudaten oder Untersuchungshandschuhe sind Klasse-I-Produkte; kardiovaskuläre Katheter sind Klasse-III-Produkte). ▶**Sonderregelungen** betreffen z. B. Blutbeutel (Produkte der Klasse IIb) sowie Produkte, die unter Verwendung von tierischem Ausgangsmaterial hergestellt werden. Diese werden generell der Klasse III zugeordnet (Ausnahme: ausschließlich Kontakt mit unversehrter Haut).

Klinische Prüfung von Medizinprodukten[8]

§§ 20 und 21 MPG beschreiben die „*Voraussetzungen zur klinischen Prüfung*" eines Medizinproduktes. Die Regelungen sind ähnlich denen im §§ 40, 41 AMG. Anstelle der pharmakologisch-toxikologischen Prüfung im AMG fordert das MPG eine „*biologische Sicherheitsprüfung oder sonstige für die vorgesehenen Zweckbestimmung des Medizinproduktes erforderliche Prüfung*" und ggf. einen Nachweis der „*sicherheitstechnischen Unbedenklichkeit*". Klinische Prüfungen müssen sowohl vom Auftraggeber als auch von den beteiligten Prüfeinrichtungen den jeweils zuständigen Behörden angezeigt werden – § 20 Abs. 6 Satz 1 MPG. Solche Anzeigen sind gemäß § 7 MPV auf einem speziellen Formblatt zu erstatten. Dieses steht zum download auf der Homepage www.dimdi.de des Deutschen Institutes für Medizinische Dokumentation und Information unter der Rubrik „Download" zur Verfügung.

Ferner muss vor Beginn in der Regel eine „*...zustimmende Stellungnahme einer unabhängigen und interdisziplinär besetzten sowie beim Bundesinstitut für Arzneimittel und Medizinprodukte registrierten Ethikkommission...*" eingeholt werden (vgl. § 20 Abs. 7 und 8 MPG). Die angerufene Ethikkommission muss also bei der zuständigen Bundesoberbehörde, dem Bundesinstitut für Arzneimittel und Medizinprodukte (BfArM) in Bonn, registriert sein. Sie kann bundesweit tätig werden, während die Zuständigkeit von Ethikkommissionen für Arzneimittel durch Landesrecht bestimmt wird. Ethikkommissionen für Arzneimittel und Medizinprodukte sind also nicht unbedingt identisch. ▶**Registrierte Ethikkommissionen** finden Sie über die Homepage des BfArM (http://www.bfarm.de) in der Rubrik Medizinprodukte unter Registrierte Ethikkommissionen. Im Falle eines positiven Votums der registrierten Ethikkommission kann mit der klinischen Prüfung unmittelbar nach der Anzeige begonnen werden, anderenfalls frühestens 60 Tage nach der Anzeige bei der zuständigen (Landes)Behörde, die während dieser Frist der Prüfung widersprechen kann.

§ 23 MPG legt fest, dass die Bestimmungen der §§ 20 und 21 keine Anwendung finden auf eine klinische Prüfung, die mit Produkten durchgeführt wird, die bereits ein CE-Zeichen tragen dürfen, „*...es sei denn, diese Prüfung hat eine andere Zweckbestimmung des Medizinproduktes zum Inhalt oder es werden zusätzlich invasive oder andere belastende Untersuchungen durchgeführt.*" Hier sollte seitens der solche Prüfungen leitenden Ärzte im Zweifelsfall eine Ethikkommission befragt oder zumindest anderweitig fachkundiger Rat eingeholt werden, ob eine geplante Prüfung tatsächlich noch die Voraussetzungen des § 23 MPG erfüllt. Zur Vollständigkeit sei hier

---

[6] vgl. dazu auch Richtlinie des Rates vom 20.6.1990 zur Angleichung der Rechtsvorschriften der Mitgliedstaaten über aktive implantierbare medizinische Geräte – 90/385/EWG i.d. Fassung vom 22.7.1993

[7] vgl. dazu Richtlinie 93/42/EWG des Rates vom 14. Juni 1993 über Medizinprodukte i.d. Fassung vom 7.12.2001 [8]

[8] vgl. dazu auch die Darstellung von Schäfer und Holtheide [9]

Marginalien (linke Spalte):

Vier mögliche Klassen: I, IIa, IIb, III

▶ **Kriterien des Körperkontaktes**
▶ **Dauer der Anwendung**

▶ **Sonderregelungen**

Biologische Sicherheitsprüfung, ggf. Nachweis der „sicherheitstechnischen Unbedenklichkeit"

Vor Beginn der Prüfung Zustimmung einer registrierten Ethikkommission notwendig

▶ **Fundstelle registrierter Ethikkommissionen**

Klinische Prüfung von Produkten, die bereits ein CE-Zeichen tragen

▶ **Ärztliches Berufsrecht**
▶ **Biomedizinische Forschung am Menschen**

Freiheits- oder Geldstrafe bei klinischer Prüfung entgegen § 20 oder § 21

▶ **Medizinprodukte-Betreiberverordnung (MPBetreibV)**
▶ **Anwendungsbereich**

▶ **Ausnahmen**

▶ **Pflichten der Betreiber oder Anwender gemäß MPSV**
▶ **Fachgerechte Instandhaltung**
▶ **Aufbereitung von Medizinprodukten**

▶ **Stand der Technik**

nur erwähnt, dass für die Prüfung der Eignung von In-vitro-Diagnostika für den vorgesehenen Verwendungszweck der Begriff Leistungsbewertungsprüfung (vgl. § 24 MPG) eingeführt wurde. Das ▶ärztliche Berufsrecht[9] macht hinsichtlich der ethischen Aspekte ▶„biomedizinischer Forschung am Menschen" keine prinzipiellen Unterschiede zwischen Arzneimitteln und Medizinprodukten oder nach Zulassungs- und/oder Zertifizierungsstatus.

Anders als im AMG[10] gibt es im MPG zwar keine ausdrückliche Verpflichtung, die gewählte Ethikkommission auch nach Beginn der klinischen Prüfung *„über alle schwerwiegenden oder unerwarteten unerwünschten Ereignisse, die während der Studie auftreten..."* zu unterrichten. Im Rahmen klinischer Studien mit Medizinprodukten beobachtete *„nachteilige Vorkommnisse"* müssen aber gemäß Richtlinie 93/42/EWG über Medizinprodukte [8] *„...vollständig registriert und der zuständigen (Landes)Behörde gemeldet werden."* Einzelheiten des Verfahrens sollten die für eine Prüfung verantwortlichen Ärzte frühzeitig mit der für sie zuständigen Landesbehörde abklären.

Die Durchführung einer klinischen Prüfung *„...entgegen § 20 Abs. 1 Nr. 1–6 oder 9, jeweils auch in Verbindung mit Abs. 4 oder 5 oder § 21 Nr. 1, oder entgegen § 20 Abs. 7 Satz 1..."* ist gemäß § 41 Nr. 4 MPG mit Freiheitsstrafe bis zu einem Jahr oder Geldstrafe bedroht.

Betreiben und Anwenden von Medizinprodukten

§ 14 MPG ist als ‚Generalklausel' für das *„...Errichten, Betreiben, Anwenden und Instandhalten..."* von Medizinprodukten unter dem Aspekt der Sicherheit von Patienten, Beschäftigten oder Dritten anzusehen und verweist auf die Verordnung über das Errichten, Betreiben und Anwenden von Medizinprodukten (▶**Medizinprodukte-Betreiberverordnung–MPBetreibV**) [11].

In § 1 der neugefassten Verordnung wird deren ▶**Anwendungsbereich** wie folgt beschrieben: *„Diese Verordnung gilt für das Errichten, Betreiben, Anwenden und Instandhalten von Medizinprodukten..."* mit folgenden ▶**Ausnahmen:**

▸ „Medizinprodukte zur klinische Prüfung oder zur Leistungsbewertungsprüfung",
▸ „...Medizinprodukte, die weder gewerblichen oder wirtschaftlichen Zwecken dienen und in deren Gefahrenbereich keine Arbeitnehmer beschäftigt sind."

§ 2 „Allgemeine Anforderungen" regelt, dass die Medizinprodukte nur *„ihrer Zweckbestimmung entsprechend"* und von Personen mit der *„erforderlichen Ausbildung oder Kenntnis und Erfahrung"* betrieben, angewendet und in Stand gehalten werden dürfen und dass auch nur solche Personen vom Betreiber mit den entsprechenden Tätigkeiten beauftragt werden dürfen. Ferner wird auf sicherheitstechnische Vorschriften und *„Prüfungen nach den Unfallverhütungsvorschriften"* verwiesen.

§ 3 „Meldung über Vorkommnisse" verweist alle Betreiber oder Anwender eines Medizinproduktes auf ihre ▶**Pflichten gemäß MPSV** (s. unten).

§ 4 regelt die Anforderungen an die ▶**fachgerechte Instandhaltung.** Diese umfasst nicht nur die Wartung, Inspektion und Instandsetzung, sondern auch die ▶**Aufbereitung (insbesonders die von keimarm oder steril zur Anwendung kommenden) Medizinprodukten.** Mit der Thematisierung der Aufbereitung solcher Produkte in dieser Verordnung wurde ein wichtiger Schritt im Bemühen um die Erhöhung des Schutzes von Patienten, Anwendern und Dritten vollzogen. Die aus $ 4 resultierenden Pflichten betreffen sowohl den in eigener Praxis niedergelassenen Arzt als auch den Betreiber von Medizinprodukten in klinischen Einrichtungen. Eine wichtige Rolle spielt in diesem Zusammenhang auch der z. B. in *Richtlinien oder Leitlinien* von Fachgesellschaften etc. festgehaltene ▶**„Stand der Technik".** Erfolgen Maßnahmen zur Instandhaltung durch eigenes Personal, ergeben sich daraus Organisationspflichten des Betreibers; beauftragt er externe Dritte damit, hat er sich von deren Eignung für diese Aufgabe zu überzeugen.

---

[9] vgl. z. B. § 15 Abs. 1 der Berufsordnung für die Ärzte und Ärztinnen in Hessen, a.a.O.

[10] § 40 Abs. 1 letzter Satz

Kommt der Betreiber diesen Pflichten nicht nach, droht neben Bußgeld wegen Ordnungswidrigkeit im Falle eines Schadens auch eine deliktische oder vertragliche Haftung.[11]

In *Abs. 2* finden sich Vorschriften zur *„...Aufbereitung von bestimmungsgemäß keimarm oder steril zur Anwendung kommenden Medizinprodukten..."* (Definition in § 3 Nr.14 MPG) und ein ausdrücklicher Verweis auf die diesbezüglichen gemeinsamen *„Empfehlungen der Kommission für Krankenhaushygiene und Infektionsprävention am Robert-Koch-Institut und des Bundesinstitutes für Arzneimittel und Medizinprodukte zu den Anforderungen an die Hygiene bei der Aufbereitung von Medizinprodukten"*. Sie finden diese im Bundesgesundheitsblatt 44 (2001): 1115–1126 oder aber als download unter www.rki.de/GESUND/HYGIENE/ANFORDHYGMED.pdf

§§ 5–10. enthalten umfangreiche spezielle Vorschriften für ▶**aktive und aktive implantierbare Medizinprodukte**, die hier nur in knapper Übersicht dargestellt werden können.

§ 5 fordert vor dem Betreiben bestimmter, in der zugehörigen Anlage 1 gelisteter Typen von Medizinprodukten (z. B. Defibrillatoren, kardiologische Kathetermessplätze, Beatmungsgeräte, bildgebende Verfahren nach dem Prinzip der Kernspinresonanz etc.) wegen der davon möglicherweise ausgehenden größeren Gefährdung eine Funktionsprüfung am Betriebsort und eine Einweisung des Betriebspersonals durch den Hersteller oder durch eine vom Betreiber damit beauftragte Person. Beauftragt werden kann sowohl ein Mitarbeiter des Betreibers (z. B. der Praxis oder des Krankenhauses), des Herstellers oder eines geeigneten Dienstleisters. (Haftungsrechtlich ist dieser Beauftragte als Erfüllungs- bzw. Verrichtungsgehilfe des Betreibers zu sehen.) Die Durchführung vorstehender Maßnahmen muss belegt werden. (▶**Eintrag Medizinproduktebuch!** (siehe unten).

§ 6 schreibt für *aktive Medizinprodukte* gemäß oben genannter Anlage 1[12] *regelmäßige sicherheitstechnische Kontrollen* nach den Vorgaben des Herstellers und/oder den anerkannten Regeln der Technik vor. (Das heißt auch dann, wenn der Hersteller keine diesbezüglichen Vorgaben macht, können solche Kontrollen erforderlich sein.) Diese Prüfungen müssen in geeigneter Weise protokolliert und die Protokolle vom Betreiber bis zur nächsten Kontrolle aufbewahrt werden. Ferner werden Voraussetzungen und Anforderungen betreffend solche Kontrollen durchführende Personen festgelegt.

Für die in den Anlagen 1 und 2 zu § 7 *„Medizinproduktebuch"* erfassten Typen von Medizinprodukten (Anlage 1 entspricht der zu § 5, Anlage 2 beschreibt Medizinprodukte, die ▶**messtechnischen Kontrollen** gem. § 11 MPBetreibV unterliegen, z. B. Geräte zur invasiven Blutdruckmessung nicht jedoch übliche Quecksilber- oder Aneroidmanometer, Infrarotthermometer, Fahrradergometer etc.) ist vom Betreiber ein Medizinproduktebuch zu führen, welches die zuständige Behörde am Betriebsort jederzeit einsehen kann. In Abs. 2 Nr. 1.–7. wird dann festgelegt, welche Angaben in dieses Buch einzutragen sind. Im Medizinproduktebuch sind auch Meldungen über Vorkommnisse im Sinne der MPSV zu dokumentieren. Gemäß § 9 sind Medizinproduktebücher und *„...Gebrauchsanweisungen und die einem Medizinprodukt beigefügten Hinweise..."* so aufzubewahren, *„...dass die Angaben dem Anwender während der Arbeitszeit zugänglich sind."* Die Aufbewahrungspflicht für ein Medizinproduktebuch beträgt 5 Jahre nach Außerbetriebnahme des zugehörigen Produktes.[13]

§ 8 verpflichtet den Betreiber *„für alle aktiven nichtimplantierbaren Medizinprodukte ein* ▶*Bestandsverzeichnis zu führen."* Auf begründeten Antrag kann ein Betrei-

---

▶ Aktive und aktive implantierbare Medizinprodukte

Funktionsprüfung am Betriebsort und Einweisung des Betriebspersonals durch Hersteller oder vom Betreiber beauftragte Person

▶ Eintrag Medizinproduktebuch

Regelmäßige sicherheitstechnische Kontrollen für aktive Medizinprodukte

▶ Messtechnische Kontrollen

Zuständige Behörde am Betriebsort muss jederzeit das Medizinproduktebuch einsehen können
Meldungen über Vorkommnisse im Sinne der MPSV sind zu dokumentieren

Aufbewahrungspflicht für Medizinproduktebuch: 5 Jahre

▶ Bestandsverzeichnis

---

[11] Eine ausführliche Darstellung zu Haftungsfragen in Zusammenhang mit Medizinprodukten bei Hoxhaj [6]

[12] Anlage 1 enthält nur allgemein gefasste Beschreibungen der Merkmale betroffener Gerätegruppen, jedoch keine abschließende Aufzählung derselben. Damit stellt sich für den Betreiber/Anwender das praktische Problem, nach eigener Entscheidung ein bestimmtes Medizinprodukt als unter die Anlage fallend einzustufen. Daraus ergibt sich dann auch, ob dieses Produkt in ein Medizinproduktebuch oder lediglich in ein Bestandsverzeicnis aufzunehmen ist.

[13] In diesem Zusammenhang ist auch auf die zivilrechtliche Bedeutung (Beweiserleichterung bis zur Beweislastumkehr bei Mängeln) der Dokumentation z. B. bei Arzthaftungsprozessen hinzuweisen. Unter diesem Aspekt könnte auch eine längere Aufbewahrung u. U. sinnvoll sein.

ber von der zuständigen Behörde von dieser Pflicht ganz oder teilweise befreit werden. Dies wäre im Falle des Medizinproduktebuches nicht möglich.

§ 10 ▶„Patienteninformation bei aktiven implantierbaren Medizinprodukten" – *„Die für die Implantation verantwortliche Person..."* hat dem Patienten nach dem Eingriff eine ▶„schriftliche Information" mit Angaben über *„notwendige Verhaltensanweisungen"* auszuhändigen.

Folgende ▶ **Daten** müssen dokumentiert und dieser Patienteninformation beigefügt werden[14]:

1. Name des Patienten,
2. Bezeichnung, Art und Typ, Loscode oder die Seriennummer des Medizinproduktes,
3. Name der Firma oder des Herstellers des Medizinproduktes,
4. Datum der Implantation,
5. Name der verantwortlichen Person, die die Implantation durchgeführt hat,
6. Zeitpunkt der nachfolgenden Kontrolluntersuchungen.
7. Die wesentlichen Ergebnisse der Kontrolluntersuchungen sind in der Patienteninformation zu vermerken.

§ 11 verlangt vom Betreiber von Medizinprodukten mit Messfunktion die Durchführung und Dokumentation (Medizinproduktebuch im Sinne von § 7!) *regelmäßiger messtechnischer Kontrollen.* Diese Kontrollen haben sich an den Vorgaben des Herstellers und/oder an harmonisierten Normen und/oder am Stand der Technik zu orientieren.

Verstöße gegen die Bestimmungen dieser Verordnung können gemäß § 13 MP-BetreibV i.V.m. § 42 Abs. 2 Nr. 16 MPG als *Ordnungswidrigkeiten mit Geldbußen bis zu 25 000 €* geahndet werden.

Meldepflichten und Begriffsbestimmungen bei Medizinprodukterisiken

Die Abwehr von Risiken im Zusammenhang mit der Anwendung von Medizinprodukten setzt ein funktionierendes Meldesystem für auftretende Komplikationen, welche die Sicherheit von Patienten, Anwendern und Dritten gefährden oder gefährden könnten, voraus. Gemäß § 29 MPG ▶„Medizinproduktebeobachtungs- und Meldesystem" ist in der Regel die jeweils zuständige *Bundesoberbehörde* (meistens BfArM, das Paul-Ehrlich-Institut nur für In-vitro-Diagnostika, *„die zur Prüfung der Unbedenklichkeit oder Verträglichkeit von Blut- oder Gewebespendern bestimmt sind oder Infektionskrankheiten betreffen"*) dazu verpflichtet, *„...die bei der Anwendung oder Verwendung von Medizinprodukten auftretenden Risiken, insbesondere Nebenwirkungen, wechselseitige Beeinflussung mit anderen Stoffen oder Produkten, Gegenanzeigen, Verfälschungen, Funktionsfehler, Fehlfunktionen und technische Mängel zentral zu erfassen, auszuwerten, zu bewerten und insoweit die zu ergreifenden Maßnahmen zu koordinieren."*

Der Hersteller (bzw. der Verantwortliche gemäß § 5 MPG) ist verpflichtet, ihm bekannt gewordene Risiken zu bewerten und ggf. der zuständigen Bundesoberbehörde zu melden.[15]

Neben diesem Herstellermeldesystem ist mit der Medizinprodukte-Sicherheitsplanverordnung (MPSV) [13] ein ▶**Anwendermeldesystem** (also auch für die Ärzte) verbindlich eingeführt worden, das eine Erweiterung der bereits 1998 durch die Med Betreib V geschaffenen Verpflichtungen für Betreiber und Anwender darstellt. Gemäß § 3 Abs. 2 dieser Verordnung hat *„Wer Medizinprodukte beruflich oder gewerblich betreibt oder anwendet(,)...dabei aufgetretene Vorkommnisse der zuständigen Bundesoberbehörde zu melden."* Dies gilt auch für *„Ärzte und Zahnärzte, denen im Rahmen der Behandlung*

---

14 § 10 Abs. 2 MPBetreibV

15 Dieses Procedere der Aktion und Reaktion von Hersteller und Behörde, d. h. der Pflichten beider Parteien, ist im Detail in einer europäischen Leitlinie [5] beschrieben. Damit soll sichergestellt werden, dass die Meldung eines Vorkommnisses und dessen Bearbeitung bis zur Abklärung und ggf. Einleitung von risikominimierenden Maßnahmen auf EU-Ebene nach gleichen Prinzipien erfolgt und insbesondere auch der erforderliche Informationsaustausch zwischen den Behörden der EU gewährleistet wird

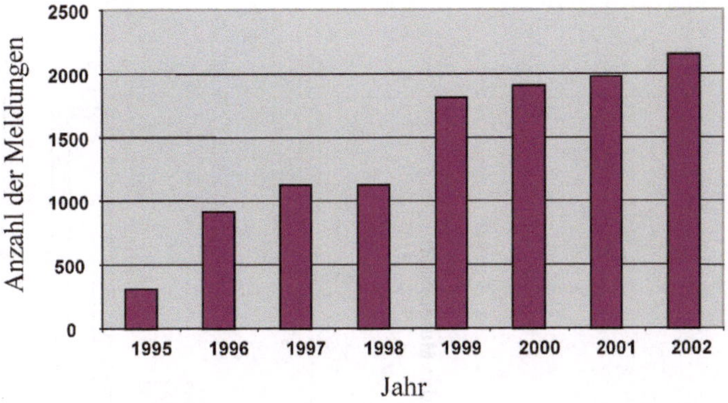

Abb. 1 ◄ **Anzahl der Meldungen an das BfArM**

Meldepflicht auch dann erfüllt, wenn…

von mit Medizinprodukten versorgten Patienten Vorkommnisse bekannt werden, soweit *die Behandlung im Zusammenhang mit dem Medizinprodukt steht.*" Gemäß § 3 Abs. 4 erfüllen Angehörige der Heilberufe diese Meldepflicht auch dann, wenn „*…Meldungen an Kommissionen oder andere Einrichtungen der Heilberufe, die im Rahmen ihrer Aufgaben Risiken von Medizinprodukten erfassen, erfolgen und dort eine unverzügliche Weiterleitung an die zuständige Bundesoberbehörde sichergestellt ist.*" Abs. 3 verpflichtet auch den, der „*Medizinprodukte zur Eigenanwendung durch Patienten oder andere Laien an den Endanwender abgibt*" zur Meldung „*ihm mitgeteilter Vorkommnisse*" an die zuständige Bundesoberbehörde. In allen Fällen ist es nach Auffassung der Bundesoberbehörden unerheblich, ob involvierte Medizinprodukte ein CE-Zeichen tragen oder nicht.

► **„Vorkommnis" im Sinne der MPSV**

► **„Vorkommnis" im Sinne der MPSV** ist eine „*Funktionsstörung, ein Ausfall oder eine Änderung der Merkmale oder der Leistung oder eine Unsachgemäßheit der Kennzeichnung oder der Gebrauchsanweisung eines Medizinproduktes, die unmittelbar oder mittelbar zum Tod oder einer schwerwiegenden Verschlechterung des Gesundheitszustandes eines Patienten, eines Anwenders oder einer anderen Person geführt hat, geführt haben könnte oder führen könnte.*" Meldepflichtige Vorkommnisse sind also auch Ereignisse, die theoretisch zum Tod oder einer schwerwiegenden Verschlechterung des Gesundheitszustandes hätten führen können, bei denen dies aber z. B. durch Eingreifen des medizinischen Personals oder andere günstige Umstände (Dazu zählt auch eine geplante, aufgrund des rechtzeitig erkannten Defektes aber nicht erfolgte Anwendung.) verhindert wurde. Bei jeder „auffälligen" Situation und/oder Anwendung/vorgesehenen Anwendung, die entweder zu keiner oder nur zu einer leichten Schädigung geführt hat, ist zu überlegen, was hätte geschehen können, wenn….'. Führt die Überlegung zu dem Ergebnis „schwerwiegende Beeinträchtigung möglich", ist das ein unbedingtes Kriterium für eine Meldung, für diese potenziellen Vorkommnisse wird auch der Begriff „Beinahevorkommnis" verwendet.

► **Definition „schwerwiegende Verschlechterung des Gesundheitszustandes"**

In den europäischen Leitlinien [7] wird folgende ► **Definition für „schwerwiegende Verschlechterung des Gesundheitszustandes"** gegeben:

▶ eine lebensbedrohliche Erkrankung oder Verletzung,
▶ eine permanente Beeinträchtigung einer Körperfunktion bzw. ständige Schädigung eines Körperteiles oder
▶ ein Zustand, der medizinische Hilfe oder einen chirurgischen Eingriff erfordert, um eine permanente Beeinträchtigung einer Körperfunktion bzw. die ständige Schädigung eines Körperteils zu verhindern.

► **Unklarheiten/fehlerhafte Angaben in der Gebrauchsinformation**

Nicht zu vergessen ist, dass auch ► **Unklarheiten/fehlerhafte Angaben in der Gebrauchsinformation** zu einem meldepflichtigen Vorkommnis (z. B. durch falsche Anwendung) führen können.

► **Sachverhalte, die keine Meldung erfordern**

Sachverhalte, die in der Regel ► **keine Meldung** erfordern, sind:
▶ die Verschlechterung des Gesundheitszustandes/der Tod eines Patienten ist eindeutig auf die bestehende Grunderkrankung/den akuten Patientenzustand zurückzuführen;
▶ Vorkommnisse, die bei der Anwendung eines Medizinproduktes nach Ablauf der Haltbarkeitsfrist aufgetreten und eindeutig im Zusammenhang mit der begrenzten Verwendungsfähigkeit des Produktes zu sehen sind;

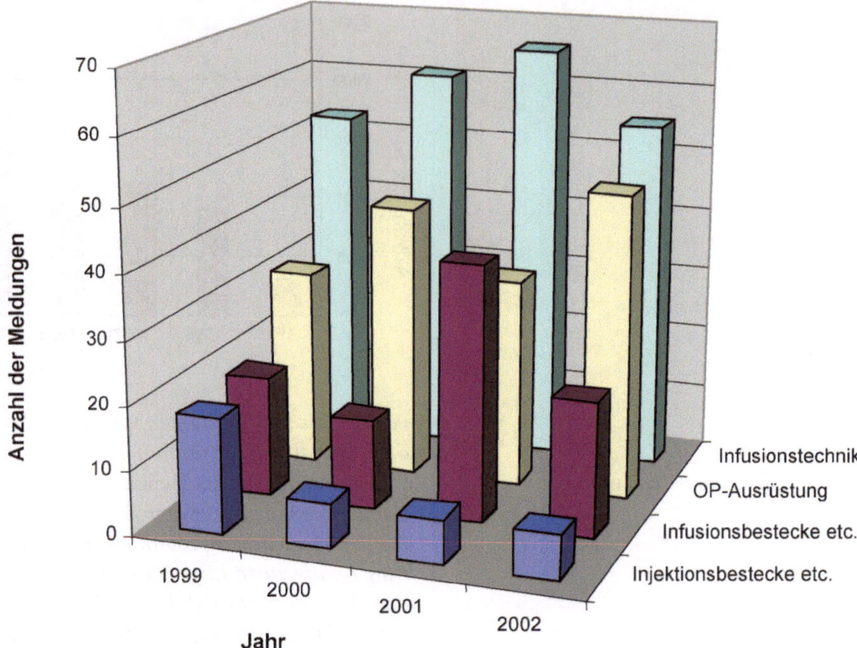

Abb. 2 ▲ **Meldungen zu Produktgruppen für OP-Ausrüstung und Intensivmedizin**

▌ Anwenderfehler, soweit sie nicht auf unklare (fehlerhafte) Angaben in der Gebrauchsinformation zurückzuführen sind (s.o.);
▌ eine Komplikation, bei der keine (weitere) Gesundheitsbeeinträchtigung des Patienten eingetreten ist, da ein vom Hersteller installierter Fehleralarm funktioniert hat.

Gemäß § 30 Abs. 4 MPG hat ein vom Hersteller zu benennender ▶**Sicherheitsbeauftragter** die Aufgabe, *„...bekanntgewordene Meldungen über Risiken bei Medizinprodukten zu sammeln, zu bewerten und die notwendigen Maßnahmen zu koordinieren. Er ist für die Erfüllung der Anzeigepflichten verantwortlich, soweit sie Medizinprodukterisiken betreffen."* Bei einem alleinigen Herstellermeldesystem läge es ausschließlich im Ermessen des Sicherheitsbeauftragten, ein Vorkommnis als meldepflichtig einzustufen oder nicht. Mit der Einführung der Meldepflicht für Betreiber und Anwender wird möglicherweise verhindert, dass „Selektionsmechanismen" bei Herstellern dazu führen, meldepflichtige Vorkommnisse nicht oder nicht rechtzeitig zu melden. Insofern sollte durch das Anwendermeldesystem eine Verringerung der „Grauzone" der vom Hersteller nicht gemeldeten, aber durchaus meldepflichtigen Vorkommnisse zu erreichen sein.

Für den klinischen Bereich, insbesondere sofern Betreiber und Anwender nicht identisch sind, ist eine ▶**eindeutige Regelung der Verantwortlichkeiten** für die Erfüllung der Meldepflichten (z. B. zwischen Klinikverwaltung und leitenden Ärzten) erforderlich.

Abschließend sei hier der Hinweis erlaubt, dass ▶**Reklamationen,** die der Anwender in direktem Kontakt ohne Einschaltung einer Behörde mit dem Hersteller abzuklären hat, vom Anwendermeldesystem unberührt bleiben. Weiterführende Informationen siehe bei Will [14, 15] und betreffend Anforderungen der MPSV für In-vitro-Diagnostika bei [2].

Wie und an wen meldet der Arzt?

In § 3 MPSV ist die *„zuständige Bundesoberbehörde"*, also in der Regel das ▶**Bundesinstitut für Arzneimittel und Medizinprodukte**[16] und für bestimmte In-vitro-Diagnostika (vgl. oben) das ▶**Paul-Ehrlich-Institut**[17], als Empfänger von Anwendermeldungen benannt. Um dem Meldenden das Procedere zu erleichtern, aber auch zur optimalen Erfassung der Angaben, die für die umgehende Bearbeitung erforderlich sind, steht ein *„spezielles* ▶**Formblatt** *für die Meldung von Vorkommnissen durch sonstige Inverkehrbringer sowie Betreiber und Anwender"* zur Verfügung, das von der Homepage des DIMDI (www.dimdi.de, Rubrik Medizinprodukterecht) abzurufen ist. Es kann per Fax oder auf dem Postweg versandt werden. Für die Meldung von Vorkommnissen, die in der Zahnheilkunde auftreten, liegt ein gesondertes Formblatt vor.

Das Fehlen einzelner Daten, die auf dem Formblatt erfragt werden, sollte nicht dazu führen, eine Meldung zu verzögern oder gar zu unterlassen. Solche Angaben können nachgeliefert oder ggf. dem Hersteller direkt zur Verfügung gestellt werden. Eine ▶**eingehende Anwendermeldung** wird wie jede andere Meldung erfasst und erhält eine BfArM- oder PEI-Fallnummer. Die für den Hersteller und den Ort des Vorkommnisses zuständigen Landesbehörden werden von den Bundesoberbehörden unverzüglich informiert. Im Falle einer Meldung durch Anwender, Betreiber oder Dritte erfolgt die Information des Herstellers ebenfalls unverzüglich. Der Meldende erhält eine ▶**Eingangsbestätigung** mit Angabe der Fallnummer. Nach Abschluss des Vorganges wird er, sofern er Anwender, Betreiber oder Dritter ist, über die Bewertung des Vorkommnisses, ggf. auch über eingeleitete Maßnahmen, soweit diese zur Vermeidung weiterer Zwischenfälle bzw. Erhöhung der Sicherheit eines Medizinproduktes erforderlich sind, in Kenntnis gesetzt.

In besonders dringlichen Fällen sollte eine Meldung über ein Vorkommnis vorab telefonisch/per Fax erfolgen. Bedauerlicherweise werden vielfach mit dem Wort „Meldung" negative Begriffe wie „unnötiger Ärger, viele Fragen, zusätzliche Arbeit" assoziiert. Ein Anwender/Betreiber sollte vielmehr bedenken, dass er mit seiner Meldung im „best case" die Schädigung eines weiteren Patienten verhindern kann. Sofern alle Beteiligten ihre Pflichten ernst nehmen, kann mit dem Anwendermeldesystem die Möglichkeit geschaffen werden, zu einem frühestmöglichen Zeitpunkt auf gesundheitsgefährdende Unzulänglichkeiten von Medizinprodukten zu reagieren.

Medizinprodukte, die in ein Vorkommnis involviert waren, dürfen nicht vernichtet werden, sondern sollten zu Untersuchungszwecken, sei es durch den Hersteller oder durch vom Anwender beauftragte Gutachter, sichergestellt werden. Gemäß § 12 MPSV ▶**„Mitwirkungspflichten"** ist der unter § 3 Abs. 2 und 3 MPSV genannte Personenkreis (Anwender, Betreiber usw., s.o.) zur Auskunft gegenüber der zuständigen Bundesoberbehörde verpflichtet. Das kann z.B. auch die Überlassung des in ein Vorkommnis involvierten Medizinproduktes einschließen (vgl. § 11 MPSV). Hersteller sollten zukünftig Vorkommnismeldungen nicht mehr mit dem Argument, eine Evaluierung sei nicht möglich, da ihnen das in Rede stehende Produkt nicht zur Verfügung gestellt worden sei, abschließen können.

---

[16] Bundesinstitut für Arzneimittel und Medizinprodukte, Abteilung Medizinprodukte, Kurt-Georg-Kiesinger-Allee 3, 53175 Bonn, Fax: 0228 5300, e-mail: Medizinprodukte@bfarm.de

[17] Paul-Ehrlich-Institut, Referat Sicherheit in-vitro-Diagnostika, Paul-Ehrlich-Str. 51–59, 63225 Langen, FAX 06103/771268

Sidebar

▶ **Eingehende Anwendermeldung**

▶ **Eingangsbestätigung**

In besonders dringlichen Fällen
Meldung vorab telefonisch/per Fax

Medizinprodukte, die in ein
Vorkommnis involviert waren,
sicherstellen

▶ **Mitwirkungspflichten – Pflicht
zur Auskunft gegenüber Bundesoberbehörden**

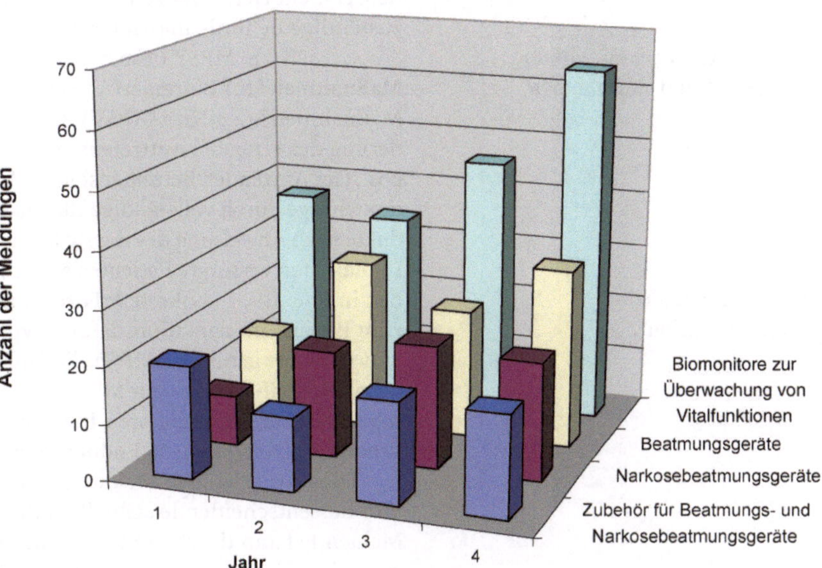

Abb. 3 ▲ **Meldungen zu speziell für die Anaesthesie interessanten Produktgruppen**

Bereits bei der oben gegebenen Definition von Medizinprodukten wurde indirekt darauf hingewiesen, dass ein Medizinprodukt („physikalische" Hauptwirkung) zusätzlich ▶ **mit einer Arzneimittelkomponente** (unterstützende Wirkung) ausgestattet sein kann (Beispiel: Knochenzement mit Antibiotikum). Auch wenn das zu meldende Vorkommnis eindeutig der Arzneimittelkomponente zugeordnet werden kann, ist das Geschehen als Vorkommnis mit einem Medizinprodukt zu melden.

Wie ist das derzeitige Meldeverhalten der Ärzte zu beurteilen?

Bereits seit Inkrafttreten der MPBetreibV, d. h. ab Juli 1998, sind Anwender/Betreiber zur Meldung von Vorkommnissen verpflichtet. Die neue MPSV bringt diesbezüglich keine grundsätzliche Neuerung. Eine „Flut" von Meldungen aus dem klinischen und ärztlichen Bereich ist erwartungsgemäß ausgeblieben. Die meisten Meldungen erreichen das BfArM nach wie vor von den Herstellern. Abbildung 1 zeigt die Gesamtzahl aller beim BfArM eingegangenen Meldungen für die Jahre 1995 bis 2002. Abb. 2 veranschaulicht die eingegangenen Meldungen für verschiedene Gruppen von Medizinprodukten aus dem Bereich Operationen und Intensivmedizin, Abb. 3 schließlich zeigt die Meldungen, die für die Anaesthesie besonders interessante Produktkategorien aufweist.

Fünf Jahre nach Einführung der Meldepflicht für Anwender/Betreiber ist das Meldeverhalten der Ärzteschaft immer noch unzureichend. Inwieweit die Ursache dafür allein Unkenntnis der gesetzlichen Regelungen ist, lässt sich schwer einschätzen.

Welche Konsequenzen ergeben sich aus Meldungen zu Medizinprodukterisiken?

Bei den zuständigen Bundesoberbehörden eingehende Vorkommnismeldungen werden zunächst auf eine mögliche ▶**Eilbedürftigkeit** (Entscheidung der Frage, ob bei der weiteren Anwendung des Medizinproduktes eine schwerwiegende Gefährdung für Patienten, Anwender und Dritter nicht auszuschließen ist) geprüft.

Zum einen ist abzuklären, ob die bereits getroffenen Maßnahmen eines Herstellers (z. B. Rückruf/Vertriebsstopp/Anwendungsstopp oder sonstige korrektive Maßnahmen) zur Risikominimierung hinreichend sind, zum anderen ist zu entscheiden, welche weiteren Aktivitäten einzuleiten sind, z. B. um die Ursache eines Vorkommnisses korrekt abzuklären oder seine Relevanz richtig einzuschätzen. Daraus abgeleitete Entscheidungen, die generell nach Kontaktaufnahme und Diskussion mit dem Hersteller getroffen werden, können Empfehlungen zum Rückruf oder zur Durchführung korrektiver Maßnahmen (dazu zählt auch die Information der Anwender) sein. Ist ein Hersteller nicht bereit, diesen Empfehlungen zu folgen, ist gemäß MPG § 26 die für den Hersteller zuständige Landesbehörde berechtigt, die Umsetzung anzuordnen. Hat ein Hersteller seinen Sitz in einem anderen Land des EWR, so wird dessen zuständige Behörde informiert und auf den Handlungsbedarf hingewiesen.

Gemäß § 16 MPSV besteht eine ▶ „**Verpflichtung zur Mitwirkung an korrektiven Maßnahmen**" für Betreiber/Anwender usw. (s.o., § 3 Abs. 2 und 3 MPSV). „Korrektive Maßnahmen" (§ 2 Nr. 2 MPSV) dienen der „Beseitigung, Verringerung oder Verhinderung des erneuten Auftretens eines von einem Medizinprodukt ausgehenden Risikos". Der Anwender/Betreiber sollte z.B. bei einem Rückruf eines Produktes/einer Produktcharge durch vollständige Rückgabe oder ggf. Vernichtung der betroffenen Produkte nach Anweisung des Herstellers umgehend Folge leisten. Um gegebenenfalls mit Implantaten versorgte Patienten schnell identifizieren und erreichen zu können, werden in § 16 Abs. 2 konkrete ▶**Forderungen an die Dokumentation** gestellt (Angaben zum Patient, Implantationsdatum, Typ/Charge/Seriennummer des Implantates, Verantwortlicher gemäß § 5 MPG); die Aufzeichnungen sind 20 Jahre aufzubewahren. Das betrifft gemäß Anlage 1 zur MPSV „1. Aktive implantierbare Medizinprodukte" (Herzschrittmacher, Defibrillatoren, Infusionssysteme), „2. Sonstige implantierbare Medizinprodukte" (Herzklappen, Endoluminale Gefäßprothesen, Brustimplantate).

Die unverzügliche Meldung eines Vorkommnisses durch den Anwender stellt also das entscheidende „Glied" in der Kette der nachfolgenden Aktionen dar. Der Meldende kann durch konkrete und umfassende Angaben maßgeblich zur Aufklärung eines Vorkommnisses, zur Vermeidung der Wiederholung und/oder zur Abwendung eines bestehenden Risikos beitragen.

Literatur

1. Berufsordnung für die Ärztinnen und Ärzte in Hessen vom 1.2.2001, Hess. ÄBl. 2/01
2. BMGS, BfArM, PEI und VDGH (2002) Die Anforderungen der Medizinprodukte-Sicherheitsplan-Verordnung für In-vitro-Diagnostika im Rahmen des Medizinproduktegesetzes; Praxisorientierte Hilfe für Hersteller, Bevollmächtigte und Anwender zur Meldung von Vorkommnissen. Medizinprodukterecht 3: 77–81
3. Gesetz über den Verkehr mit Arzneimitteln (Arzneimittelgesetz–AMG) in der Fassung vom 6.8.02
4. Gesetz über Medizinprodukte (Medizinproduktegesetz–MPG) in der Fassung vom 7.8.2002. BGBI I: 3147
5. Guidelines on Medical Devices Vigilance System (2001) MEDDEV 2.12–1 rev 4 April 2001
6. Hoxhaj J (2001) Das neue Medizinprodukterecht und Arzt- bzw. Krankenhaushaftung–Teil I. Recht Politik Gesundheitswesen 7/1: 1627
7. Hoxhaj J (2001) Das neue Medizinprodukterecht und Arzt- bzw. Krankenhaushaftung–Teil II. Recht Politik Gesundheitswesen 7/2: 3545
8. Richtlinie 93/42/EWG des Rates vom 14. Juni 1993 (Abl.EG Nr. L169 S. 1) über Medizinprodukte in der Fassung vom 7.12.2001 (Abl. EG Nr. L 6 S. 50)
9. Schäfer R, Holtheide E (2000) Klinische Prüfung und Normungssituation aus ärztlicher Sicht. Medizinprodukte J 1: 24
10. Schorn G (1999) Medizinprodukterecht (Loseblattsammlung). Wissenschaftliche Verlagsgesellschaft, Stuttgart
11. Verordnung über das Errichten, Betreiben und Anwenden von Medizinprodukten (Medizinprodukte-Betreiberverordnung–MPBetreibV) in der Fassung vom 21.8.2002. BGBI I: 3397
12. Verordnung über die Erfassung, Bewertung und Abwehr von Risiken bei Medizinprodukten (Medizinprodukte-Sicherheitsplanverordnung–MPSV) in der Fassung vom 24.6.2002. BGBI I: 2131
13. Verordnung über Medizinprodukte (Medizinprodukteverordnung–MPV) in der Fassung vom 20.12.2001. BGBI I: 3854
14. Will H-G (2002) Die Medizinprodukte-Sicherheitsplanverordnung (MPSV)–Konsequenzen für Betreiber und Anwender. Pflegemagazin 3: 1623
15. Will H-G (im Druck) Medizinprodukte-Sicherheitsplanverordnung (MPSV). In: Anhalt, Dieners (Hrsg) Handbuch des Medizinprodukterechts. Beck, München
16. Zweites Gesetz zur Änderung des Medizinproduktegesetzes (2. MPG-ÄndG) vom 13.12.2001. BGBI I: 3586

aus: Der Anaesthesist 6/03, S. 549–565
DOI 10.1007/s00101-003-0531-x

S. A. Kozek-Langenecker
Universitäts-Klinik für Anaesthesie und Allgemeine Intensivmedizin, Abteilung B, Universität Wien

Lokoregionalanästhesie und Blutgerinnung

Behandlung mit Thrombozytenfunktionshemmern

Schlüsselwörter

Antikoagulation · Blutgerinnung · Lokoregionalanästhesie · Thrombozyten

Zusammenfassung

Thrombozytenfunktionshemmer wie Glykoprotein IIb/IIIa-Antagonisten, Adenosindiphosphat Rezeptor-Antagonisten, Cyclooxygenasehemmer, Phosphodiesterasehemmer und antiaggregatorische Prostaglandine werden zunehmend bei thrombosegefährdeten Patienten angewendet. In der vorliegenden Übersicht sollen pharmakokinetische Daten, Wirkmechanismen, Indikationen und Nebenwirkungen von Thrombozytenfunktionshemmern sowie Methoden des Gerinnungsmonitorings erörtert werden. Die kürzlich überarbeiteten Leitlinien der Deutschen Gesellschaft für Anästhesiologie und Intensivmedizin zur Vermeidung von Blutungskomplikationen bei rückenmarksnaher Regionalanästhesie unter antithrombotischer Medikation werden diskutiert. Der vorliegende Übersichtsartikel soll ein Anstoß zur Erstellung weiterer Richtlinien, die die Durchführung von zentralen und peripheren Blockaden bei gleichzeitiger Therapie mit verschiedenen Thrombozytenfunktionshemmern betreffen, sein. Die Entscheidung für oder gegen eine Lokoregionalanästhesie unter gleichzeitiger Therapie mit Thrombozytenfunktionshemmern soll nach einer Nutzen-Risiko-Analyse unter Zuhilfenahme von Blutungsanamnese, körperlicher Untersuchung und ggf. Laborkontrollen individuell getroffen werden. Nach Einhaltung empfohlener Zeitintervalle vor und nach der Punktion bzw. der Katheterentfernung soll das Verfahren mit den geringsten Folgen durch Blutungskomplikationen gewählt und möglichst atraumatisch durchgeführt werden.

Locoregional anesthesia and blood coagulation: impact of new antiplatelet drugs

Keywords

Blood coagulation · Locoregional anesthesia · Platelets · Anticoagulation

Abstract

New antiplatelet drugs such as glycoprotein IIb/IIIa receptor antagonists, thienopyridines (adenosine diphosphate receptor antagonists), inhibitors of cyclooxygenase and phosphodiesterase, and antiaggregatory prostaglandins have been introduced in vascular medicine. This paper reviews the pharmacokinetics, mechanisms of action, indications, and side effects of platelet-inhibiting agents as well as methods for coagulation monitoring. Updated guidelines for the management of locoregional anesthesia in patients receiving new antiplatelet drugs are discussed. In this clinical situation, the decision for or against locoregional anesthesia must be preceded by a risk-benefit analysis based on history of bleeding, physical examination, and coagulation monitoring. Blockade should be performed as atraumatically as possible and specific time intervals must be maintained between the last administration of antiplatelet agents and the performance of the blockade or withdrawal of a catheter in all elective patients.

A.o. Univ.-Prof. Dr. S. A. Kozek-Langenecker
Universitäts-Klinik für Anaesthesie und Allgemeine Intensivmedizin, Abteilung B, Universität Wien,
Währinger Gürtel 18–20, 1090 Wien, Österreich
E-Mail: sibylle.kozek@univie.ac.at

Blutung als Nebenwirkung der Lokoregionalanästhesie

Das Entstehung von Blutungskomplikationen wird vom Gerinnungspotenzial, dem Alter des Patienten, anatomischen Anomalien, akzidentellen Gefäßverletzungen, technischen Schwierigkeiten bei der Punktion, die Mehrfachpunktionen erforderlich machen, sowie von der Art der Regionalanästhesie beeinflusst [10]. Besonders schwerwiegend sind Blutungen nach Blockaden in der Nähe von Gefäßen, die nicht komprimierbar sind. Blutungen im Epiduralraum durch Läsionen des Venengeflechtes oder Blutungen im Subarachnoidal- oder Subduralraum durch Punktion radikulärer Gefäße führen zur Volumensteigerung im dicht abgeschlossenen und nicht expandierbaren Spinalkanal. Durch Kompression des Rückenmarks kann es zur ▶**Myelopathie** mit sensorischen und/oder motorischen Defiziten kommen. Neuroaxiale Hämatome treten in Assoziation mit rückenmarksnahen Regionalanästhesien glücklicherweise wesentlich seltener auf (1:190.000 bis 1:200.000) als spontan [37, 41, 49]. Das ▶**Risiko neurologischer Defizite** durch neuroaxiale Hämatome liegt bei gerinnungskompetenten Patienten bei 1:150.000 nach Epiduralanästhesie und bei 1:220.000 nach Spinalanästhesie [40]. Das Auftreten von neuroaxialen Hämatomen nach Regionalanästhesie wird durch Blutgerinnungsstörungen begünstigt [45]. Empfehlungen zur Vermeidung von Blutungskomplikationen bei gleichzeitiger Therapie mit unfraktioniertem Heparin, fraktionierten Heparinen, Vitamin-K-Antagonisten, Fibrinolytika, Azetylsalizylsäure und nichtsteroidalen Antiphlogistika wurden von Fachgesellschaften bereits erarbeitet [14, 15]. Anästhesisten und Schmerztherapeuten werden jedoch zunehmend mit Patienten konfrontiert, die im Rahmen einer koronaren Herzkrankheit, nach zerebralem Insult oder bei peripheren Gefäßerkrankungen mit ▶**Thrombozytenfunktionshemmern** behandelt werden. Gerade diese Patienten profitieren bei kardiochirurgischen Eingriffen, desobliterierenden Gefäßoperationen oder Amputationen von einem rückenmarksnahen regionalanästhesiologischen Verfahren. Bei Patienten mit peripherer Verschlusskrankheit kann eine Blockade des sympathischen Grenzstranges zur Schmerztherapie und/oder zur Durchblutungssteigerung indiziert sein. Die kürzlich veröffentlichten Empfehlungen der Deutschen Gesellschaft für Anästhesiologie und Intensivmedizin zur rückenmarksnahen Regionalanästhesie und Thromboembolieprophylaxe/antithrombotischer Medikation beinhalten verbindliche Richtlinien zur Durchführung von zentralen Blockaden bei Patienten, die Adenosindiphosphat-Rezeptor-Antagonisten, Azetylsalizylsäure oder Glykoprotein-(GP-)IIb/IIIa-Antagonisten erhalten [7]. Der vorliegende Übersichtsartikel soll ein Anstoß zur Erstellung weiterer Richtlinien zur Durchführung von zentralen und peripheren Blockaden bei gleichzeitiger Therapie mit verschiedenen Thrombozytenfunktionshemmern sein.

Mechanismus der Thrombozytenaktivierung bei Gefäßverletzung

Wenn ein Blutgefäß durch eine akzidentelle Punktion verletzt wird, erfolgt die Aktivierung von Thrombozyten v. a. durch den Kontakt mit subendothelialem Kollagen und durch den Agonisten Thrombin, der im Rahmen der extrinsischen Gerinnungskaskade durch Interaktion von Gewebsthrombokinase mit Gerinnungsfaktor VII entsteht (Abb. 1). Aktivierte Thrombozyten erfahren eine Konformationsänderung von GP IIb/IIIa, wobei durch die Bindung von Fibrinogenmolekülen an aktivierte GP IIb/IIIa-Rezeptoren die Aggregation benachbarter Thrombozyten möglich wird. Aktivierte Thrombozyten erfahren eine Gestaltänderung („shape change") durch Ausbildung von Pseudopodien und Freisetzung von gerinnungsaktiven Mikropartikeln. An prokoagulanten Zellmembranabschnitten binden Faktoren des Tenase- und Prothrombinasekomplexes und Faktor VIIa, wodurch die Thrombinentstehung beschleunigt wird. Die Sekretion gerinnungsaktiver Substanzen (Gerinnungsfaktoren, Adenosindiphosphat, Thromboxan A_2) bewirkt eine weitere Aktivierung der Gerinnung. Die Adhäsion am Subendothel wird teilweise über den aktivierten GP IIb/IIIa-Komplex und von Willebrand-Faktor, teilweise über zusätzliche Glykoproteine vermittelt. Nicht nur durch die Aggregatbildung, sondern auch durch die Sekretion gerinnungsaktivierender, vasoaktiver, mitogenetischer und proinflammatorischer Faktoren sind aktivierte Thrombozyten ursächlich an der Entstehung thrombotischer Ereignisse, z. B. akuter Koronarthrombose, Restenose nach perkutaner Revaskulari-

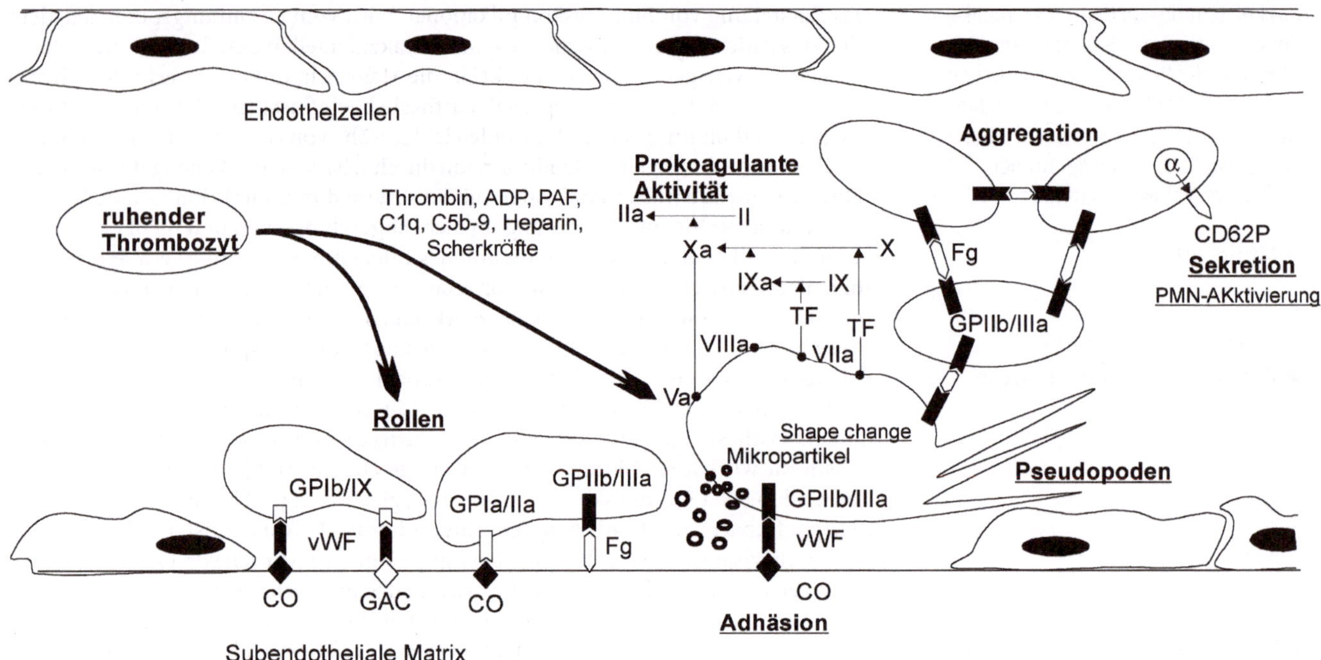

Abb. 1 ▲ Schema der Thrombozytenaktivierung bei Gefäßverletzung (Erläuterung im Text). (*ADP* Adenosindiphosphat, *C1q und C5b-9* Komplementfaktoren, *CO* Kollagen, *Fg* Fibrinogen, *GAC* Glukosaminoglykan, *GP* Glykoprotein, *PAF* plättchenaktivierender Faktor, *PMN* Leukozyten, *vWF* von Willebrand-Faktor)

▶ Antithrombozytäre Substanzen

sation, zerebralem Insult und peripherer Gefäßerkrankung, beteiligt. Im Zuge der Sekretion wird P-Selektin (CD62P) an der Thrombozytenoberfläche exprimiert. Die Mikroaggregatbildung zwischen Thrombo- und Leukozyten via P-Selektin führt zur Aktivierung beider Zelltypen sowie zur Initialisierung der inflammatorischen Reaktionskaskade.

Thrombozytenfunktionshemmer

Thrombozytenfunktionshemmer beeinflussen über unterschiedliche Mechanismen die Thrombozyten (Abb. 2). Deswegen muss der Anästhesist Indikationen, Pharmakologie und potenzielle Nebenwirkungen der ▶antithrombozytären Substanzen kennen, um das perioperative Management von Hochrisikopatienten unter Thromboembolieprophylaxe oder antithrombotischer Medikation zu optimieren. Folgende Substanzen werden behandelt:

1. Glykoprotein- (GP-)IIb/IIIa-Antagonisten,
2. Adenosindiphosphat- (ADP-)Rezeptor-Antagonisten,
3. Zyklooxygenasehemmer,
4. Phosphodiesterasehemmer,
5. antiaggregatorische Prostaglandine.

GP IIb/IIIa-Antagonisten

GP IIb/IIIa-Rezeptoren befinden sich auf der äußeren Zellmembran der Thrombozyten. Jeder einzelne Thrombozyt exprimiert ca. 80.000–100.000 GP IIb/IIIa-Rezeptoren. Thrombozyten können durch viele verschiedene Trigger aktiviert werden, die gemeinsame Endstrecke unterschiedlicher Aktivierungswege mündet jedoch immer in die Hochregulation und Konformationsänderung von GP IIb/IIIa (Abb. 1). Als logische Konsequenz dieser Erkenntnis wurden Substanzen entwickelt, die durch

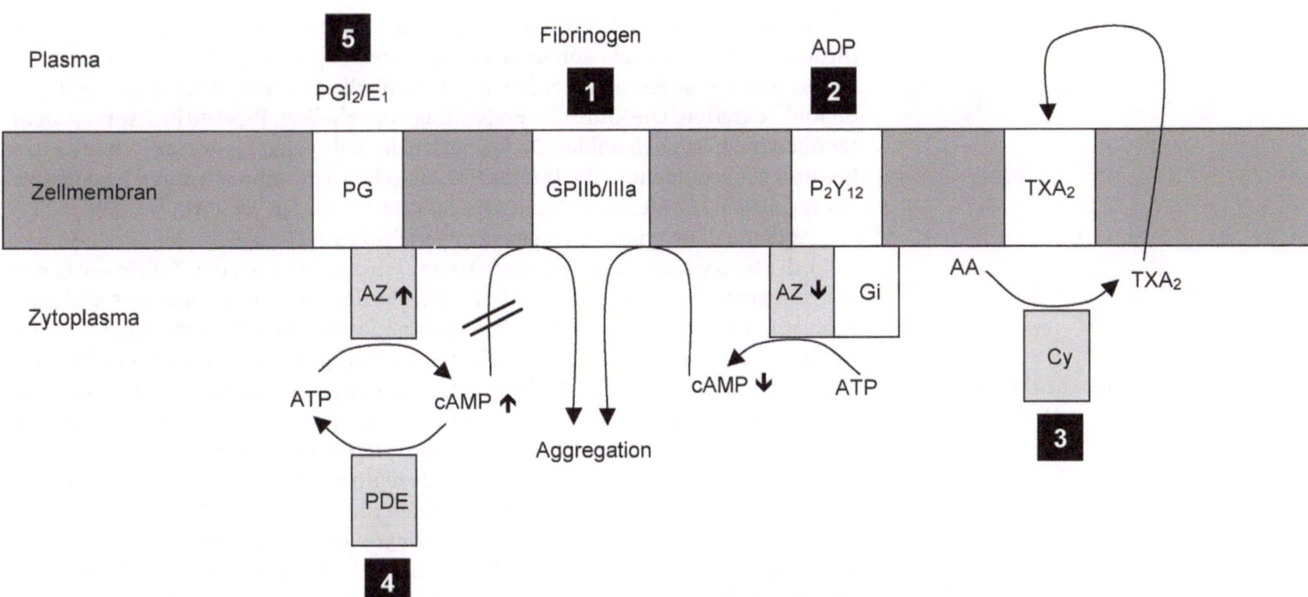

Abb. 2 ▲ **Schema der Angriffspunkte der Thrombozytenfunktionshemmer. 1: GP IIb/IIIa-Antagonisten blockieren die gemeinsame Endstrecke der Thrombozytenaktivierung durch Bindung an Fibrinogenrezeptoren *(GP IIb/IIIa)*. 2: Adenosindiphosphat- *(ADP-)*Rezeptor-Antagonisten hemmen die ADP-induzierte Aktivierung durch Blockade eines Gi-Protein-gekoppelten Rezeptors *(P₂Y₁₂)*, der die Adenylatzyklase *(AZ)* hemmt und damit die Konzentration von zyklischen Adeninmonophosphat *(cAMP)* herabsetzt. 3: Im Zuge der Thrombozytenaktivierung wird Arachidonsäure *(AA)* aus Membranphospholipiden freisetzt. Arachidonsäure wird durch die Zyklooxygenase I *(Cy)* in Thromboxane A₂ *(TXA₂)* umgewandelt, einem potenten autokrinen Thrombozytenagonist. Zyklooxygenasehemmer senken die TXA₂-Konzentration. 4: Phosphodiesterasehemmer hemmen die Umwandlung von cAMP in Adenosintriphosphat *(ATP)*; hierdurch steigt die Konzentration von cAMP an. cAMP setzt das katalytische Zentrum der inaktiven Proteinkinase A *(PKA)* frei. Aktivierte PKA stimuliert die Elimination von Kalzium in die intrazellulären Speicher. 5: Antiaggregatorische Prostaglandine binden an Rezeptoren; hierdurch steigt die Konzentration von cAMP an**

▶**Blockade der thrombozytären Aktivierungskaskade**

▶Blockade der thrombozytären Aktivierungskaskade am GP IIb/IIIa-Rezeptor das Risiko ischämischer Komplikationen beim akuten Koronarsyndrom (instabile Angina Pectoris, Myokardinfarkt) und nach perkutaner koronarer Revaskularisation reduzieren sollten. Alle GP IIb/IIIa-Antagonisten binden sowohl an den nicht aktivierten als auch den aktivierten GP IIb/IIIa-Komplex, ohne ihn dabei zu aktivieren. Derzeit sind im europäischen Raum 3 parenterale GP IIb/IIIa-Antagonisten für den klinischen Einsatz verfügbar. Diese sind Abciximab (ReoPro), Eptifibatid (Integrilin) und Tirofiban (Aggrastat).

Abciximab

Abciximab ist das Fab-Fragment eines antihumanen monoklonalen Antikörpers gegen GP IIb/IIIa. Die Bindung von Abciximab an den thrombozytären GP IIb/IIIa-Komplex, an den Vitronektinrezeptor der Gefäßmuskelzellen und an den Mac-1-Rezeptor auf Monozyten ist unspezifisch. Abciximab bindet auch an Osteoklasten, einige Tumorzellen und B-Lymphozyten. Die Bindungsaffinität von Abciximab an GP IIb/IIIa ist höher als jene der endogenen Liganden, Fibrinogen, von Willebrand-Faktor und anderen adhäsiven Molekülen. Die endogenen Liganden können aus der Bindung verdrängt werden. Daher kann Abciximab zur Thrombusauflösung von frischen zellulären Gerinnseln führen.

Abciximab kann zur Thrombusauflösung von frischen zellulären Gerinnseln führen

Die ▶**Hemmung des Vitronektin-Rezeptors** durch Abciximab verhindert Zelladhäsion, Migration und Proliferation, wodurch die Interaktion von Thrombozyten mit thrombogenen Gefäßoberflächen (rupturierten Plaques, Endothelzelldefekten) blockiert wird.

▶**Hemmung des Vitronektin-Rezeptors**

Die ▶**Hemmung des Mac-1-Rezeptors** verhindert die Rekrutierung von Monozyten an Orten der Gefäßverletzung und damit die proinflammatorische Aktivierungskaskade.

▶**Hemmung des Mac-1-Rezeptors**

In Gegenwart von Abciximab wurde eine erhöhte Sekretion von Produkten der thrombozytären Granula anhand einer erhöhten Expression von P-Selektin (Abb. 1) beobachtet. Offensichtlich regulieren unterschiedliche Mechanismen die Aggregation und Sekretion. Die klinische Bedeutung der erhöhten P-Selektin-Expression unter Abciximab ist noch unklar. Da P-Selektin die Mikroaggregation zwischen Thrombo- und Leukozyten und die Interaktion zwischen Thrombozyten und Endothelzellen vermittelt, könnte der ischämische vaskuläre Schaden verstärkt werden.

Abciximab liegt nur zu einem geringen Prozentsatz ungebunden im Plasma vor (5%), der überwiegende Anteil der Substanz wird sofort nach der Zufuhr an Thrombozyten gebunden [36]. Abciximab wird in Thrombozyten internalisiert und durch Proteasen enzymatisch abgebaut. Die Eliminationshalbwertszeit beträgt ca. 30 min. Aufgrund der hohen Affinität zum GP IIb/IIIa-Rezeptor und der niedrigen Dissoziationskonstante ergibt sich jedoch ein ►lang anhaltender antithrombozytärer Effekt. Abciximab konnte mittels durchflusszytometrischer Analysen bis zu 2 Wochen nach Beendigung der Therapie an den Thrombozyten nachgewiesen werden. Innerhalb von 15 min werden sämtliche GP IIb/IIIa-Rezeptoren durch Abciximab (0,25 mg/kg) blockiert. Der Zielwert liegt bei einer 80%igen Blockade der GP IIb/IIIa-Rezeptoren; 24 h nach Absetzen der Therapie sind noch 50–60% der Rezeptoren besetzt. Nach 48 h erholt sich die Thrombozytenfunktion. Ein klinisch relevanter antithrombozytärer Effekt besteht demnach für 24–48 h. Besondere Vorsicht ist bei Patienten mit Thrombasthenia Glanzmann geboten, die nur über etwa 50–60% der üblichen Anzahl an Rezeptoren verfügen.

Wenn eine rasche Aufhebung der Thrombozytenfunktionshemmung erwünscht ist, muss eine Thrombozytentransfusion erfolgen. Abciximabmoleküle werden dadurch auf den vergrößerten Pool an Thrombozyten verteilt. Dieser Verdünnungsmechanismus verringert den hemmenden Effekt von Abciximab [36]. Aus theoretischen Überlegungen könnte der Einsatz von rekombinantem aktiviertem Faktor VII eine Option in der Behandlung von akquirierten Thrombozytenfunktionsdefekten durch GP IIb/IIIa-Antagonisten sein.

Eptifibatid und Tirofiban

Eptifibatid und Tirofiban sind niedermolekulare synthetische GP IIb/IIIa-Antagonisten. Eptifibatid ist ein zyklisches Heptapeptid, Tirofiban ist ein Tyrosinderivat, das an die sog. RGD- (Arg-Gly-Asp-)erkennende Sequenz des GP IIb/IIIa-Rezeptors bindet. Beide Substanzen binden kompetitiv mit niedriger Affinität, aber hoher Spezifität ausschließlich an den GP IIb/IIIa-Rezeptor. Diese Bindung ist rasch reversibel. Die Eliminationshalbwertszeit beträgt ca. 2 h. Ein klinisch relevanter antithrombozytärer Effekt besteht für 2–4 h nach Eptifibatid und für 4–8 h nach Tirofiban. Unter Steady-state-Bedingungen zirkuliert ein großer Anteil der Substanz ungebunden im Plasma. Thrombozytentransfusionen sind daher nicht geeignet, den antithrombozytären Effekt von Eptifibatid und Tirofiban zu antagonisieren, da der ungebundene Anteil der Substanzen rasch die neu verfügbaren Rezeptoren besetzt. Niedermolekulare GP IIb/IIIa-Rezeptor-Antagonisten können durch Hämodialyse oder Hämofiltration eliminiert werden.

Klinische Indikationen für GP IIb/IIIa-Antagonisten

Die Domäne der intravenösen GP IIb/IIIa-Antagonisten ist die ►interventionelle Kardiologie. Der klinische Benefit von GP IIb/IIIa-Antagonisten für Koronarpatienten wurde durch zahlreiche (Multicenter-)Studien belegt und ist in aktuellen Übersichtsartikeln dargestellt [4, 21]. Auch Patienten mit peripher arterieller Verschlusskrankheit und zerebrovaskulärer Insuffizienz profitieren von GP IIb/IIIa-Antagonisten. Trotz der signifikanten Risikoreduktion ischämischer Komplikationen werden GP IIb/IIIa-Antagonisten aufgrund der hohen Kosten oftmals nur Hochrisikopatienten mit akutem Herzinfarkt, eingeschränkter Linksventrikelfunktion, Diabetes mellitus und diffuser Koronarsklerose verabreicht. Als Alternative zur Bypassoperation hat die interventionelle Rekanalisation, Dilatation und Prothesenversorgung von stenosierten Koronararterien immense praktische Bedeutung erlangt. Wenn ein kardiochirurgischer Eingriff mit Herz-Lungen-Maschine trotz kardiologischer Inter-

Wenn eine rasche Aufhebung der Thrombozytenfunktionshemmung erwünscht ist, muss eine Thrombozytentransfusion erfolgen

Ein klinisch relevanter antithrombozytärer Effekt besteht für 2–4 h nach Eptifibatid und für 4–8 h nach Tirofiban

Niedermolekulare GP IIb/IIIa-Rezeptor-Antagonisten können durch Hämodialyse oder Hämofiltration eliminiert werden

►Interventionelle Kardiologie

Trotz der signifikanten Risikoreduktion ischämischer Komplikationen werden GP IIb/IIIa-Antagonisten aufgrund der hohen Kosten oftmals nur Hochrisikopatienten verabreicht

vention erforderlich ist, kann ein thrombozytenprotektiver Effekt durch kurzwirksame GP IIb/IIIa-Antagonisten erwartet werden.

Bemerkenswert ist, dass diese Substanzen häufig in Kombination mit Heparin und adjuvanten antiaggregatorischen Medikamenten [Azetylsalizylsäure (ASS), Ticlopidin oder Clopidogrel] gegeben werden, besonders in den Stunden nach einer interventionellen kardiologischen Behandlung. Die alleinige Gabe von GP IIb/IIIa-Antagonisten scheint unzureichend zu sein. Zur Eröffnung peripherer Gefäßverschlüsse hat sich die Kombination von Fibrinolytikum, ASS, Heparin und GP IIb/IIIa-Rezeptor-Antagonist bewährt.

Zur ▶**Langzeittherapie** wurden ▶**peroral applizierbare GP IIb/IIIa-Antagonisten** entwickelt, darunter Sibrafigan, Orbofiban und Xemilofiban. Die Ergebnisse bezüglich der sekundären Prävention von akuten Koronarsyndromen waren für diese Präparate jedoch enttäuschend bei erhöhter Morbidität und Mortalität. Denn trotz der hohen Rezeptoraffinität erreichen orale Fibane nicht die erforderliche 80%ige Hemmung der Adenosindiphosphat-induzierten Thrombozytenaggregation. Darüber hinaus scheinen niedrige Konzentrationen an oralen GP IIb/IIIa-Antagonisten einen proaggregatorischen Effekt zu haben. In diesem Zusammenhang wird eine mit der Rezeptorbindung assoziierte Aktivierung der Thrombozyten diskutiert. Aus diesen Gründen sind orale GP IIb/IIIa-Antagonisten zur langfristigen Thrombozytenfunktionshemmung derzeit nicht im Einsatz.

Nebenwirkung von GP IIb/IIIa-Antagonisten

Blutungsrisiko

Das Blutungsrisiko ist unter GP IIb/IIIa-Antagonisten erhöht. Die meisten Blutungsepisoden sind jedoch unspektakulär und treten z. B. im Bereich der Gefäßpunktion bei perkutaner koronarer Revaskularisation auf. Die Blutungsinzidenz konnte durch Modifikation der periinterventionellen Maßnahmen reduziert werden (gewichtsadaptierte Heparinisierung während Intervention, frühzeitiges Entfernen der Einführschleuse für den Katheter aus der Femoralarterie, keine postinterventionelle Heparinisierung). Unter Therapie mit Abciximab ist das Blutungsrisiko während akuter koronarer Bypassoperationen erhöht, v. a. in den ersten 12 h nach Infusion. In dieser Situation scheint eine prophylaktische Gabe von Thrombozytenkonzentraten gerechtfertigt. Im Gegensatz zu Abciximab erhöhen niedermolekulare synthetische GP IIb/IIIa-Antagonisten das Blutungsrisiko während Bypassoperationen nicht [32].

Thrombozytopenie

Eine weitere unerwünschte Nebenwirkung von GP IIb/IIIa-Antagonisten ist die Auslösung einer Thrombozytopenie. Der Pathomechanismus des Thrombozytenabfalles ist unklar. Der Abfall tritt zumeist innerhalb von 24 h nach Therapiebeginn auf und hält 5–12 Tage an. Thrombozytentransfusionen sind zur Behandlung von hämorrhagischen Komplikationen indiziert. Differenzialdiagnostisch muss eine Heparin-induzierte Thrombozytopenie ausgeschlossen werden, wenn eine Kombinationstherapie von Heparin plus GP IIb/IIIa-Antagonisten erfolgt. Zum Ausschluss einer Pseudothrombozytopenie sollten 3 separate Proben mit verschiedenen In-vitro-Antikoagulanzien untersucht werden.

Adenosindiphosphat-Rezeptor-Antagonist

Derzeit sind im europäischen Raum 2 perorale ADP Rezeptor-Antagonisten (Thienopyridine) für den klinischen Einsatz verfügbar, ▶**Clopidogrel** (Plavix, Iscover) und ▶**Ticlopidin** (Tiklid, Tiklyd, Ticlodone, Thrombodine). Beide Substanzen werden in der Leber zu aktiven Metaboliten umgewandelt. Diese hemmen die ADP-induzierte Thrombozytenaggregation durch nichtkompetitive, irreversible Interaktion mit dem ADP Rezeptor ($P2Y_{12}$-Rezeptor) auf der Thrombozytenoberfläche, der die Adenylatzyklase hemmt. Die Blockade des $P2Y_{12}$-Rezeptors führt über einen Anstieg des intrazellulären cAMP-Spiegels und eine Erniedrigung des intrazellulären Kalziumspiegels zur Hemmung der ADP-vermittelten Thrombozytenaktivierung. Darüber hinaus

---

Substanzen werden häufig in Kombination mit Heparin und adjuvanten antiaggregatorischen Medikamenten gegeben

▶**Langzeittherapie**
▶**Peroral applizierbare GP IIb/IIIa-Antagonisten**

Im Gegensatz zu Abciximab erhöhen niedermolekulare synthetische GP IIb/IIIa-Antagonisten das Blutungsrisiko während Bypassoperationen nicht

▶**Clopidogrel**
▶**Ticlopidin**

wird die Freisetzung von Kalzium, Serotonin, Fibrinogen verhindert, welche die Thrombozytenaktivierung verstärken. Gleichzeitig erfolgt die Hemmung der ADP- und Thrombin-induzierten Konformationsänderung von GP IIb/IIIa.

Clopidogrel ist ein 6fach stärkerer Thrombozytenfunktionshemmer als Ticlopidin. Die Wirkung von 75 mg Clopidogrel tritt 3–7 Tage nach Therapiebeginn verzögert ein, jene von 500 mg Ticlopidin erst nach 8–10 Tagen. In therapeutischer Dosierung ist die Blutungszeit um den Faktor 1,5–3 verlängert. Die Normalisierung der Thrombozytenfunktion erfolgt entsprechend der Lebensdauer der Thrombozyten langsam über 7–14 Tage nach Ticlopidin [17, 42] bzw. über 7 Tage nach Clopidogrel. Die Verlängerung der Blutungszeit lässt sich innerhalb von 2 h durch die intravenöse Gabe von Glukokortikoiden normalisieren. Desmopressin oder die Transfusion von Thrombozytenkonzentraten kann die Wirkung von Ticlopidin ebenfalls reduzieren [19]. Aprotinin kann die durch Clopidogrel verlängerte Blutungszeit normalisieren [9] und die Thrombozytenfunktion stabilisieren [20]. Die Plasmaproteinbindung ist für Clopidogrel vernachlässigbar, beträgt für Ticlopidin jedoch 98%. Ticlopidin ist daher nicht hämodialysierbar.

Clopidogrel ist zur Reduzierung von atherosklerotischen Ereignissen kardiovaskulären, zerebrovaskulären oder peripher vaskulären Ursprungs zugelassen. Ticlopidin ist für die genannten Indikationen bei Patienten mit Unverträglichkeit gegen Azetylsalizylsäure zugelassen. Die Anwendungsdauer von Ticlopidin ist auf 8 Wochen limitiert. Die Wirksamkeit von Ticlopidin ist vergleichbar mit jener von ASS. Die höheren Kosten und die möglichen Nebenwirkungen von Ticlopidin (gastrointestinale Komplikationen, Knochenmarkschädigung mit Leuko- und Thrombopenie, thrombotisch-thrombozytopenische Purpura) erklären den nach wie vor häufigeren Einsatz von ASS im Vergleich zu Ticlopidin. Nicht zuletzt wegen der geringeren Knochenmarktoxizität hat sich Clopidogrel gegenüber Ticlopidin durchsetzen können. Clopidogrel senkt bei peripherer Verschlusskrankheit die Inzidenz ischämischer Ereignisse im Vergleich zu ASS und wird besser vertragen. Die ▶**Kombination von Clopidogrel und ASS** hemmt synergistisch die Thrombozytenfunktion; Clopidogrel verstärkt auch die antithrombozytäre Wirkung von GP IIb/IIIa-Rezeptor-Antagonisten. Daher ist die Kombinationstherapie zum Standard der antithrombotischen Behandlung bei kardiovaskulären Erkrankungen geworden. Das interventionelle Management zur Behandlung peripher-arterieller Erkrankungen wird analog zur Koronarintervention durchgeführt. Ob ADP Rezeptor-Antagonisten für diese Indikation geeignet sind, müssen prospektive Studien klären. Die Ergebnisse bezüglich der sekundären Prävention von akutem Koronarsyndrom und ischämischem Insult sind für die ADP Rezeptor-Antagonisten enttäuschend. Möglicherweise ist das geringere Ausmaß der maximal erreichbaren Thrombozytenaggregationshemmung im Vergleich zu GP IIb/IIIa-Antagonisten dafür verantwortlich: ASS und ADP Rezeptor-Antagonisten hemmen die ADP-induzierte Plättchenaggregation (20 µM) um 10% bzw. 30%, während Abciximab eine >80%ige Hemmung induzieren kann.

Lokoregionalanästhesie und GP IIb/IIIa-Antagonisten und ADP Rezeptor-Antagonisten

Bislang liegen weder prospektive kontrollierte Studien, noch größere Fallserien über Regionalanästhesien unter Therapie mit GP IIb/IIIa-Antagonisten und ADP Rezeptor-Antagonisten vor. Ob eine Korrelation zwischen der Hemmung der Thrombozyten durch diese neuen Substanzen und dem Auftreten von postpunktionellen Hämatomen besteht, ist bisher unbekannt. Ein wesentlicher Aspekt ist das Zeitintervall zwischen der letzten Antikoagulanziengabe und der Durchführung einer Lokoregionalanästhesie. Eine Punktion sollte erst nach Rückkehr der normalen Thrombozytenfunktion durchgeführt werden.

Die kürzlich veröffentlichte Überarbeitung der Richtlinien der Deutschen Gesellschaft für Anästhesiologie und Intensivmedizin gibt erstmals detaillierte Empfehlungen für die Durchführung von rückenmarksnahen Regionalanästhesien bei Patienten unter Therapie mit ADP Rezeptor-Antagonisten [7]. ▶**Clopidogrel** soll demnach mindestens 7 Tage vor der Durchführung von rückenmarksnahen Regionalanästhesien abgesetzt werden (Tabelle 1). Entsprechend den Angaben des Herstellers sollen sogar 10 Tage abgewartet werden. Da bereits ein Fallbericht über ein spinales

Tabelle 1

Empfohlene Therapiepausen von Thrombozytenfunktionshemmern bei Lokoregionalanästhesie

Substanzen (Handelsnamen)	Therapieende Vor Punktion/ Katheterentfernung	Therapiebeginn Nach Punktion/ Katheterentfernung
ADP Rezeptor-Antagonisten		
Clopidogrel (Plavix, Iscover)	>7 Tage [7]	Sofort [7]
Ticlopidin (Tiklid, Tiklyd, Ticlodone, Thrombodine)	>10 Tage [7]	Sofort [7]
Zyklooxygenasehemmer		
ASS	>2 Tage [7]	Sofort [7]
NSAID (nichtselektive COX-Hemmer)	1–2 Tage [48]	Sofort
Selektive COX-II-Hemmer (z. B. Vioxx, Celebrex)	nicht erforderlich	Sofort
Phosphodiesterasehemmer		
Dipyridamol+ASS (Asasantin)	>2 Tage	Sofort
GP IIb/IIIa-Antagonisten		
Abciximab (ReoPro)	KI laut [7], theoretisch >2 Tage	2–4 h
Tirofiban (Aggrastat)	KI laut [7], theoretisch 6–8 h	2–4 h
Eptifibatid (Integrilin)	KI laut [7], theoretisch 6–8 h	2–4 h
Antiaggregatorische Prostaglandine		
Iloprost (Ilomedin)	2 h	Sofort
Prostacyclin (Flolan)	30 min	Sofort
Prostaglandin E_1 (Minprog)	30 min	Sofort

ADP *Adenosindiphosphat,* ASS *Azetylsalizylsäure,* COX *Zyklooxygenase,* GP *Glykoprotein,* KI *Kontraindikation,*
NSAID *nichtsteroidale Antiphlogistika,* [7] *und* [48]=*Konsensusempfehlungen.*

Hämatom bei rückenmarksnaher Regionalanästhesie unter Clopidogrel vorliegt [46],
muss von der Durchführung von Nervenblockaden bei zeitgleicher Einnahme von
Clopidogrel abgeraten werden.

▶ **Ticlopidin**

▶ **Ticlopidin** soll 10 Tage pausiert werden (Tabelle 1) [7]. Selbst 12 Tage nach Absetzen von Ticlopidin wurde bei 1 Patienten mit Hypertonie und Diabetes mellitus
ein epidurales Hämatom nach Katheterepiduralanästhesie beobachtet [18]. Ein Fallbericht weist auf die Möglichkeit einer spontanen neuroaxialen Blutung bei einem Patienten unter thrombozytenfunktionshemmender Therapie hin [27]. Weitere Fallberichte [18, 25, 30, 43] beschreiben Patienten, die nach Lumbalpunktion und präoperativer Einnahme von Ticlopidin ein neuroaxiales Hämatom bzw. nach lumbaler Sympathikusblockade retroperitoneale Hämatome entwickelten [24]. Thrombozytopenische Patienten haben a priori ein erhöhtes Risiko einer neuroaxialen Blutung.

Zur Durchführung von Lokoregionalanästhesien bei Therapie mit GP IIb/IIIa-Antagonisten liegen bisher in der Literatur keine Erfahrungsberichte vor. Die Deutsche Gesellschaft für Anästhesiologie und Intensivmedizin definiert in den überarbeiteten Leitlinien die Therapie mit GP IIb/IIIa-Antagonisten (in Kombination mit
Heparin und ASS) als eine Kontraindikation für eine zentrale Nervenblockade [7].
Allerdings erholt sich die Thrombozytenfunktion nach Absetzen der GP IIb/IIIa-Antagonisten rascher als nach ADP Rezeptor-Antagonisten, die in den überarbeiteten Richtlinien keine Kontraindikation für Nervenblockaden darstellen [7]. Aus pharmakologischen Überlegungen könnten folgende ▶ **Zeitintervalle zwischen Therapieende und Punktion**

▶ **Zeitintervalle zwischen Therapieende und Punktion** abgeleitet werden (Tabelle 1): Nach Absetzen von Abciximab
sollten mindestens 2 Tage, nach Tirofiban und Eptifibatid mindestens 6–8 h gewartet werden. Es bleibt abzuwarten, ob diese theoretischen Überlegungen einen Anstoß
zur Überarbeitung der Empfehlungen der deutschen Fachgesellschaft darstellen. Bis
dahin bleibt die Therapie mit GP IIb/IIIa-Antagonisten eine Kontraindikation für
zentrale Blockaden [7].

Wenn eine ▶Notoperationen nicht verschoben werden kann, soll die Zufuhr der GP IIb/IIIa-Antagonisten unverzüglich abgebrochen werden. Die Abdichtung einer Gefäßläsion ist zwar nicht nur von GP IIb/IIIa abhängig, es erscheint aber unwahrscheinlich, dass vaskuläre Gefäßläsionen über die intakte Interaktion des GP-Ib-V-IX-Komplexes mit von Willebrand-Faktor abgedichtet werden können. Es empfiehlt sich daher, aufgrund des immanenten Blutungsrisikos keine Lokoregionalanästhesie unter laufender GP IIb/IIIa-Blockade durchzuführen.

Zyklooxygenasehemmer

Azetylsalizylsäure

Azetylsalizylsäure (ASS) gehört zu den am meisten eingesetzten Pharmaka. Dessen Wirksamkeit zur ▶**Prävention thrombotischer Ereignisse**, besonders bei stabiler und instabiler Angina pectoris, nach akutem Myokardinfarkt, zur Prävention von Restenosen nach perkutaner koronarer Revaskularisation und koronarer Bypassoperation, nach zerebralem Insult und unter Vorhofflimmern wurde mehrfach und eindeutig bestätigt. Zur Langzeitprophylaxe wird eine Dosis von 75–300 mg pro Tag empfohlen. Höhere Dosen führen zu einer globalen Hemmung der Prostaglandinsynthese und zusätzlich zur Blockade der vaskulären Prostazyklinbildung mit Verkürzung der Blutungszeit. Die Kombination mit anderen antithrombozytären Medikamenten scheint bei speziellen Indikationen vorteilhaft zu sein.

Azetylsalizylsäure blockiert nur einen Weg der Thrombozytenaktivierung (Abb. 2): Es führt durch Azetylierung zu einer irreversiblen Hemmung der Zyklooxygenase I und damit zu einer Hemmung der Thromboxan-A_2-Synthese. Die Wirkung setzt bereits 9–24 min nach Einnahme ein. Da reife Thrombozyten das Enzym nicht synthetisieren können, besteht der hemmende Effekt auch nach Absetzen von ASS für die Lebensdauer der Thrombozyten (7–12 Tage) fort. Innerhalb von 3 Tagen werden ca. 30–50% der irreversibel gehemmten Thrombozyten im Knochenmark ersetzt. Bei normaler Thrombozytenzahl können dadurch normale Blutungszeiten gemessen werden. Die Gabe von Desmopressin führt nur zu einer passageren Verbesserung der primären Hämostase [1]. Thrombozyten können unter Zyklooxygenasehemmern zwar kein Thromboxan A_2 produzieren, das für die sekundäre Aggregation und Freisetzungsreaktion wichtig ist, aber die Adhäsion an der subendothelialen Matrix und die primäre Aggregation funktionieren ungestört. Es bleibt jedoch unklar, ob kleine vaskuläre Gefäßläsionen mit diesen Restfunktionen der Thrombozyten abgedichtet werden können.

Nichtsteroidale Antiphlogistika

Nichtsteroidale Antiphlogistika (NSAID), die primär als Schmerzmittel eingesetzt werden, hemmen reversibel die Zyklooxygenase I. Es gibt NSAID mit kurzer Halbwertszeit (Diclofenac, Ibuprofen, Indomethacin, Lornoxicam, Ketoprofen) und solche mit langer Halbwertszeit (Naproxen, Piroxicam). Nach 3–5 Halbwertszeiten des verwendeten NSAID ist der reversible antithrombozytäre Effekt nicht mehr nachweisbar (nach ca. 1 Tag bei NSAID mit kurzen Halbwertszeiten und nach ca. 2–3 Tagen bei solchen mit langen Halbwertszeiten). Obwohl NSAID nicht zu einem erhöhten Risiko von spinalen Hämatomen führen [7], können ersatzweise (zur perioperativen Schmerztherapie) NSAID mit kurzer Halbwertszeit oder Metamizol, Paracetamol bzw. selektive Zyklooxygenase-II-Hemmer verabreicht werden, da diese keinen Einfluss auf die Thrombozytenfunktion haben.

Lokoregionalanästhesie und Zyklooxygenasehemmer

Die bisherigen Untersuchungen zum ▶**Blutungsrisiko nach ASS-Einnahme** enthalten kontroverse Daten [38]. Vandermeulen et al. [45] berichten von 2 von 61 Patienten mit spinalem Hämatom unter laufender ASS-Therapie. Ein Patient erhielt gleichzeitig auch Heparin. Von einem spontanen Hämatom unter ASS berichteten Locke et al. [22]. Weitere Fallberichte über das Auftreten von neuroaxialen Blutungen nach Regionalanästhesien unter ASS [8, 26, 27, 31] und unter Ketoprofen [6] haben eher anekdotischen Charakter. In letzterem Fall begünstigte möglicherweise eine Hypertonie die Hämatomentstehung. Im Gegensatz dazu konnte die CLASP-Studie an 1.422 Patientinnen [5] zeigen, dass das neuroaxiale Blutungsrisiko unter gleichzeitiger Gabe von niedrig dosiertem ASS nicht erhöht ist. Ebenso zeigten Horlocker et al. [11, 12, 13] die Sicherheit von Zyklooxygenasehemmern hinsichtlich der Entstehung schwerwiegender Blutungskomplikationen (neuroaxiales Hämatom) auf. Lediglich die Inzidenz von leichten Blutungskomplikationen (blutige Punktion) war bei Patienten unter pausierter antithrombozytärer Therapie erhöht [11]. Auch Ruff et al. [35] konnten keinen Zusammenhang zwischen dem Auftreten von spinalen Hämatomen mit neurologischen Ausfällen nach Lumbalpunktion unter ASS-Einnahme aufzeigen. Ein statistisch eindeutiger Beweis ist jedoch aufgrund der dazu erforderlichen hohen Fallzahlen selbst mit diesen prospektiven Studien noch nicht gelungen [43].

Obwohl Horlocker et al. [13] auf die Sicherheit der Kombination von Thrombozytenfunktionshemmern und epiduraler Steroidinjektion zur Schmerztherapie in einer prospektiven Studie hinwiesen, wurden spinale Hämatome unter einer Begleittherapie mit ASS [2] oder NSAID beobachtet [47].

Es gilt derzeit folgende Konsensusempfehlung: Die Einnahme von ASS soll mehr als 2 Tage vor Regionalanästhesien pausiert werden [7, 48]. Wenn eine Notoperationen nicht verschoben werden kann, soll die Zufuhr von ASS unverzüglich abgebrochen werden. Hier empfiehlt es sich aufgrund des erhöhten Blutungsrisikos, Katheterverfahren und Periduralanästhesien nur dann in Erwägung zu ziehen, wenn überzeugende klinische Gründe dafür sprechen. Ebenso sollte auf den Einsatz von ASS bei liegenden Kathetern verzichtet werden.

Phosphodiesterasehemmer

Derzeit ist im europäischen Raum nur 1 Kombinationspräparat, bestehend aus dem Phosphodiesterasehemmer Dipyridamol und ASS, für den klinischen Einsatz verfügbar (Asasantin). Phosphodiesterasehemmer hemmen die Thrombozytenaggregation durch Blockade der Phosphodiesterase mit darauf folgender Erhöhung der Konzentration von cAMP und cGMP. Darüber hinaus hemmt Dipyridamol die Wiederaufnahme von Adenosin in Erythrozyten. Die Plasmaproteinbindung von Dipyridamol beträgt 98%, die Halbwertszeit beträgt 30–60 min, die Elimination erfolgt biliär, die Zeit bis zum maximalen Wirkungseintritt beträgt 2 Tage.

Dipyridamol ist bei kardiochirurgischen Eingriffen zur Verhütung thromboembolischer Komplikationen nach künstlichem Herzklappenersatz zugelassen. Die Kombination mit anderen Antikoagulanzien ist angezeigt. Aufgrund der geringeren Blutungskomplikationen im Vergleich zu ASS wird Dipyridamol auch zur Prävention von thrombotischen Ereignissen in der Bypasschirurgie perioperativ eingesetzt. Die additive Wirksamkeit von Dipyridamol ist für diese Indikation jedoch nur marginal. Studien belegen die Wirksamkeit zur sekundären Prophylaxe von Stentthrombosen und nach Insulten. Dipyridamol führt zu einer 25%igen Verringerung von Spätthrombosen nach interventionellen Verfahren bei der Behandlung peripher-arterieller Verschlusserkrankungen. Dipyridamol wird auch zur Beurteilung einer koronaren Herzkrankheit im Rahmen der Myokardszintigraphie eingesetzt, da Dipyridamol ein ▶hochwirksamer Vasodilatator ist.

Lokoregionalanästhesie und Phosphodiesterasehemmer

Bislang wurden keine spinalen Hämatome unter Dipyridamoltherapie berichtet [11, 13]. Es wird angenommen, dass eine therapeutische Dosierung von Phosphodiesterasehemmern das Blutungsrisiko bei Regionalanästhesien nicht erhöht, falls ein zeitlicher Abstand von 2 h zwischen isolierter Dipyridamolgabe und Punktion bzw. mehr als 2 Tage bei Einnahme des Kombinationspräparates, bestehend aus Dipyridamol plus ASS, eingehalten wird (Tabelle 1).

Antiaggregatorische Prostaglandine

Prostaglandin I_2 (PGI_2, Prostazyklin, Epoprostenol) ist der Hauptmetabolit der Arachidonsäure in Endothelzellen, und der potenteste derzeit bekannte endogene

Thrombozytenaggregationshemmer. Prostaglandin E_1 (PGE_1, Alprostadil) hat nur etwa 1/30 der antiaggregatorischen Potenz von Prostazyklin. Ein Derivat des natürlichen Prostazyklins ist Iloprost. Prostaglandine sind kurz wirksame, reversible Inhibitoren der Aktivierung, Adhäsion, Sekretion, Aggregation sowie Expression gerinnungsaktiver Phospholipidoberflächen mit prokoagulatorischer Aktivität. Diese Wirkungen werden hauptsächlich durch die Bindung der Prostaglandine an membranständige Rezeptoren vermittelt, welche die Adenylatzyklase stimulieren. Der darauf folgende Anstieg des intrazellulären cAMP-Spiegels führt über eine Erniedrigung des intrazellulären Kalziumspiegels zu den oben angeführten Effekten. Prostazyklin und PGE_1 werden innerhalb von Minuten metabolisiert, die Halbwertszeit von Iloprost beträgt in Abhängigkeit von der Infusionsrate ca. 30 min. Der antithrombozytäre Effekt ist nach 2 h nicht mehr nachweisbar.

Kurzwirksame Prostaglandine haben in den letzten Jahren eine sichere Stelle im Bridging von Patienten mit Kardiomyopathie vor Herztransplantationen eingenommen. Prostaglandine werden in Kombination mit Heparin zur Thrombozytenfunktionshemmung z. B. bei extrakorporalen Kreisläufen eingesetzt sowie zur Behandlung des Raynaud-Syndroms und der fortgeschrittenen peripheren Verschlusskrankheit, v. a. dann, wenn eine lumeneröffnende Therapie nicht möglich ist. Aufgrund neuroprotektiver Effekte könnte sich Iloprost auch in der Behandlung des akuten Schlaganfalles bewähren. Da die Dosis durch die Auswirkungen auf die Hämodynamik begrenzt ist, ist eine massive Thrombozytenfunktionshemmung bei der klinischen Anwendung nicht zu erwarten. Es wird üblicherweise eine Infusion pro Tag über 6 h über eine Behandlungsdauer von 4 Wochen verabreicht. Kontinuierliche Infusionen über mehrere Tage sind wegen der möglichen Entwicklung einer Tachyphylaxie und einer möglichen Rebound-Hyperaggregabilität nach Beendigung der Therapie nicht zu empfehlen.

Lokoregionalanästhesie und Prostaglandine

Es liegen bislang keine Berichte über Lokoregionalanästhesien, Blutungskomplikationen und Prostaglandine vor. Aus pharmakologischen Gründen soll die Infusion von Prostaglandinen 0,5–2 h vor Regionalanästhesien pausiert werden (Tabelle 1).

Neue Antiplättchen-Substanzen

Thromboxansynthetasehemmer, kombinierte Thromboxan- und Prostaglandinsynthetasehemmer, kombinierte Kalziumkanal- und Thromboxansynthesehemmer, Rezeptor-Antagonisten (Thrombin, Thromboxan, Prostazyklin, Serotonin, GP-Ib) sind in präklinischer und klinischer Erprobung. Zu diesen Substanzen gibt es noch keine Berichte über Interaktionen bei Lokoregionalanästhesie.

Allgemeine Empfehlungen zu Lokoregionalanästhesie unter Antikoagulanzien

Verfahren der Lokoregionalanästhesie können entsprechend dem möglichen Blutungsrisiko in 2 Kategorien eingeteilt werden:

1. Blockaden mit leicht behandelbaren Folgen durch Blutungskomplikationen:
   - periphere Blockaden ohne Nähe zu Gefäßen,
   - periphere Blockaden in der Nähe von Gefäßen, die leicht komprimierbar sind;
2. Blockaden mit schwerwiegenden Schädigungen durch Blutungskomplikationen:
   - periphere Blockaden im Kopf- und Halsbereich,
   - rückenmarksnahe Blockaden
   - Blockaden zur Schmerztherapie (z.B. sympathischer Grenzstrang, Plexus coeliacus, Plexus lumbosacralis)

Periphere und zentrale Blockaden

Es liegen keine Studienergebnisse über den Vergleich der Inzidenz von Blutungen nach peripheren und zentralen Blockaden bei Patienten unter antithrombozytärer

Therapie vor. Auch wenn die Folgen von Blutungskomplikationen nach peripherer Lokoregionalanästhesie leichter behandelbar sind als nach zentraler Blockade, müssen für alle elektiven Blockaden dieselben Kriterien hinsichtlich des präinterventionellen Gerinnungsstatus gelten. Da eine normale Thrombozytenfunktion nur nach den oben angegebenen Zeitintervallen zu erwarten ist (Tabelle 1), können die in den überarbeiteten Leitlinien der Deutschen Fachgesellschaft auf die rückenmarksnahen Regionalanästhesie bezogenen Empfehlungen [7] auf die peripheren Blockaden übertragen werden.

Wahl das Verfahrens

Bei anzunehmender Resthemmung der Thrombozytenfunktion sind jene Verfahren der Regionalanästhesie zu wählen, die mit dem geringsten Gewebetrauma assoziiert sind. Neuroaxiale Nervenblockaden sollen bei unklarer Risikoeinstufung unter Verwendung neuer Antikoagulanzien möglichst durch periphere Blockaden ersetzt werden. Bei rückenmarksnahen Blockaden ist das Blutungsrisiko bei Single-shot-Spinalanästhesien am geringsten, gefolgt von Single-shot-Epiduralanästhesien und am höchsten bei Katheterverfahren [40]. Das Anlegen eines Epiduralkatheters scheint ebenso kritisch für das Entstehen eines Hämatoms zu sein wie das Entfernen, denn auch hierbei wird das Gewebe traumatisiert [44, 49, 50]. Entsprechend sind vor der Katheterentfernung die in Tabelle 1 empfohlenen Zeitintervalle einzuhalten. Eine gewissenhafte Fixierung des Katheters mit Klebefolien und evtl. subkutaner Untertunnelung soll sicherstellen, dass die empfohlenen Zeitintervalle zwischen Ende der Antikoagulanziengabe und Katheterentfernung eingehalten werden können.

Zeitintervall nach der Lokoregionalanästhesie

Zeitintervalle nach Durchführung der Lokoregionalanästhesie bzw. Entfernung von Kathetern und Neubeginn der Therapie mit Thrombozytenfunktionshemmern werden in der Literatur kaum beschrieben, sind aber von hoher praktischer Relevanz. Grundsätzlich sollte das Intervall aufgrund des Thromboserisikos der Patienten so kurz wie möglich gehalten werden. Das Zeitintervall muss aber den definitiven Verschluss eines versehentlich verletzten Gefäßes ermöglichen. Die Deutsche Gesellschaft für Anästhesiologie und Intensivmedizin empfiehlt in den neuen Richtlinien den sofortigen Neubeginn der Therapie mit ASS, Clopidogrel und Ticlopidin nach rückenmarksnaher Punktion bzw. Katheterentfernung [7]. Aus pharmakokinetischen Überlegungen können auch NSAID und Phosphodiesterasehemmer aufgrund des verzögerten Wirkeintritts unmittelbar nach der Lokoregionalanästhesie bzw. Entfernen des Katheters begonnen werden. Antiaggregatorische Prostaglandine können trotz ihres raschen Wirkeintritts ebenfalls sofort nach Punktion bzw. Katheterentfernung begonnen werden, da in den oben genannten Indikationen aufgrund der vasodilatatorischen Nebenwirkung keine massive Thrombozytenfunktionshemmung erreicht wird.

Bei den GP IIb/IIIa-Antagonisten sollte ein Zeitintervall von mindestens 2–4 h eingehalten werden.

Bei stattgehabter blutiger Punktion soll der Therapiebeginn der antithrombozytären Substanzen um mindestens 12 h verschoben werden.

Geringfügige Blutungskomplikationen

Die ▶blutige Punktion kann als geringfügige Blutungskomplikation definiert werden. Die blutige Punktion bei neuroaxialen Blockaden ereignet sich in bis zu 10% bei Nichtschwangeren und bis zu 18% bei Schwangeren. Die blutige Punktion wird von einigen Autoren als ein wesentlicher Risikofaktor für das Auftreten einer schwerwiegenden Blutungskomplikation bezeichnet [30, 46].

Aufklärung

Die Aufklärung über das Risiko einer Blutung bei Lokoregionalanästhesien ist stets erforderlich [39].

Neuroaxiale Nervenblockaden sollen bei unklarer Risikoeinstufung unter Verwendung neuer Antikoagulanzien durch periphere Blockaden ersetzt werden. Bei rückenmarksnahen Blockaden ist das Blutungsrisiko bei Single-shot-Spinalanästhesien am geringsten, gefolgt von Single-shot-Epiduralanästhesien und am höchsten bei Katheterverfahren

Das Intervall sollte aufgrund des Thromboserisikos so kurz wie möglich gehalten werden

▶ **Blutige Punktion**

▶ Erhöhtes Blutungsrisiko

▶ Manifestationen thrombozytärer Defekte

▶ Aggregometrie

▶ Durchflusszytometrie

Alternativen zur Lokoregionalanästhesie

Bei Patienten mit erhöhtem Blutungsrisiko soll eine Allgemeinanästhesie als Alternative zur perioperativen Lokoregionalanästhesie in Erwägung gezogen werden.

Kombinations- bzw. Ersatzsubstanzen

Häufig erhalten Patienten eine Kombinationstherapie, bestehend aus Thrombozytenfunktionshemmern und anderen Antikoagulanzien. Bei all diesen Patienten ist ein ▶**erhöhtes Blutungsrisiko** zu erwarten.

Bei elektiven Eingriffen soll die Frage der Unterbrechung einer Thrombozytenfunktionshemmung stets in Rücksprache mit dem behandelnden Herzchirurgen oder Internisten diskutiert werden. Oftmals werden Patienten während der periinterventionellen Therapiepause mit Thrombozytenfunktionshemmern auf eine Thromboseprophylaxe mit Heparinen umgestellt.

Bei der Durchführung von Lokoregionalanästhesien müssen daher die Empfehlungen zu den verwendeten Kombinations- bzw. Ersatzsubstanzen berücksichtigt werden [7]. Die Notwendigkeit des gleichzeitigen Absetzens von Ersatz- bzw. Kombinationssubstanzen muss beachtet werden.

Monitoring der Thrombozytenfunktion

Auf einer interdisziplinären Konsensuskonferenz wurde Folgendes festgestellt [39]: Bei peripheren Blockaden in der Nähe von Gefäßen, die leicht komprimierbar sind, sind keine präoperativen Gerinnungsuntersuchungen durchzuführen. Es soll eine direkte Gefäßpunktion vermieden werden (z. B. transarterieller Zugang bei Blockade des Plexus brachialis).

Bei peripheren Blockaden im Kopf- und Halsbereich, bei Grenzstrangblockaden und solchen des Plexus lumbosacralis, sowie bei rückenmarksnahen Blockaden sind bei Patienten, die unter Antikoagulanzientherapie stehen, klinische und laborchemische Untersuchungen erforderlich. Als qualitatives Monitoring sollen ▶**Manifestationen thrombozytärer Defekte** untersucht werden: kleine, flächenhaften bzw. flohstichartigen Blutungen (Ekchymosen) oder generalisierte petechiale Blutungen (Purpura). Fehlende klinische Befunde schließen eine Thrombopenie oder -pathie jedoch nicht aus. Zur weiteren Abklärung sind neben der Bestimmung des plasmatischen Gerinnungsprofils und des Kalziumspiegels die Kontrolle der Thrombozytenzahl und -funktion sinnvoll [39]. Es muss berücksichtigt werden, dass Abciximab aufgrund der verringerten Thrombinaktivierung die aPTT verlängert.

Die Thrombozytenzahl ist zur Überwachung der Therapie mit antithrombozytären Medikamenten ungeeignet, da die Thrombozytenzahl nur schwach mit der Thrombozytenfunktion korreliert. Daher gilt die Empfehlung zur Durchführung von Thrombozytenfunktionstest bei pathologisch erniedrigten Thrombozytenzahlen [39] nicht. Leider gibt es keinen Konsens über das geeignete Verfahren der Thrombozytenfunktionsdiagnostik. Der Stellenwert der früher empfohlenen [39] In-vivo-Blutungszeit ist umstritten [12, 29, 33].

Die ▶**Aggregometrie** ist nach wie vor die am häufigsten benutzte Methode zur Thrombozytenfunktionstestung. Die Aggregometrie ist zwar zum Nachweis von ASS-Effekten sensitiver als die In-vivo-Blutungszeit, in einer In-vitro-Vergleichsstudie konnten medikamenteninduzierte Thrombozytenfunktionsstörungen durch die Durchflusszytometrie und den Rapid Platelet Function Analyser (RPFA) jedoch sensitiver erfasst werden als durch die Aggregometrie. Die Bindungsaffinität von Eptifibatid an GP IIb/IIIa ist in der Gegenwart von divalenten Kationen geringer ist als im Zitratplasma. Daher kann das Testergebnis der Aggregometrie nicht unmittelbar als Zielwert im physiologischen Milieu in der Gegenwart von Kalzium herangezogen werden.

Nur die ▶**Durchflusszytometrie** erlaubt die Quantifizierung der durch GP IIb/IIIa-Antagonisten besetzten Rezeptoren auf zellulärer Ebene im physiologischen Milieu (Vollblut) mittels Messung der Bindung von Fluorochrom-markiertem Fibrinogen oder spezifischen Antikörpern (PAC-1) [3, 34]. Nicht zuletzt wegen der hohen Materialkosten hat sich die Durchflusszytometrie noch nicht in der klinischen Routine etablieren können.

Als weitere Verfahren stehen die ▶**Thromboelastographie** und der ▶**Platelet Function Analyzer (PFA)** zur Verfügung. Die PFA-Verschlusszeit wurde als weiterer sensitiver Test für medikamenteninduzierte Thrombozytenfunktionsstörungen beschrieben [15, 16, 23]. Die Wirkung von ASS und von ADP Rezeptor-Antagonisten kann mit dem PFA erfasst werden [28, 38]. Unter den beim akuten Koronarsyndrom eingesetzten Dosen von GP IIb/IIIa-Antagonisten sind die PFA-Verschlusszeiten nicht mehr messbar.

Der Nachteil aller genannten Testverfahren ist, dass noch keine Grenzwerte ermittelt wurden, die eine Vorhersage einer Blutungskomplikation erlauben. Erst der Konsens über Grenzwerte von standardisierten Testverfahren wird eine laborkontrollierte Therapie mit Thrombozytenfunktionshemmern zukünftig ermöglichen. Somit kann der individuelle Gefährdungsgrad für eine gesteigerte Blutungsneigung derzeit nicht exakt definiert werden.

Neurologisches Monitoring

Nach Durchführung einer Lokoregionalanästhesie sollte ein antikoagulierter Patient zumindest so lange beobachtet werden, bis die Wirkung der Anästhesie deutlich nachlässt. Um unter kontinuierlicher Applikation von Lokalanästhetika frühzeitig beginnende Paresen erkennen zu können, sollte die niedrigstmögliche Lokalanästhetikakonzentration verwendet werden. Es ist auf persistierende sensorische oder motorische Ausfälle, radikuläre Rückenschmerzen und Blasenstörungen zu achten. Differenzialdiagnostisch müssen der epidurale Abszess, eine spontane Blutung, ein akuter Bandscheibenvorfall, eine Thrombose der A. spinalis anterior und ein Cauda-equina-Syndrom ausgeschlossen werden. Bei klinischem Verdacht auf ein rückenmarksnahes Hämatom sind unverzüglich diagnostische und therapeutische Maßnahmen (Entlastung) einzuleiten. Die Kernspintomographie ist die Methode der Wahl zur Diagnostik und zur Lokalisation einer Blutung. Alternative Verfahren sind die Myelographie oder Computertomographie. Bei Katheterverfahren (z. B. patientenkontrollierte Analgesie) sind entsprechend regelmäßige Visiten (mindestens 1-mal täglich) durch den Anästhesisten sowie eine hohe Aufmerksamkeit aller an der Betreuung des Patienten beteiligten Fachdisziplinen gefordert, um die Prognose des Patienten mit rückenmarksnaher Blutung zu verbessern.

Fazit für die Praxis

Da prospektive Studien den Zusammenhang zwischen neuroaxialen Hämatomen und der Verabreichung neuer Thrombozytenfunktionshemmer aufgrund unzureichender statistischer Power nicht klären können, werden uns nur Fallberichte bei der Erarbeitung von Richtlinien helfen können. Alle Anästhesisten sind dazu aufgerufen, den aktuellen Wissenstand durch die Veröffentlichung von Fallberichten zu vermehren.
Die Frage der Indikation für eine Lokoregionalanästhesie bei Patienten, die mit neuen antithrombozytären Medikamenten behandelt werden, ist aufgrund fehlender aussagekräftiger Studien hierzu nicht eindeutig zu beantworten. Die Entscheidung für oder gegen eine Lokoregionalanästhesie muss vielmehr nach einer Nutzen-Risiko-Analyse unter Zuhilfenahme von Blutungsanamnese, körperlicher Untersuchung und Laborkontrollen individuell getroffen werden. Blockaden sollen möglichst atraumatisch unter Beachtung der oben angeführten Vorsichtsmaßnahmen durchgeführt werden. Aus pharmakokinetischen Gründen erscheint die Einhaltung bestimmter Zeitintervalle vor und nach Punktion bzw. Katheterentfernung und der Gabe von Thrombozytenfunktionshemmern sinnvoll. Die Aufklärung der Patienten unter Thrombozytenfunktionshemmern über das erhöhte Blutungsrisiko ist erforderlich.

Literatur

1. Beck K, Mohr P, Bleckmann U et al. (1995) Desmopressin effect on acetylsalicylic acid impaired platelet function. Semin Thromb Hemost 21:32–39
2. Benzon H, Wong G, Siddiqui T et al. (1999) Caution in performing epidural injections in patients on several antiplatelet drugs. Anesthesiology 91:1558–1559
3. Bihour C, Durrieu-Jais C, Macchi L et al. (1999) Expression of markers of platelet activation and the interpatient variation in response to abciximab. Arterioscler Thromb Vasc Biol 19:212–219
4. Chun R, Orser B, Madan M (2002) Platelet glycoprotein IIb/IIIa inhibitors: overview and implications for the anesthesiologist. Anesth Analg 95:879–888
5. CLASP (Collaborative Low-Dose Aspirin Study in Pregnancy) (1994) CLASP: a randomised trial of low-dose aspirin for the prevention and treatment of pre-eclampsia among 9.364 pregnant women. Lancet 343:619–629
6. Gerancher J, Waterer R, Middleton J (1997) Transient paraparesis after postdural puncture spinal hematoma in a patient receiving ketorolac. Anesthesiology 86:490–494
7. Gogarten W, Aken H van, Büttner J et al. (2003) Rückenmarksnahe Regionalanästhesien und Thromboembolieprophylaxe/antithrombotische Medikation. Anaesth Intensivmed 44:218–230
8. Greensite F, Katz J (1980) Spinal subdural hematoma associated with attempted epidural anesthesia and subsequent continuous spinal anesthesia. Anesth Analg 59:72–73
9. Herbert J, Bernat A, Maffrand J (1993) Aprotinin reduces clopidogrel induced prolongation of the bleeding time in the rat. Thromb Res 71:433–441
10. Horlocker T, Wedel D (1998) Anticoagulation and neuroaxial block: historical perspective, anesthetic implications, and risk management. Reg Anesth Pain Med 23:129–134
11. Horlocker T, Wedel D, Offord K (1990) Does preoperative antiplatelet therapy increase the risk of hemorrhagic complications associated with regional anesthesia. Anesth Analg 70:631–634
12. Horlocker T, Wedel D, Schroeder D et al. (1995) Preoperative antiplatelet therapy does not increase the risk of spinal hematoma associated with regional anesthesia. Anesth Analg 80:303–309
13. Horlocker T, Bajwa Z, Ashraf Z et al. (2002) Risk assessment of hemorrhagic complications associated with nonsteroidal antiinflammatory medications in ambulatory pain clinic patients undergoing epidural steroid injection. Anesth Analg 95:1691–1697
14. http://www.asra.com/items_of_interest/consensus_statements. Gesehen Mai 2003
15. http://www.esraeurope.org/guidelines/anticoagulation.htm. Gesehen Mai 2003
16. Kam P, Egan M (2002) Platelet glycoprotein IIb/IIIa antagonists. Anesthesiology 96:1237–1249
17. Kam P, Nethery C (2003) The thienopyridine derivates (platelet adenosine diphosphate receptor antagonists), pharmacology and clinical developments. Anaesthesia 58:28–35
18. Kawaguchi S, Tokumtomi S (2002) A case of epidural hematoma associated with epidural catheterization which occurred on 12th day after the last medication of ticlopidine hydrochloride. Masui 51:526–528
19. Kovesi T, Royston D (2002) Is there a problem with platelet active drugs? Br J Anaesth 88:159–163
20. Kozek-Langenecker S, Mohammad H, Masaki T et al. (2000) Effects of aprotinin on platelets in vitro using whole blood flow cytometry. Anesth Analg 90:12–16
21. Leclerc J (2002) Platelet glycoprotein IIb/IIIa antagonists: lessons learned from clinical trials and future directions. Crit Care Med 30:S332–S340
22. Locke G, Giorgio A, Biggers S et al. (1976) Acute spinal epidural hematoma secondary to aspirin induced prolonged bleeding. Surg Neurol 5:293–296
23. Madan M, Berkowitz S, Christie D et al. (2001) Rapid assessment of glycoprotein IIb/IIIa blockade with the platelet function analyzer (PFA-100) during percutaneous coronary intervention. Am Heart J 141:226–233
24. Maier C, Gleim M, Weiss T et al. (2002) Severe bleeding following lumbar sympathetic blockade in two patients under medication with irreversible platelet aggregation inhibitors. Anesthesiology 97:740–743
25. Mayumi T, Dohi S (1983) Spinal subarachnoid hematoma after lumbar puncture in a patient receiving antiplatelet therapy. Anesth Analg 62:777–779
26. McDonald R (1991) Aspirin and extradural blocks. Br J Anaesth 66:1–3
27. Mishima K, Aritake K, Morita A et al. (1989) A case of acute spinal epidural hematoma in a patient with antiplatelet therapy. No Shinkei Geka 17:849–853
28. Mukherjee D, Moliterno D (2000) Monitoring antiplatelet therapy. Clin Pharmacokinet 39:445–448
29. O'Kelley S, Lawes E, Luntley J (1992) Bleeding time: is it a clinical useful tool? Br J Anaesth 68:313–315
30. Owens E, Kasten G, Hessel II E (1986) Spinal subarachnoid hematoma after lumbar puncture and heparinization: a case report, review of the literature, and discussion of anesthetic implications. Anesth Analg 65:1201–1207
31. Pryle B, Carter J, Cadoux-Hudson T (1996) Delayed paraplegia following spinal anesthesia. Spinal subdural haematoma following dural puncture with a 25 G pencil point needle at T12-L1 in a patient taking aspirin. Anaesthesia 51:263–265
32. PURSUIT trial investigators (1998) Inhibition of platelet glycoprotein IIb/IIIa with eptifibatide in patients with acute coronary syndroms. N Engl J Med 339:436–443
33. Rodgers R, Levin J (1990) A critical reappraisal of the bleeding time. Semin Thromb Hemost 16:1–20
34. Rossi F, Rossi E, Pareti F et al. (2001) In vitro measurement of platelet glycoprotein IIb/IIIa receptor blockade by abciximab: interindividual variation an increased platelet secretion. Haematologica 86:192–198
35. Ruff R, Dougherty J (1981) Complications of lumbar puncture followed by anticoagulation. Stroke 12:879–881
36. Scarborough R, Kleiman N, Phillips D (1999) Platelet glycoprotein IIb/IIIa antagonists: what are the relevant issues concerning their pharmacology and clinical use? Circulation 100:437–444
37. Schmidt A, Nolte H (1992) Subdurale und epidurale Hämatome nach rückenmarksnahen Regionalanästhesien. Anästhesist 41:276–284
38. Spannagel M, Frey L (2001) Neue Thrombozytenhemmstoffe. Anaesthesist 50:142–149
39. Tryba M (1989) Hämostaseologische Voraussetzungen zur Durchführung von Regionalanästhesien. Regional Anaesthesie 12:127–131
40. Tryba M (1993) Pro: Rückenmarksnahe Regionalanästhesie und niedermolekulare Heparine. Anasthesiol Intensivmed Notfallmed Schmerzther 28:179–181
41. Tryba M, Wedel D (1997) Central neuroaxial block and low molecular weight heparin (enoxaparine): lessons learned from different dosage regimes in two continents. Acta Anaesthesiol Scand Suppl 111:100-104
42. Tyagi A, Bhattacharya A (2002) Central neuroaxial blocks and anticoagulation: a review if current trends. Eur J Anaesthesiol 19:317–329
43. Urmey W, Rowlingson J (1998) Do antiplatelet agents contribute to the development of perioperative spinal hematoma? Reg Anesth Pain Med 23:146–151
44. Vandermeulen E (1997) Central nerve blocks and anticoagulants. In: Martin E, Nawroth P (Hrsg) Fachübergreifende Aspekte der Hämostaseologie II. Springer, Berlin Heidelberg New York Tokyo, S 57–81
45. Vandermeulen E, Aken van H, Vermylen J (1994) Anticoagulants and spinal-epidural anesthesia. Anesth Analg 79:1165–1177
46. Vandermeulen E, Gogarten W, Aken van H (1997) Risiken und Komplikationsmöglichkeiten der Periduralanästhesie. Anästhesist 46:179–186
47. Williams K, Jackowski A, Evans P (1990) Epidural hematoma requiring surgical decompression following repeated cervical epidural steroid injections for chronic pain. Pain 42:197–199
48. Wulf H (1995) Thromboembolieprophylaxe und rückenmarksnahe Regionalanästhesie. Bericht von der Sitzung des wissenschaftlichen Arbeitskreises „Regionalanästhesie" der DGAI. Anaesth Intensivmedi 36:216–217
49. Wulf H (1996) Epidural anaesthesia and spinal haematoma. Can J Anaesth 43:1260–1271
50. Yin B, Barratt S, Power I et al. (1999) Epidural haematoma after removal of an epidural catheter in a patient receiving high-dose enoxaparin. Br J Anaesth 82:288–290

aus: Der Anaesthesist 7/03, S. 643–657
DOI 10.1007/s00101-003-0532-9

S. Schulz-Stübner
Department of Anesthesia, University of Iowa Hospitals and Clinics, Iowa City, USA

Plexus brachialis

Anästhesie und Analgesie

Zusammenfassung

Diese Übersicht stellt die gebräuchlichsten Zugangswege zum Plexus brachialis (zervikal-posterior, interskalenär, supra- und infraklavikulär und axillär) dar und erläutert die Vor- und Nachteile (Indikationen, Kontraindikationen, Komplikationen) der einzelnen Methoden. Dabei wird die Anwendung für die chirurgische Anästhesie ebenso wie für die postoperative Analgesie oder chronische Schmerztherapie, insbesondere hinsichtlich kontinuierlicher Kathetertechniken, erläutert. Hinweise finden sich zu den am häufigsten verwendeten Lokalanästhetika und zu Zusätzen, die bei der Plexusanästhesie in der Literatur beschrieben werden. Ein wesentlicher Schwerpunkt des Beitrages sind darüber hinaus die organisatorischen Strukturen für die erfolgreiche Anwendung der Technik und die erforderliche Dokumentation. Insgesamt stellen Single-Shot- und kontinuierliche regionalanästhesiologische Techniken zur Blockade des Plexus brachialis ein effizientes und nebenwirkungsarmes Verfahren zur Anästhesie und Analgesie für den Schulter-Arm-Bereich dar.

Schlüsselwörter

Plexus brachialis · Axillärer Block · Infraklavikulärer Block · Supraklavikulärer Block · Interskalenärer Block · Zervikal-posteriorer Block

Brachial plexus. Anesthesia and analgesia

Abstract

This review explains the different approaches to the brachial plexus (posterior cervical, interscalene, supra- and infraclavicular, and axillary) and their advantages and disadvantages (indications, contraindications, and complications) for surgery and postoperative or chronic pain management. One of the focussed areas of this review is the use of continuous catheter techniques. Information about the most commonly used local anesthetics as well as adjuncts suggested in the literature is summarized. As essential components for the success of those techniques, organizational and documentation requirements are described. In summary, regional techniques for single shot or continuous block of the brachial plexus are an efficient and safe way of providing anesthesia and analgesia for surgery or pain in the region of the shoulder, arm, or hand.

Keywords

Brachial plexus · Posterior cervical · Interscalene · Supraclavicular · Infraclavicular · Axillary

Gut eine halbe Dekade ist vergangen seit sich Hempel 1999 zum letzten Mal im „Anästhesisten" dem Thema Anästhesie des Plexus brachialis annahm [43]. Die ▶**klassischen Techniken** haben dabei seit der Erstbeschreibung des ▶**axillären Zuganges** durch Hirschel [44] und der ▶**supraklavikulären Blockade** durch Kulenkampff [54, 55] zu Beginn des 20. Jahrhunderts nicht an Bedeutung verloren, wohl aber multiple Modifikationen erfahren.

Unter dem Aspekt der postoperativen Schmerztherapie und der Behandlung chronischer Schmerzsyndrome haben kontinuierliche Kathetertechniken insbesondere in der Schulterchirurgie unter Ausnutzung des interskalenären oder des von Pippa [71] beschriebenen und von Boezaart [10] modifizierten zervikal posterioren Zuganges in letzter Zeit weite Verbreitung gefunden.

Gerade im Bereich der ambulanten Chirurgie hat die Anästhesie des Plexus brachialis mit lang anhaltender postoperativer Analgesie auch unter Kostenaspekten im Vergleich mit der Allgemeinanästhesie einen besonderen Stellenwert.

Eine intraoperative Sedierung kann auf Wunsch des Patienten durch Medikamente (z. B. Propofolinfusion, fraktionierte Midazolamgabe) oder auch durch Alternativverfahren wie Hypnose [79, 80], Akupunktur [90] oder Musik [57] erreicht werden. Durch den Verzicht auf Opiate (sei es als Zusatz zur Plexusblockade oder zur systemischen Analgosedierung) kann die Inzidenz von postoperativer Übelkeit und Erbrechen signifikant gesenkt werden [12].

Anatomische Grundlagen

Das Verständnis der Anatomie des Plexus brachialis [27] erlaubt nicht nur die Steigerung der Erfolgsquote der verwendeten Technik, sondern auch die rationale Auswahl

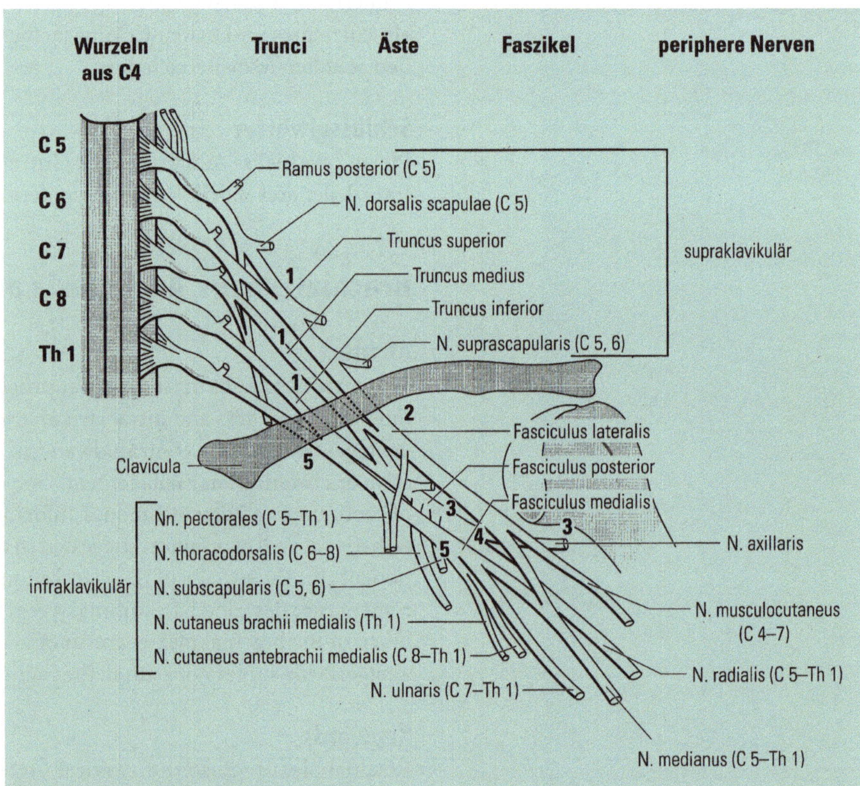

Abb. 1 ▲ Schematische Übersicht über die Anatomie des Plexus brachialis. Motorische Kennreaktionen bei elektrischer Stimulation: *1* Unterarmextensoren (radial), *2* M. biceps brachii (muskulokutan) und M. deltoideus (axillär), *3* M. deltoideus (axillär), *4* Unterarmextensoren (radial) und M. deltoideus (axillär), Thenarmuskulatur (median) und Hypothenarmuskulatur (ulnar). [Mit freundlicher Genehmigung aus: Schulz-Stübner S (2003) Regionalanästhesie und -analgesie, Schattauer 2003, S 103]

derselben in Abhängigkeit vom operativen Eingriff. ◘ Abbildung 1 gibt eine schematische Übersicht über den Plexus brachialis und die motorischen Kennreaktionen bei elektrischer Nervenstimulation. ◘ Abbildung 2 zeigt die Anatomie am Dissektionspräparat.

Der Ursprung des Plexus sind die ▶Wurzeln C5–Th1. Gelegentlich laufen auch Fasern aus C4 und Th2 mit, wobei Letzteres insbesondere für den Bereich des Tourniquets am Oberarm von Bedeutung sein kann. Die Wurzeln formen in der vorderen Skalenuslücke zwischen den Muskelbäuchen der Mm. scalenus anterior et medius die ▶Trunci. Aus den Wurzeln C4–C6 geht der Truncus superior, aus der Wurzel C7 der Truncus medius und aus den Wurzeln C8 und Th1 (Th2) der Truncus inferior hervor. In einer gemeinsamen Scheide ziehen sie in Richtung Axilla. Die Faszienhülle teilt sich zur Peripherie hin in die Bindegewebshüllen der Armnerven und schließlich ins Perineurium auf [86]. In wieweit eine Septierung innerhalb der Gefäßnervenscheide auf supraklavikulärem und axillärem Niveau vorliegt, bleibt umstritten[69, 84, 88], würde jedoch die gelegentlich ungleichmäßige und unvollständige Ausbreitung axillärer Plexusanästhesien erklären.

In der Axilla gruppieren sich die Trunci in Nachbarschaft zur A. axillaris, die daher gut als anatomische Landmarke geeignet ist, zu den ▶Faszikeln. Der Fasciculus lateralis entsteht aus den ventralen Ästen der Trunci superior et medius, der Fasciculus posterior entsteht aus den dorsalen Ästen aller 3 Trunci und der Fasciculus medius aus dem ventralen Ast des Truncus inferior. Auf Höhe der Trunci liegen die motorischen Fasern als sog. „Mantelbündel" außen und verlassen den Nervenstamm proximal, während die sensorischen Fasern als „Kernbündel" innen liegen. Dies erklärt, warum die motorische Blockade bei supraklavikulären Techniken häufig vor der sensorischen Wirkung auftritt, während gemeinhin bei peripheren Nervenblockaden die sensorische Blockade vor der motorischen erfolgt (Differenzialblockade).

Aus den Faszikeln gehen die ▶peripheren Nerven hervor, wobei der Fasciculus lateralis den Ursprung für die Nn. musculocutaneus et pectoralis lateralis und die Radix lateralis der Medianusgabel, der Fasciculus posterior den Ursprung der Nn. radialis, axillaris, thoracodorsalis und subscapularis sowie der Fasciculus medialis den Ursprung für die Nn. ulnaris, pectoralis medialis, cutaneus antebrachii medialis, cutaneus brachii medialis und die Radix medialis der Medianusgabel bilden.

Die ▶sympathische Innervation des Armes erfolgt aus den thorakalen Segmenten T1–T8. Die sympathischen Fasern ziehen im Grenzstrang zum Ganglion stellatum, von wo aus sie mit dem Plexus brachialis verlaufen und für die distalen 2/3 des Armes verantwortlich sind. Das proximale Drittel des Armes und die Schulterregion wird durch sympathische Fasern der oberen Thorakalganglien innerviert, die entlang der großen Gefäße (insbesondere der A. subclavia und ihrer Äste) laufen.

Das Versorgungsgebiet des N. axillaris umfasst ▶sensorisch die laterale Deltoideusregion und ▶motorisch die Abduktionsbewegung im Schultergelenk. Der N. musculocutaneus ist sensorisch für die Region über dem M. brachioradialis am Unterarm verantwortlich und innerviert die Beugung im Ellbogengelenk. Der N. radialis versorgt autonom die Haut über dem Daumengrundgelenk und innerviert die Hand- und Fingerstrecker. Das Autonomgebiet des N. ulnaris umfasst die Haut des kleinen Fingers und teilweise die Lateralseite des 4. Fingers. Motorisch gelten Fingerspreizen, Beugen der ulnaren Finger und Ulnarflexion als Kennreaktionen. Für den N. medianus sind das Abspreizen des Daumens, die Handgelenkbeugung und die Pronationsbewegung des Unterarmes kennzeichnend. Als sensorisches Autonomgebiet gilt die Palmarfläche des Zeige- und Mittelfingers.

Stimuliert man auf Höhe der Faszikel, so ergibt die Stimulation des posterioren Faszikel bei nach ventral gerichteter Handaußenfläche eine Dorsal- („posteriore") Bewegung des kleinen Fingers, die Stimulation des medialen Faszikel eine zum Körperstamm gerichtete („mediale") Bewegung und die Stimulation des lateralen Faszikel eine vom Körperstamm wegweisende („laterale") Bewegung, was die Identifikation erleichtert.

▶ **Wurzeln**

▶ **Trunci**

▶ **Faszikel**

▶ **Periphere Nerven**

▶ **Sympathische Innervation des Armes**

▶ **Sensorisch**
▶ **Motorisch**

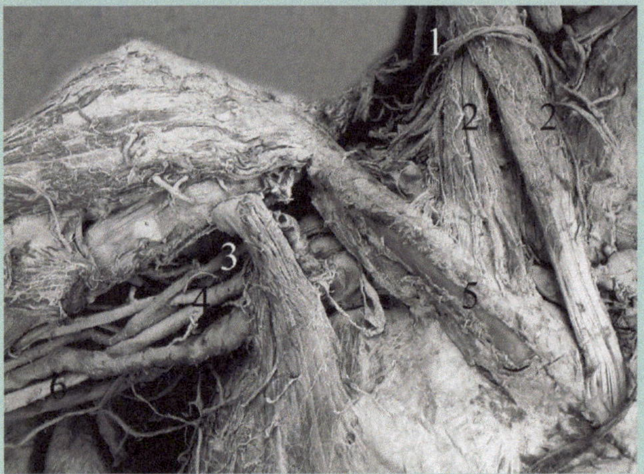

Abb. 2 ▲ Anatomisches Präparat der infra- und supraklavikulären Anteile des Plexus brachialis sowie des Plexus cervicalis. *1* Plexus cervicalis, *2* M. sternocleidomastoideus, *3* Fasciculus lateralis vor Aufzweigung in den N. musculocutaneus und die Radix lateralis des N. medianus, *4* Fasciculus posterior vor Aufzweigung in den N. axillaris und den N. radialis, *5* Klavikula, *6* N. ulnaris. [Mit freundlicher Genehmigung aus: Schulz-Stübner S (2003) Regionalanästhesie und -analgesie, Schattauer, S 104]

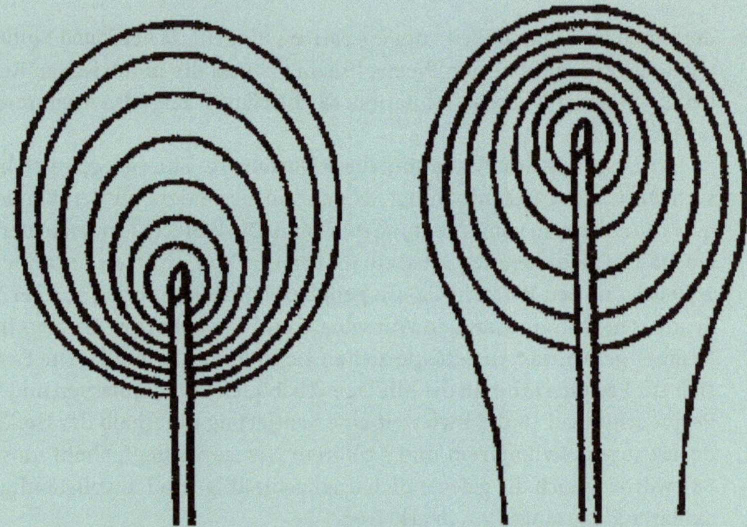

Abb. 3 ▲ Isobole Verteilung des elektrischen Feldes bei isolierter (*links*) und unisolierter (*rechts*) Stimulationskanüle

Lokalisation des Plexus brachialis

▶ **Anatomische Landmarken**

Die Beschreibungen ▶**anatomischen Landmarken** zur Lokalisation des Plexus brachialis sind je nach Technik (s. unten) unterschiedlich und haben auf der Suche nach optimalen, d. h. konsistenten und leicht zu identifizierbaren Merkmalen wiederholt Modifikationen erfahren. Knöcherne Orientierungspunkte gelten als besonders vorteilhaft. Auch die A. axillaris ist mit hoher Sicherheit palpatorisch oder mit Hilfe der Sonographie zu erkennen.

Die in den meisten Lehrbüchern angegebenen Abstände zu den Landmarken beziehen sich auf eine „Normalperson" von ca. 175 cm Größe und 75 kg Gewicht, was nicht immer den Gegebenheiten des individuellen Patienten entspricht. Eine proportionale Adaptation muss dann mit Augenmaß vorgenommen werden.

Die direkte sonographische Identifikation der Nervenfasern [31, 68,77] (z. B. axillär oder infraklavikulär) oder auch die transkutane Nervenstimulation [13, 87] (z. B. interskalenär) kann insbesondere bei problematischen anatomischen Verhältnissen (z. B. Adipositas per magna) hilfreich sein.

Die direkte sonographische Identifikation der Nervenfasern oder die transkutane Nervenstimulation kann insbesondere bei problematischen anatomischen Verhältnissen hilfreich sein

Im klinischen Alltag hat der Einsatz eines Nervenstimulators und neuerdings auch des Ultraschalles den alten Lehrsatz von Moore: „No paresthesia, no anesthesia" teilweise verdrängt, auch wenn umstritten bleibt, ob die Inzidenz von akzidentellen intraneuralen Injektionen tatsächlich vermindert wird [23, 65].

Erstmals beschrieben wurde der Einsatz der elektrischen Nervenstimulation zur Nervenlokalisation von Perthes im Jahre 1912. Der Stimulationserfolg ist abhängig von der Stromstärke (mA) und der Impulsbreite (ms) bei einer Stimulationsfrequenz von gewöhnlich 1–2 Hz. Zur Stimulation motorischer Nerven (Aα-Fasern) wird eine Impulsbreite von 0,1 ms, zur Stimulation sensorischer Fasern eine Impulsbreite von 0,3 ms (kleinere myelinisierte Fasern) bis 1,0 ms (C-Fasern) verwendet [30]. Wird die Impulsbreite von 0,1 ms nicht überschritten, ist eine nahezu schmerzfreie selektive motorische Stimulation möglich [52]. Das Gefühl der unwillkürlichen Muskelaktivität allein kann jedoch für den Patienten unangenehm sein. Deshalb sollte er darüber informiert werden. Schmerzen, z.B. in Frakturarealen durch die Muskelbewegung sind nicht selten und müssen sowohl bei der Prämedikation als auch bei der Wahl der Stromstärke berücksichtigt werden.

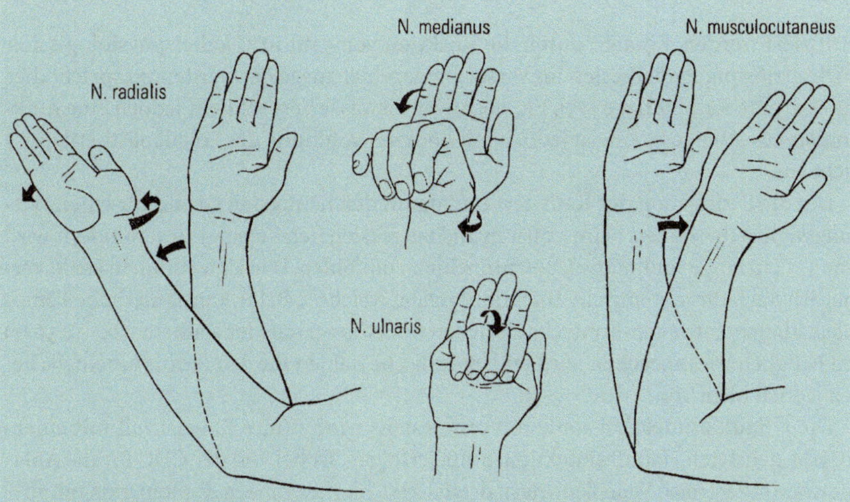

Abb. 4 ▲ Die dargestellten motorischen Reizantworten können sowohl bei der Stimulation des Nerven selbst als auch von entsprechenden Faseranteilen der Trunci und Faszikel des Plexus brachialis ausgelöst werden. [Mit freundlicher Genehmigung aus: Schulz-Stübner S (2003) Regionalanästhesie und -analgesie. Schattauer, S 110]

Gemäß dem Coulomb-Gesetz ($I = K \times Q/r^2$ mit I=Stromstärke, K=Konstante, Q=minimale Stimulationsstärke, r=Distanz zwischen Elektrode und Nerv) ergibt sich die Distanz zum Nerven. Die Stromstärke ist umgekehrt proportional zum Quadrat des Abstandes zwischen Elektrode und Nerv, d. h., je näher man dem Nerv kommt, desto weniger Strom ist für eine gleich starke motorische Reizantwort erforderlich.

Der wesentliche Unterschied in der Verwendung von isolierten vs. unisolierten Nadeln ist die isobole Verteilung des elektrischen Feldes (◻ **Abb. 3**) und die damit verbundene bessere Chance zur Nervenlokalisation mit der Spitze der isolierten Nadel.

In den meisten Lehrbüchern wird empfohlen, bei der Annäherung an den Nerven die Stromstärke auf 0,3 mA zu reduzieren, um eine möglichst nahe Injektion des Lokalanästhetikums zu ermöglichen. Neuere Arbeiten zeigen jedoch, dass bereits bei einer motorischen Antwort bei 0,5 mA eine gute Blockade erreicht werden kann und teilweise bereits Parästhesien durch die Nadel auslösbar waren [26]. Kann die Stromstärke unter 0,2 mA reduziert werden, liegt die Nadel auf jeden Fall zu nahe am Nerven und sollte vorsichtig zurückgezogen werden. Eine Zusammenfassung der zu erwartenden motorischen Reizantworten zeigt ◻ **Abb. 4**.

Kontinuierliche Kathetertechniken

Bei kontinuierlichen Kathetertechniken kann durch Verwendung eines ▶**Stimulationskatheters** (◻ **Abb. 5**) die Erfolgsquote auf über 90% gesteigert werden [8, 9, 10].

Bei den derzeit handelsüblichen Stimulationskathetern (z. B. Stimucath®) handelt es sich um Produkte mit einem innenliegenden Spiraldraht, der eine leitende Verbindung vom Konnektor zur Katheterspitze herstellt. Der Katheter kann, mit einem Führungsdraht armiert, innerhalb der Punktionskanüle zurückgezogen und repositioniert werden. Stößt man dabei auf Widerstand, ist die Kanülenposition vorsichtig zu verändern oder die Kanüle zurückzuziehen, um ein Abscheren des Katheters zu verhindern. Auf keinen Fall darf ein Stimulationskatheter (im Gegensatz zu herkömmlichen Kathetern zur Epiduralanalgesie oder kontinuierlichen peripheren Nervenblockade) abgeschnitten werden, da sich der Spiraldraht dann in nahezu unendlicher Weise abwickelt.

Wird ein herkömmlicher Katheter zur kontinuierlichen Blockade verwendet, so kann dessen Lage (wenn auch wesentlich ungenauer) mit Hilfe des ▶**„Eiswassertestes"**

Bessere Chance zur Nervenlokalisation mit der Spitze der isolierten Nadel

▶ **Stimulationskatheter**

Auf keinen Fall darf ein Stimulationskatheter abgeschnitten werden, da sich der Spiraldraht dann in nahezu unendlicher Weise abwickelt

▶ **„Eiswassertest"**

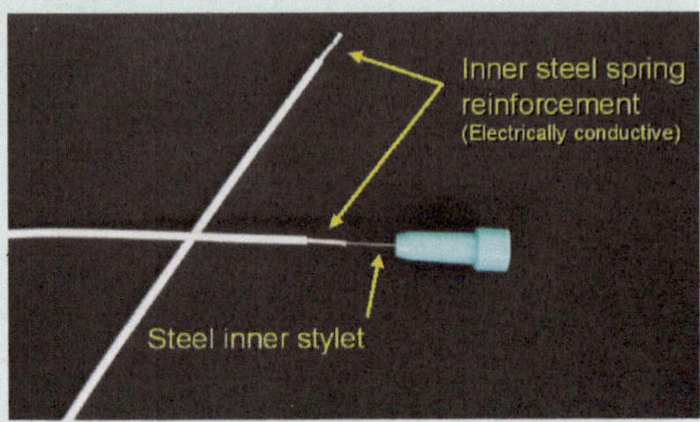

Abb. 5 ▲ Stimulationskatheter

► **Hautdesinfektion**

► **Händedesinfektion**
► **Desinfektion des Konnektors**

► **Lang wirkende Lokalanästhetika**

► **Kombinationslösungen**

verifiziert werden. Können durch die Injektion von 5 ml 10°C kalter physiologischer Kochsalzlösung Parästhesien im Versorgungsgebiet ausgelöst werden, so spricht dies für eine gute Katheterlage [75]. Ein negativer Eiswassertest schließt jedoch eine funktionierende Analgesie (meist jedoch mit höheren Volumina des Lokalanästhetikums) nicht aus.

Um die Dislokation des Katheters und damit den häufigsten Grund für einen Wirkungsverlust (besonders beim axillären und interskalenären Zugang) zu verhindern, wird eine 3–5 cm lange subkutane Untertunnelung empfohlen. Das Untertunneln senkt vermutlich auch die systemische Infektionsgefahr, welche z. B. für kontinuierliche Femoraliskatheter trotz einer hohen bakteriellen Besiedlungsrate der Katheter (bis zu 50%) mit lediglich 1% angegeben wird [28]. Spezifische Zahlen für den Plexus brachialis liegen jedoch nicht vor.

Die ►**Hautdesinfektion** sollte mit mindestens 1-minütiger Einwirkzeit mit einem DGHM-gelisteten Hautdesinfektionsmittel erfolgen, wobei von der CDC für die Anlage etwa von zentralen Venenkathetern derzeit 2% Chlorhexidine in Kombination mit 70% Alkohol empfohlen werden. In Analogie zu den Empfehlungen bei zentralen Venenkathetern [67] scheinen bei der Anlage von kontinuierlichen Kathetern „maximal barrier precautions" mit sterilen Handschuhen, sterilem Kittel und großflächiger steriler Abdeckung um die Punktionsstelle sinnvoll, während für „Single-Shot"-Techniken sterile Handschuhe und ein kleines steriles Feld ausreichend sein dürften.

Beim Beschicken des Katheters ist auf die sorgfältige hygienische ►**Händedesinfektion** und die ►**Desinfektion des Konnektors** beim Wechsel des Infusionssystems alle 72–96 h zu achten. Zum Nutzen von Bakterienfiltern fehlen verlässliche Angaben.

Die Punktionsstelle sollte mit einem transparenten Pflasterverband versorgt und täglich inspiziert werden. Ein routinemäßiger Verbandwechsel in „No-Touch-Technik" ist nur bei undurchsichtigen Verbänden erforderlich.

Der Katheter sollte unbedingt durch einen farblich auffälligen Aufkleber o. Ä. gekennzeichnet werden, um Verwechslungen mit Infusionszugängen [32] zu vermeiden.

Für die kontinuierliche Infusion können verschiedenartige Systeme von kontinuierlichen Infusionspumpen bis hin zu hydrostatischen Pumpen oder Ballonpumpen verwendet werden, wobei die Erfahrungen von Rawal et al. für eine gute Akzeptanz derartiger Systeme zur Schmerztherapie auch nach ambulanten Eingriffen sprechen [72]. In zunehmendem Maße wird dabei auch von patientenkontrollierten Systemen Gebrauch gemacht [73].

Lokalanästhetika und Dosierungen

Grundsätzlich können nahezu alle Lokalanästhetika zur chirurgischen Anästhesie eingesetzt werden, wobei sich die Auswahl in der Praxis in Abhängigkeit von der zu erwartenden Eingriffsdauer meist auf mittel und lang wirkende Lokalanästhetika vom Amidtyp begrenzt (Übersicht in ◘ Tabelle 1).

Bei Verwendung von ►**lang wirkenden Lokalanästhetika** wie Ropivacain oder Bupivacain ist mit einer guten Analgesie in den ersten 12 h, teilweise auch bis zu 48 h zu rechnen. Die Blockqualität zwischen Ropivacain und Bupivacain erscheint nur marginal unterschiedlich [7, 45, 50, 58, 59, 61], sodass letztlich die Einschätzung der Toxizität ausschlaggebend für die Wahl ist [59, 60]. Gleiches gilt für den Vergleich mit Levobupivacaine [29, 37], für das noch vergleichsweise wenig Daten vorliegen.

Um schnellere Anschlagszeiten zu erreichen, werden häufig auch ►**Kombinationslösungen** (z. B. Ropivacain 0,5% oder Bupivacain 0,5% mit Prilocain 1% im Verhältnis 1:1) verwendet.

Während die Alkalisierung mit Natriumbicarbonat zur Wirkungsbeschleunigung Probleme durch Mischung und Ausfällung bei der Handhabung mit sich bringt, ist die Anwärmung der Lokalanästhetikalösung auf Körpertemperatur ein einfaches Verfahren, um eine schnellere Wirkung zu erreichen [42]. Auch ein größeres Injektionsvolumen bei gleicher Wirkstoffmenge scheint dazu beizutragen [53]. Allerdings gibt es auch Berichte über die fehlende Wirksamkeit der erstgenannten Methoden [17, 24, 25] zur

Tabelle 1

Übersicht über die Kenndaten der gebräuchlichsten Lokalanästhetika zur Plexusanästhesie in alphabetische Reihenfolge. [Mod. nach Schulz-Stübner S (2003) Regionalanästhesie und -analgesie. Schattauer, S 15]

Substanz	pKa	Protein-bindung [%]	HWZ [min]	Wirk-eintritt	Wirk-dauer	Empfohlene Grenzdosis (mg/kg pro Tag)
Bupivacain	8,1	96	162	Langsam	Lang	2–3
Mepivacain	7,6	75	114	Schnell	Mittel	4,5
Prilocain	7,7	55	93	Schnell	Mittel	8
Ropivacain	8,1	94	111	Langsam	Lang	3

Tabelle 2

Notwendige Lokalanästhetikavolumina zur chirurgischen Anästhesie

Lokal-anästhetikum	Axillärer Zugang	Infraklavikulärer/ supraklavikulärer Zugang	Interskalenärer/ zervikal-posteriorer Zugang
XY	40–60 ml	30–50 ml	20–40 ml
Bei Kindern unter 40 kg Körpergewicht werden 0,5–1 ml pro kg KG verabreicht			

Wirkbeschleunigung, und es bleibt die Frage, inwieweit eine Beschleunigung um wenige Minuten überhaupt klinisch relevant ist. Die Blockwirkung manifestiert sich in der Regel nach 10–30 min.

Zur ▶**chirurgischen Anästhesie** werden je nach Zugangsweg bei Erwachsenen folgende Volumina z. B. von Prilocain 1%, Mepivacain 1%, Ropivacain 0,5 oder 0,75% oder Bupivacain 0,5% verwendet:

— axillärer Zugang: 40–60 ml,
— infraklavikulärer und supraklavikulärer Zugang: 30–50 ml,
— interskalenärer und zervikal posteriorer Zugang: 20–40 ml,

Bei Kindern unter 40 kg Körpergewicht werden 0,5–1 ml pro kg KG verabreicht (◘ Tabelle 2).

Zur ▶**kontinuierlichen Analgesie** werden niedriger konzentrierte Lösungen lang wirkender Lokalanästhetika (z. B. Ropivacain 0,1–0,2% oder Bupivacain 0,125–0,25%) als kontinuierliche Infusion mit 5–10 ml/h eingesetzt.

Bei patientenkontrollierter Applikation kann entweder eine Basisinfusion (z. B. 5 ml/h) mit Bolusgaben (z. B. 5 ml alle 20 min mit einem Limit von maximal 15 ml in 4 h) kombiniert oder es können Bolusgaben von z. B. 5 ml alle 20 min mit einem Limit von 40 ml in 4 h eingestellt werden. Die genannten Dosen können individuell unter Beachtung der empfohlenen Grenzdosen angepasst werden, und es sollten grundsätzlich lang wirkende Lokalanästhetika wie Ropivacain 0,1–0,2% oder Bupivacain 0,125–0,25% zur Anwendung kommen.

Zusätze zur Wirkverbesserung

Zahlreiche Substanzen wurden in den letzten Jahren zur Wirkverbesserung, insbesondere zur Verlängerung der Analgesie bei Plexusanästhesien getestet.

Im Vordergrund des Interesses stehen dabei Vasokonstriktoren (z. B. Adrenalin, Phenylephrin), Opioide [70, 2] (z. B. Morphin [1, 74], Fentanyl [48, 66, 76], Sufentanil [3, 14], Tramadol [47] und Buprenorphin [18, 19]), alpha-2-Agonisten (z. B. Clonidin [6, 34, 35, 46, 64, 81, 83], Dexmedetomidin), Ketamin [56] (Razemat und S-Enantiomer) und auch Neostigmin [11].

▶ **Chirurgische Anästhesie**

▶ **Kontinuierliche Analgesie**

Unter klinischen Gesichtspunkten bewirkt die Zugabe von Adrenalin durch den vasokonstriktorischen Effekt und verminderte Abdiffusion von Lokalanästhetika eine Wirkverlängerung, wobei das Risiko systemischer Nebenwirkungen (insbesondere Blutdruckanstieg und Tachykardie) bei Risikopatienten und die Gefahr der ischämischen Nervenschädigung den Einsatz deutlich limitiert.

Der sedierende Nebeneffekt von ▶**Clonidin** wird hingegen meist wohlwollend in Kauf genommen. Die Studienergebnisse zur verlängerten Analgesie (meist mit einer Dosierung von 1–2 µg/kg KG für Single-Shots oder als Tagesdosis bei kontinuierlicher Infusion) sind derzeit noch widersprüchlich.

Ebenso uneinheitlich ist das Bild bei den ▶**Opioiden**. Insbesondere erscheint zweifelhaft, inwieweit die beobachteten Effekte über das Maß einer systemischen Gabe (intravenös oder subkutan) hinausgehen. Ihr genereller Einsatz für periphere Nervenblockaden oder eine bestimmte Substanz kann daher derzeit nicht empfohlen werden.

Für ▶**Ketamin** gibt es ebenso widersprüchliche Studienergebnisse, wobei die positive Datengrundlage zu klein für eine Aufnahme der Substanz in die klinische Praxis ist und die gleichen Zweifel hinsichtlich der systemischen vs. der lokalen Wirkung wie bei den Opioiden auszuräumen sind.

▶**Neostigmin** wird trotz einer beobachteten lokalanästhetischen Wirkung am Nerven durch die systemischen Nebenwirkungen (v. a. Übelkeit, Akkomodationsstörungen und vermehrte Bronchialsekretion) vermutlich nicht den Weg in den klinischen Alltag schaffen.

Auswahl des Zugangsweges

Für Eingriffe an der Hand, im Bereich des Unterarm und am Ellbogen [15] gilt der axilläre Zugangsweg als sicher und ausreichend. Auch ein Block im Humeruskanal (midhumeraler Zugang [20, 33, 37, 38]) ist möglich.

Die infra- und supraklavikulären Zugangswege bieten den Vorteil, den Arm nicht abduzieren zu müssen, stellen aber den „invasiveren" Zugangsweg dar.

Zu beachten ist auch die mögliche Verwendung eines Oberarmtourniquets, welches bei nicht ausreichender Blockade der Nn. musculocutaneus und brachii medialis beim axillären Zugang einen zusätzlichen Feldblock mit 5–10 ml Lokalanästhetikum (fächerförmige Injektion in den M. coracobrachialis) erforderlich macht.

Für Oberarmeingriffe wird meist der infra- oder supraklavikuläre Zugangsweg bevorzugt, auch wenn Berichte über die erfolgreiche Anwendung axillärer Blockaden vorliegen [78].

Für Schultereingriffe ist ein interskalenärer Block oder der posteriore Zugang erforderlich.

Axillärer Zugang

▶**Kontraindikationen** für den axillären Zugang sind Lymphangitis, Zustand nach Lymphadenektomien z. B. nach Mammakarzinom, akute Plexusneuritis und Hautinfektionen im Bereich der Punktionsstelle.

Der ▶**Punktionsort** liegt bei im Schultergelenk abduzierten, im Ellbogengelenk leicht gebeugten Arm kranial der tastbaren oder mit Ultraschall identifizierten A. axillaris unterhalb der vorderen Axillarfalte im Sulcus bicipitalis.

Punktiert wird in kranialer Richtung, wobei der Eintritt in die Gefäßnervenscheide als Widerstandsänderung („Fascial Click") spürbar ist und von manchen Autoren auch als alleiniges Kriterium zur Lokalisation verwendet wird. Lässt man die Kanüle los, sind nicht selten pulssynchrone Bewegungen durch die Nähe zur Arterie zu beobachten. Muskelkontraktionen in den Fingern bei 0,3–0,5 mA werden als ausreichender Stimulationserfolg bei Verwendung eines Nervenstimulators gewertet. Können Parästhesien ausgelöst werden, wird die Nadel bis zum Sistieren der Parästhesien zurückgezogen und dann nach negativem Aspirationstest injiziert.

Durch Stimulation einzelner Nerven und Injektion des Lokalanästhetikums in 3 Portionen in ein posteriores (N. radialis) und 2 anteriore Kompartimente (Nn. ulnaris et medianus) kann der Blockerfolg mitunter gesteigert werden (▶„**Multiinjektionstechnik**" [21, 36, 51]). Bei Injektion in die jeweiligen Folgekompartimente sollten höhere Stimulationsstromstärken (1,5–2mA) akzeptiert werden, um eine direkte Nervenläsion bei schon teilweise blockierten Fasern zu vermeiden.

Durch Kompression unterhalb der Punktionsstelle während der Injektion kann die Ausbreitung des Lokalanästhetikums nach distal reduziert werden [96].

Der Vorteil einer ▶**transarteriellen Punktion** liegt in der sicheren Identifikation des posterioren Kompartiments und der radialen Fasern, was besonders bei adipösen Patienten von Nutzen sein kann und eine hohe Trefferquote [93] (insbesondere als Teil einer Multiinjektionstechnik [85]) gewährleistet. Erkauft wird dies allerdings durch das Risiko der Hämatombildung und konsekutiven, druckbedingten Plexusschädigung oder der Ausbildung von Pseudoaneurysmen [97]. Bei Gerinnungsstörungen (pTT >50 s; INR >1,5; Thrombozyten <50.000) ist von der bewussten transarteriellen Punktion in jedem Falle Abstand zu nehmen.

Eine besondere postoperative Überwachung im Aufwachraum bei alleiniger axillärer Plexusanästhesie ist in der Regel nicht erforderlich. Als Qualitätskennzahl kann die Anzahl von Fällen mit unvollständigem Block und der Notwendigkeit zur ungeplanten Supplementierung verwendet werden.

Blockade im Humeruskanal (midhumeraler Zugang)

Der midhumerale Zugang ist eine weiter distal ansetzende Multiinjektionstechnik. Die Punktionsstelle liegt ca. 3 Querfinger distal der Axilla, und es werden die Einzelnerven (Nn. medianus, ulnaris, radialis und musculocutaneus) von dort aus stimuliert und mit jeweils ca. 10 ml Lokalanästhetikum betäubt.

Infraklavikuläre Zugänge

Eine Anästhesie des N. phrenicus oder des N. laryngeus recurrens tritt bei infraklavikulärer Plexusanästhesie äußerst selten auf. Das Pneumothoraxrisiko erscheint etwas geringer als beim supraklavikulären Zugang. ◘ **Abbildung 6** zeigt eine synoptische Übersicht der Oberflächenanatomie.

Beim ▶**vertikal infraklavikulären Block (IVB)** wird nach Mehrkens [49] eine Linie zwischen der Fossa jugularis und dem ventralen Akromionfortsatz gezogen. Die Punktionsstelle liegt genau auf der Hälfte dieser Linie unterhalb der Klavikula. Ist die Länge dieser Linie größer als 22 cm wird nach Greher et al. der Punktionsort um 2 mm pro cm mehr nach medial verschoben. Ist die Linie kürzer als 22 cm wird der Punktionsort um 2 mm pro cm weniger nach lateral verschoben. Punktiert wird streng senkrecht zur waagerechten Unterlage. In der Regel erreicht man den Plexus in 2–5 cm Tiefe.

Aufgrund des senkrechten Einstichwinkels ist eine Katheteranlage schwieriger als bei den anderen Zugängen, wobei es hilft, den Stimulationskatheter vorher leicht zu biegen und die Kanüle 1–2 mm zurückzuziehen und erst dann mit dem Vorschub zu beginnen. Die meisten Katheter schlagen eine periphere Verlaufsrichtung ein.

Bei der modifizierten ▶**Technik nach Raj und Sims** [82] wird 2 cm medial und 2 cm kaudal vom Mittelpunkt des Processus coracoideus (was meist dem Zentrum der deltopektoralen Grube entspricht) ebenfalls streng senkrecht zur waagerechten Unterlage oder leicht in Richtung Axilla (von der Pleura weg) punktiert.

Unabhängig von der Wahl der Punktionsstelle sollten stets Kontraktionen im Bereich des Unterarmes und der Hand gesucht werden, da bei alleiniger Stimulation lateraler Faszikelanteile mit Kontraktion des M. biceps brachii von einer unzureichenden Blockwirkung auszugehen ist. Reizantworten bei 0,5 mA sind in der Regel für einen guten Block ausreichend.

Als Qualitätskennzahlen kann die Anzahl der unvollständigen Blockaden und Pneumothoraces gelten.

▶ „Multiinjektionstechnik"

▶ Transarterielle Punktion

Bei Gerinnungsstörungen ist von der transarteriellen Punktion Abstand zu nehmen

▶ Vertikal infraklavikulärer Block (IVB)

▶ Technik nach Raj und Sims

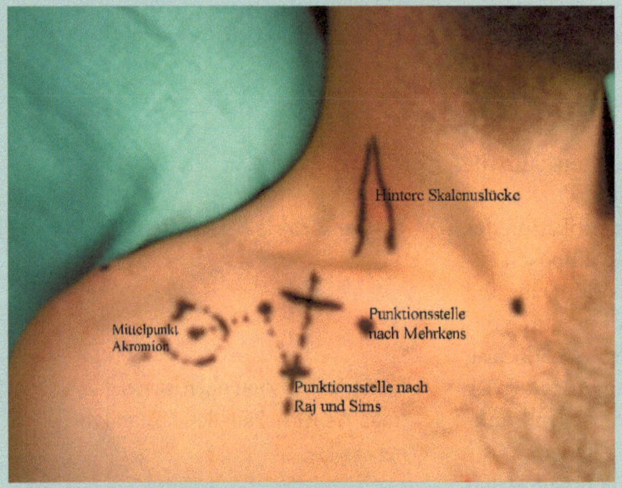

Abb. 6 ▲ **Oberflächenanatomie für die infraklavikulären Zugangswege zum Plexus brachialis**

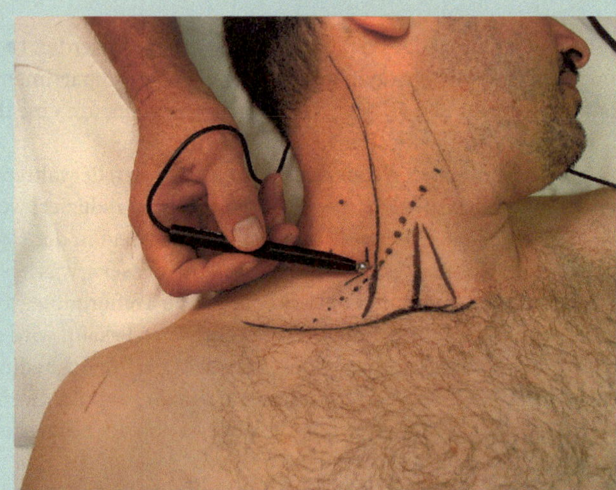

Abb. 7 ▲ **Lokalisation des Plexus brachialis beim interskalenären Plexus mit Hilfe der transkutanen elektrischen Nervenstimulation**

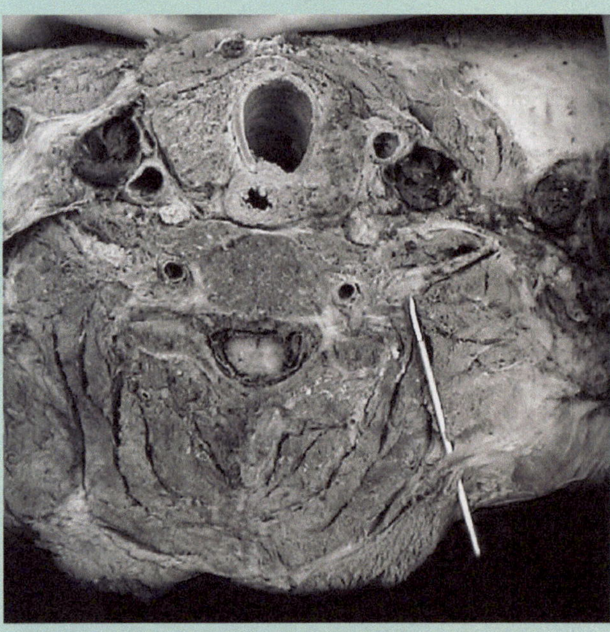

Abb. 8 ▲ **Anatomisches Querschnittspräparat zum posterior paravertebralen Zugang. [Mit freundlicher Genehmigung aus: Schulz-Stübner S (2003) Regionalanästhesie und -analgesie. Schattauer, S 105]**

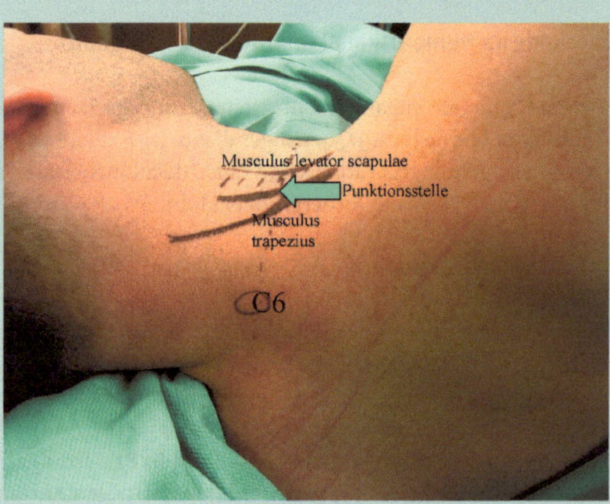

Abb. 9 ▲ **Oberflächenanatomie zum posterior-paravertebralen Zugang**

Eine postpunktionelle Überwachung von mindestens 2 h erscheint empfehlenswert, und die Patienten müssen auf mögliche Spätsymptome eines Pneumothorax (Hautemphysem, Luftnot) hingewiesen werden.

Supraklavikulärer Zugang

Der Vorteil des supraklavikulären Zugangs ist die sichere Anästhesie des gesamten Armes und seine hohe Erfolgsquote, die mit einer im Vergleich zu den infraklavikulären Zugängen etwas höheren Pneumothoraxgefahr erkauft wird.

Die klassische Technik nach Kulenkampff wird wegen des Pneumothoraxrisikos heute kaum mehr angewandt. In der auch als ▶**„Perivaskularblock"** bezeichneten Modifikation **nach Winnie** [94] wird die hintere Skalenuslücke (zwischen M. scalenus ante-

rior und M. scalenus medius) identifiziert. Etwa 2 cm oberhalb der Mitte der Klavikula wird nun mit einer leicht lateralen Stichrichtung nach dorsal (von der nicht immer
gut tastbaren A. subclavia) punktiert. Die 1. Rippe bietet einen Schutz für die Pleura,
sollte der Plexus verfehlt werden.

Sicherer und anatomisch einfacher ist die ▶**„Plumb-Bob-Technik"** [16], bei der der laterale, klavikuläre Ansatzpunkt des M. sternocleidomastoideus identifiziert und genau
oberhalb der Klavikula streng senkrecht (=lotrecht) zur waagerechten Unterlage punktiert wird. Auch hier sollte der Plexus in der Regel nach 2–5 cm erreicht werden. Nadel-
korrekturen können vorsichtig nach kaudal oder kranial vorgenommen werden.

Besondere Vorsicht ist bei sehr kachektischen Patienten geboten. Eine Hämatombildung durch Punktion der A. subclavia ist möglich.

Als Qualitätsindikatoren können neben der Anzahl der unvollständigen Blockaden
die Pneumothoraxrate und die Anzahl der arteriellen Punktionen gelten.

Interskalenärer Zugang

Der interskalenäre Zugang eignet sich vor allem für die Schulterchirurgie. Eine Blockade des N. phrenicus tritt nahezu immer auf, was bei Patienten, die auf Zwerchfellatmung
angewiesen sind, solchen mit schweren pulmonalen Grunderkrankungen oder einer
kontralateralen Zwerchfellparese, berücksichtigt werden muss. Relativ häufig ist auch
eine begleitende Blockade des Ganglion stellatum mit Horner-Syndrom, während die
Mitbetäubung des N. laryngeus recurrens (Heiserkeit) oder des N. vagus eher selten sind.

Bei der ▶**Technik nach Winnie** [92] wird die hintere Skalenuslücke identifiziert und in
Höhe von C6 (Cricoid) in allen Ebenen senkrecht zur Haut (d. h. nach kaudal, medial
und dorsal) punktiert. Durch zu starke mediale Punktionsrichtung ist ein Eintreten in
den Spinalkanal möglich, und es sind Rückenmarkschädigungen, insbesondere bei Patienten bei denen der Block in Allgemeinanästhesie durchgeführt wurde, beschrieben [4].

Die Gefahr der medialen Abweichung ist bei der ▶**Technik nach Meier** [62, 63] deutlich
geringer. Auch die Katheteranlage und -fixierung erscheint einfacher. Durch „Verlängerung" der hinteren Skalenuslücke nach kranial wird 2–3 cm oberhalb der Krikoidebene
am Hinterrand des M. sternocleidomastoideus streng tangential und kaudal, d. h. in der
Regel in Richtung auf die Grenze zwischen lateralem und medialem Klavikuladrittel,
punktiert. Die transkutane elektrische Nervenstimulation eignet sich bei diesem Zugangsweg besonders gut zur Lokalisation der optimalen Punktionsstelle (◘ Abb. 7).

Als Qualitätsindikatoren gelten die Anzahl der inkompletten Blockaden sowie Anzahl der Pneumothoraces, Gefäßpunktionen und akzidentellen epiduralen oder intrathekalen Injektionen.

Zervikal posteriorer Zugang

Während der posterior paravertebrale Zugang nach Pippa [71] einem klassischen Pa-
ravertebralblock entspricht und insbesondere bei Katheteranlage durch den Durchtritt
durch die Nackenmuskulatur relativ schmerzhaft ist, erlaubt die modifizierte ▶**zervikal
posteriore Technik nach Boezaart** [10] eine verhältnismäßig einfache und sichere Punktion mit guter Katheterfixierung (◘ Abb. 8, 9). Hierfür wird die Punktionsstelle in Höhe
von C6 in einer Grube am anterolateralen Rand des M. trapezius und dem posterolate-
ralen Rand des M. levator scapulae aufgesucht (s. ◘ Abb. 9). Nach Lokalanästhesie der
Haut wird eine isolierte und mit einem Nervenstimulator verbundene Tuohy-Nadel in
Richtung auf das Jugulum vorgeschoben. Nach Knochenkontakt mit dem Processus
transversus wird die Kanüle vorsichtig lateral am Knochen vorbeigeführt. Eine luftge-
füllte Spritze zur Identifikation des Widerstandsverlusts wird aufgesetzt. Widerstands-
verlust und eine positive elektrische Reizantwort treten beim Eintritt in den Paraver-
tebralraum meist simultan auf. Stimuliert wird initial mit 1,5–2 mA, und als Endpunkt
wird eine gute motorische Antwort bei 1 mA akzeptiert.

Als Qualitätskennzahl kann die Anzahl der inkompletten oder primär nicht erfolgreichen Blockaden verwendet werden.

▶ **„Plumb-Bob-Technik"**

Vorsicht bei sehr kachektischen Patienten

▶ **Technik nach Winnie**

▶ **Technik nach Meier**

▶ **Zervikal posteriore Technik
nach Boezaart**

Komplikationen der Plexusanästhesie und -analgesie

Insgesamt kann die Blockade des Plexus brachialis als ein sehr sicheres Verfahren mit (in der Regel temporären) neurologischen Komplikationen unter 2% angesehen werden [36], wobei der axilläre Plexusblock die niedrigste Komplikationsrate aufweist [5]. Neben den bereits erwähnten spezifischen Risiken der einzelnen Zugangsarten spielt die akzidentelle intravaskuläre Injektion mit systemischen Nebenwirkungen [95] eine Rolle, der durch sorgfältige, wiederholte Aspiration oder dem Einsatz von adrenalinhaltigen Testdosen begegnet werden kann.

Direkten ▶**Nervenschäden** kann durch sorgfältige Stimulation und vorsichtige Injektion unter besonderer Berücksichtigung des aufzuwendenden Spritzenstempeldruckes (unverhältnismäßig hoher Druck bei intraneuraler Injektion) vorgebeugt werden. Treten während der Injektion Schmerzen oder Parästhesien auf oder ist der aufzuwendende Druck unverhältnismäßig hoch, sollte diese unverzüglich abgebrochen werden.

Die Differenzierung zwischen einer anästhesiebedingten Nervenschädigung, Lagerung oder dem chirurgischen Eingriff selbst ist insbesondere in der Schulterchirurgie häufig schwierig [89].

Als Hauptgründe für neurologische Komplikationen werden intraneurale Injektionen, Ischämie durch Druck, Adrenalin oder allgemeine Hypotension und direkte Neurotoxizität durch Lokalanästhetika oder Zusätze postuliert [40]. Der Druck des Tourniquets wurde als unabhängiger Risikofaktor ermittelt [36].

Analysiert man jedoch Schulterarthroskopien in Allgemeinanästhesie, so fällt bei genauer neurologischer Untersuchung eine sehr hohe Rate (~30%) temporärer Nervenschädigungen (Sensibilitätsstörungen, Missempfindungen, selten neuralgische Schmerzen) auf [91].

Blockaden des Plexus brachialis erscheinen grundsätzlich auch bei vorgeschädigten Nerven vertretbar. Es muss jedoch darauf geachtet werden, den präoperativen Neurostatus präzise zu dokumentieren.

Von den „wirklichen" Komplikationen müssen methodenbedingte Nebenwirkungen durch zu erwartende Blockaden, etwa des N. phrenicus bei interskalenären Blockaden, abgegrenzt werden [22, 41].

Aufklärung und Dokumentation

Aufgeklärt werden muss in jedem Fall unabhängig von der statistischen Häufigkeit ihres Auftretens über die ▶**allgemeinen und methodenspezifischen Risiken**, sofern diese für den Patienten „überraschend" und „belastend" sind.

Bei der ▶**therapeutischen Aufklärung** beim Einsatz von Kathetertechniken ist darauf zu achten, dass klare Anweisungen zur Handhabung (Einweisung in die Pumpentechnik bei patientenkontrollierter Anwendung) und Selbstbeobachtung (z. B. Rötung, Schwellung, Ausfluss an der Punktionsstelle, Wirkungsverlust, neurologische Ausfälle) gegeben werden, die idealerweise in einem beim Aufklärungsgespräch ausgehändigten Merkblatt zusammengefasst sind.

Blockspezifisch ▶**dokumentiert** werden sollten die angewandte Technik, der Punktionsort, Art und Länge der Kanüle, Kontakt zum Plexus in cm Eindringtiefe (bei Katheteranlage zusätzlich Kathetertiefe ab Hautniveau), niedrigste erfolgreiche Stimulation in mA bei Verwendung eines Nervenstimulators, Auslösung bzw. fehlende Auslösung von Parästhesien, Besonderheiten der Punktion (z. B. wiederholte Punktionsversuche, blutige Aspiration etc.), Menge des verwendeten Lokalanästhetikums (üblicherweise in ml und Konzentration der Lösung, seltener in mg) sowie die Blockqualität. Die Qualität des Blockes kann dabei zur einfachen Dokumentation in 3 Gruppen eingeteilt werden:

- A=Eingriff in Plexusanästhesie durchführbar,
- B=Ergänzung durch zusätzliche Blockaden oder Analgosedierung erforderlich,
- C=kein Blockerfolg und Konversion zu Allgemeinanästhesie.

Korrespondierender Autor

Dr. S. Schulz-Stübner

Department of Anesthesia, University of Iowa Hospitals and Clinics,
200 Hawkins Drive 6JCP, Iowa City, Iowa 52242, USA
E-Mail: schust@t-online.de

Literatur

1. Azad SC, Beyer A, Romer AW et al. (2000) Continuous axillary brachial plexus analgesia with low dose morphine in patients with complex regional pain syndromes. Eur J Anaesthesiol 17:185–188
2. Bazin JE, Massoni C, Bruelle P et al. (1997) The addition of opioids to local anaesthetics in brachial plexus block: the comparative effects of morphine, buprenorphine and sufentanil. Anaesthesia 52:858–862
3. Bazin JE, Massoni C, Groslier D et al. (1997) Brachial plexus block: effect of the addition of sufentanil to local anesthetic mixture on postoperative analgesia duration. Ann Fr Anesth Reanim 16:9–13
4. Benumof JL (2000) Permanent loss of cervical spinal cord function associated with interscalene block performed under general anesthesia. Anesthesiology 93:1541–1544
5. Bergman BD, Hebl JR, Kent J, Horlocker TT (2003) Neurologic complications of 405 consecutive continuous axillary catheters. Anesth Analg 96:247–252
6. Bernard JM, Macaire P (1997) Dose-range effects of clonidine added to lidocaine for brachial plexus block. Anesthesiology 87:277–284
7. Bertini L, Tagariello V, Mancini S et al. (1999) 0.75% and 0.5% ropivacaine for axillary brachial plexus block: a clinical comparison with 0.5% bupivacaine. Reg Anesth Pain Med 24:514–518
8. Boezaart AP (2002) Continuous interscalene block for ambulatory shoulder surgery. Best Pract Res Clin Anaesthesiol 16:295–310
9. Boezaart AP, de Beer JF, du Toit C, van Rooyen K (1999) A new technique of continuous interscalene nerve block. Can J Anaesth 46:275–281
10. Boezaart AP, Koorn R, Borene S, Edwards JN (2003) Continuous brachial plexus block using the posterior approach. Reg Anesth Pain Med 28:70–71
11. Bone HG, Van Aken H, Booke M, Burkle H (1999) Enhancement of axillary brachial plexus block anesthesia by coadministration of neostigmine. Reg Anesth Pain Med 24:405–410
12. Borgeat A, Ekatodramis G, Schenker CA, Warltier DC (2003) Postoperative nausea and vomiting in regional anesthesia: a review. Anesthesiology 98:530–547
13. Bosenberg AT, Raw R, Boezaart AP (2002) Surface mapping of peripheral nerves in children with a nerve stimulator. Paediatr Anaesth 12:398–403
14. Bouaziz H, Kinirons BP, Macalou D et al. (2000) Sufentanil does not prolong the duration of analgesia in a mepivacaine brachial plexus block: a dose response study. Anesth Analg 90:383–387
15. Brown AR (2002) Anaesthesia for procedures of the hand and elbow. Best Pract Res Clin Anaesthesiol 16:227–246
16. Brown DL, Cahill DR, Bridenbaugh LD (1993) Supraclavicular nerve block: anatomic analysis of a method to prevent pneumothorax. Anesth Analg 76:530–534
17. Candido KD, Winnie AP, Covino BG et al. (1995) Addition of bicarbonate to plain bupivacaine does not significantly alter the onset or duration of plexus anesthesia. Reg Anesth 20:133–138
18. Candido KD, Franco CD, Khan MA et al. (2001) Buprenorphine added to the local anesthetic for brachial plexus block to provide postoperative analgesia in outpatients. Reg Anesth Pain Med 26:352–356
19. Candido KD, Winnie AP, Ghaleb AH et al. (2002) Buprenorphine added to the local anesthetic for axillary brachial plexus block prolongs postoperative analgesia. Reg Anesth Pain Med 27:162–167
20. Carles M, Pulcini A, Macchi P et al. (2001) An evaluation of the brachial plexus block at the humeral canal using a neurostimulator (1417 patients): the efficacy, safety, and predictive criteria of failure. Anesth Analg 92:194–198
21. Carre P, Joly A, Cluzel Field B et al. (2000) Axillary block in children: single or multiple injection? Paediatr Anaesth 10:35–39
22. Casati A, Fanelli G, Cedrati V et al. (1999) Pulmonary function changes after interscalene brachial plexus anesthesia with 0.5% and 0.75% ropivacaine: a double-blinded comparison with 2% mepivacaine. Anesth Analg 88:587–592
23. Cheney FW, Domino KB, Caplan RA, Posner KL (1999) Nerve injury associated with anesthesia: a closed claims analysis. Anesthesiology 90:1062–1069
24. Chilvers CR (1993) Warm local anaesthetic-effect on latency of onset of axillary brachial plexus block. Anaesth Intensive Care 21:795–798
25. Chow MY, Sia AT, Koay CK, Chan YW (1998) Alkalinization of lidocaine does not hasten the onset of axillary brachial plexus block. Anesth Analg 86:566–568
26. Choyce A, Chan VW, Middleton WJ et al. (2001) What is the relationship between paresthesia and nerve stimulation for axillary brachial plexus block? Reg Anesth Pain Med 26:100–104
27. Cornish PB, Greenfield LJ (1997) Brachial plexus anatomy. Reg Anesth 22:106–107
28. Cuvillon P, Ripart J, Lalourcey L et al. (2001) The continuous femoral nerve block catheter for postoperative analgesia: bacterial colonization, infectious rate and adverse effects. Anesth Analg 93:1045–1049
29. D'Ambrosio A, De Negri P, Damato A et al. (2001) S-bupivacaine (levobupivacaine) in peripheral blocks: preliminary results. Minerva Anestesiol 67:37–43
30. De Andres J, Sala-Blanch X (2001) Peripheral nerve stimulation in the practice of brachial plexus anesthesia: a review. Reg Anesth Pain Med 26:478–483
31. De Andres J, Sala-Blanch X (2002) Ultrasound in the practice of brachial plexus anesthesia. Reg Anesth Pain Med 27:77–89
32. do Nascimento P Jr, Modolo NS, Meletti JF, Braz JR (1998) Sympathetic hyperactivity, respiratory failure, pruritus, and anesthesia after unintentional epidural injection of potassium chloride: case report. Reg Anesth Pain Med 23:219–222
33. Dupre LJ (1994) Brachial plexus block through humeral approach. Can Anesthesiol 42:767–769
34. El Saied AH, Steyn MP, Ansermino JM (2000) Clonidine prolongs the effect of ropivacaine for axillary brachial plexus blockade. Can J Anaesth 47:962–967
35. Erlacher W, Schuschnig C, Koinig H et al. (2001) Clonidine as adjuvant for mepivacaine, ropivacaine and bupivacaine in axillary, perivascular brachial plexus block. Can J Anaesth 48:522–525
36. Fanelli G, Casati A, Garancini P, Torri G (1999) Nerve stimulator and multiple injection technique for upper and lower limb blockade: failure rate, patient acceptance, and neurologic complications. Study Group on Regional Anesthesia. Anesth Analg 88:847–852

37. Foster RH, Markham A (2000) Levobupivacaine: a review of its pharmacology and use as a local anaesthetic. Drugs 59:551–579

38. Frizelle HP, Moriarty DC (1998) The „midhumeral" approach to the brachial plexus. Anesth Analg 86:447–448

39. Gaertner E, Kern O, Mahoudeau G et al. (1999) Block of the brachial plexus branches by the humeral route. A prospective study in 503 ambulatory patients. Proposal of a nerve-blocking sequence. Acta Anaesthesiol Scand 43:609–613

40. Gentili ME, Wargnier JP, Caillon FC (1990) Peripheral neurologic complications of brachial plexus blocks. Cah Anesthesiol 38:561–567

41. Gottardis M, Luger T, Florl C et al. (1993) Spirometry, blood gas analysis and ultrasonography of the diaphragm after Winnie's interscalene brachial plexus block. Eur J Anaesthesiol 10:367–369

42. Heath PJ, Brownlie GS, Herrick MJ (1990) Latency of brachial plexus block. The effect on onset time of warming local anaesthetic solutions. Anaesthesia 45:297–301

43. Hempel V (1999) Anästhesie des Plexus brachialis. Anaesthesist 48:341–355

44. Hirschel G (1911) Anästhesierung des Plexus brachialis bei Operationen der oberen Extremität. Münch Med Wochenschr 58:1555–1556

45. Hofmann-Kiefer K, Herbrich C, Seebauer A et al. (2002) Ropivacaine 7.5 mg/ml versus bupivacaine 5 mg/ml for interscalene brachial plexus block-a comparative study. Anaesth Intensive Care 30:331–337

46. Iskandar H, Guillaume E, Dixmerias F et al. (2001) The enhancement of sensory blockade by clonidine selectively added to mepivacaine after midhumeral block. Anesth Analg 93:771–775

47. Kapral S, Gollmann G, Waltl B et al. (1999) Tramadol added to mepivacaine prolongs the duration of an axillary brachial plexus blockade. Anesth Analg 88:853–856

48. Karakaya D, Buyukgoz F, Baris S et al. (2001) Addition of fentanyl to bupivacaine prolongs anesthesia and analgesia in axillary brachial plexus block. Reg Anesth Pain Med 26:434–438

49. Kilka HG, Geiger P, Mehrkens HH (1995) Die vertikale infraklavikuläre Blockade des Plexus brachialis. Anaesthesist 44:339–344

50. Klein SM, Greengrass RA, Steele SM et al. (1998) A comparison of 0.5% bupivacaine, 0.5% ropivacaine, and 0.75% ropivacaine for interscalene brachial plexus block. Anesth Analg 87:1316–1319

51. Koscielniak-Nielsen ZJ, Stens-Pedersen HL, Lippert FK (1997) Readiness for surgery after axillary block: single or multiple injection techniques. Eur J Anaesthesiol 14:164–171

52. Koscielniak-Nielsen ZJ, Rassmussen H, Jepsen K (2001) Effect of impulse duration on patients' perception of electrical stimulation and block effectiveness during axillary block in unsedated ambulatory patients. Reg Anesth Pain Med 26:428–433

53. Krenn H, Deusch E, Balogh B et al. (2003) Increasing the injection volume by dilution improves the onset of motor blockade, but not sensory blockade of ropivacaine for brachial plexus block. Eur J Anaesthesiol 20:21–25

54. Kulenkampff D (1911) Die Anästhesierung des Plexus brachialis. Zentralbl Chir 38:1337

55. Kulenkampff D (1912) Die Anästhesierung des Plexus brachialis. Dtsch Med Wochenschr 38:1878–1880

56. Lee IO, Kim WK, Kong MH et al. (2002) No enhancement of sensory and motor blockade by ketamine added to ropivacaine interscalene brachial plexus blockade. Acta Anaesthesiol Scand 46:821–826

57. Lepage C, Drolet P, Girard M et al. (2001) Music decreases sedative requirements during spinal anesthesia. Anesth Analg 93:912–916

58. Marhofer P, Glaser C, Koinig H et al. (1998) The use of ropivacaine in brachial plexus anaesthesia. Anaesthesia 53 [Suppl 2]:14–15

59. Markham A, Faulds D (1996) Ropivacaine. A review of its pharmacology and therapeutic use in regional anaesthesia. Drugs 52:429–449

60. McClellan KJ, Faulds D (2000) Ropivacaine: an update of its use in regional anaesthesia. Drugs 60:1065–1093

61. McGlade DP, Kalpokas MV, Mooney PH et al. (1998) A comparison of 0.5% ropivacaine and 0.5% bupivacaine for axillary brachial plexus anaesthesia. Anaesth Intensive Care 26:515–520

62. Meier G, Bauereis C, Heinrich C (1997) Der interskalenäre Plexus-brachialis-Katheter zur Anästhesie und postoperativen Schmerzbehandlung – Erfahrungen mit einer modifizierten Technik. Anaesthesist 46:715–719

63. Meier G, Bauereis C, Maurer H, Meier T (2001) Interskalenäre Plexusblockade: Anatomische Voraussetzungen – anästhesiologische und operative Aspekte. Anaesthesist 50:333–341

64. Nadig M, Ekatodramis G, Borgeat A (2002) What to do with clonidine with long-acting local anesthetic in brachial plexus block? Anesth Analg 95:254; author reply 254

65. Neal JM (2001) How close is close enough? Defining the „paresthesia chad". Reg Anesth Pain Med 26:97–99

66. Nishikawa K, Kanaya N, Nakayama M et al. (2000) Fentanyl improves analgesia but prolongs the onset of axillary brachial plexus block by peripheral mechanism. Anesth Analg 91:384–387

67. O'Grady NP, Alexander M, Dellinger EP et al. (2002) Guidelines for the prevention of intravascular catheter-related infections. Centers for Disease Control and Prevention. MMWR Recomm Rep 51:1–29

68. Ootaki C, Hayashi H, Amano M (2000) Ultrasound-guided infraclavicular brachial plexus block: an alternative technique to anatomical landmark-guided approaches. Reg Anesth Pain Med 25:600–604

69. Partridge BL, Katz J, Benirschke K (1987) Functional anatomy of the brachial plexus sheath: implications for anesthesia. Anesthesiology 66:743–747

70. Picard PR, Tramer MR, McQuay HJ, Moore RA (1997) Analgesic efficacy of peripheral opioids (all except intraarticular): a qualitative systematic review of randomised controlled trials. Pain 72:309–318

71. Pippa P, Cominelli E, Marinelli C, Aito S (1990) Brachial plexus block using the posterior approach. Eur J Anaesthesiol 7:411–420

72. Rawal N (2001) Analgesia for day-case surgery. Br J Anaesth 87:73–87

73. Rawal N, Allvin R, Axelsson K et al. (2002) Patient-controlled regional analgesia (PCRA) at home: controlled comparison between bupivacaine and ropivacaine brachial plexus analgesia. Anesthesiology 96:1290–1296

74. Reuben SS, Reuben JP (2000) Brachial plexus anesthesia with verapamil and/or morphine. Anesth Analg 91:379–383

75. Rodriguez J, Barcena M, Alvarez J (1996) Axillary brachial plexus anesthesia: electrical versus cold saline stimulation. Anesth Analg 83:752–754

76. Rucci FS, Trafficante FG, Pippa P (1987) Fentanyl and bupivacaine mixture for extradural blockade in orthopaedic surgery: effects on haemodynamic responses and pain related to the use of thigh tourniquet. Eur J Anaesthesiol 4:167–174

77. Sandhu NS, Capan LM (2002) Ultrasound-guided infraclavicular brachial plexus block. Br J Anaesth 89:254–259

78. Schroeder LE, Horlocker TT, Schroeder DR (1996) The efficacy of axillary block for surgical procedures about the elbow. Anesth Analg 83:747–751

79. Schulz-Stubner S (1996) Hypnose – eine nebenwirkungsfreie Alternative zur medikamentösen Sedierung bei Regionalanästhesien. Anaesthesist 45:965–969

80. Schulz-Stubner S (2002) Clinical hypnosis instead of drug-based sedation for procedures under regional anesthesia. Reg Anesth Pain Med 27:622–623

81. Sia S, Lepri A (1999) Clonidine administered as an axillary block does not affect postoperative pain when given as the sole analgesic. Anesth Analg 88:1109–1112

82. Sims JK (1977) A modification of landmarks for infraclavicular approach to brachial plexus block. Anesth Analg 56:554–555

83. Singelyn FJ, Gouverneur JM, Robert A (1996) A minimum dose of clonidine added to mepivacaine prolongs the duration of anesthesia and analgesia after axillary brachial plexus block. Anesth Analg 83:1046–1050

84. Thompson GE, Rorie DK (1983) Functional anatomy of the brachial plexus sheaths. Anesthesiology 59:117–122

85. Turkan H, Baykal B, Ozisik T (2002) Axillary brachial plexus blockade: an evaluation of three techniques. Mil Med 167:723–725

86. Urbanowicz Z (1996) Some features of the internal structure of the brachial plexus lateral cord in man. Ann Univ Mariae Curie Sklodowska [Med] 51:25–30

87. Urmey WF, Grossi P (2002) Percutaneous electrode guidance: a noninvasive technique for prelocation of peripheral nerves to facilitate peripheral plexus or nerve block. Reg Anesth Pain Med 27:261–267

88. Vester-Andersen T, Broby-Johansen U, Bro-Rasmussen F (1986) Perivascular axillary block VI: the distribution of gelatine solution injected into the axillary neurovascular sheath of cadavers. Acta Anaesthesiol Scand 30:18–22

89. Walton JS, Folk JW, Friedman RJ, Dorman BH (2000) Complete brachial plexus palsy after total shoulder arthroplasty done with interscalene block anesthesia. Reg Anesth Pain Med 25:318–321

90. Wang SM, Peloquin C, Kain ZN (2001) The use of auricular acupuncture to reduce preoperative anxiety. Anesth Analg 93:1178–1180, table of contents

91. Weber SC, Abrams JS, Nottage WM (2002) Complications associated with arthroscopic shoulder surgery. Arthroscopy 18:88–95

92. Winnie AP (1970) Interscalene brachial plexus block. Anesth Analg 49:455–466

93. Winnie AP (1995) Does the transarterial technique of axillary block provide a higher success rate and a lower complication rate than a paresthesia technique? New evidence and old. Reg Anesth 20:482–485

94. Winnie AP, Collins VJ (1964) The subclavia perivascular technique of brachial plexus anesthesia. Anesthesiology 25:353–363

95. Yamamoto K, Nomura T, Shibata K, Ohmura S (1997) Failed axillary brachial plexus block techniques result in high plasma concentrations of mepivacaine. Reg Anesth 22:557–561

96. Yamamoto K, Tsubokawa T, Ohmura S, Kobayashi T (1999) The effects of arm position on central spread of local anesthetics and on quality of the block with axillary brachial plexus block. Reg Anesth Pain Med 24:36–42

97. Zipkin M, Backus WW, Scott B, Poppers PJ (1991) False aneurysm of the axillary artery following brachial plexus block. J Clin Anesth 3:143–145

aus: Der Anaesthesist 8/03, S. 727–746
DOI 10.1007/s00101-003-0542-7

D. Craß · J. Friedrich · Klinik für Anästhesiologie und Operative Intensivmedizin, Klinikum Augsburg

Die Epiduralanalgesie zur Geburtshilfe

Zusammenfassung

Die Epiduralanalgesie (EDA) ist die effektivste Form der geburtshilflichen Schmerztherapie und wird als „Goldstandard" angesehen. Für eine gute geburtshilfliche Analgesie ist eine Schmerzausschaltung über einen weiten Bereich von Th 10 bis S 4 notwendig. Dieser Weiterbildungsartikel umfasst sowohl pathophysiologische Grundlagen, aufklärungsspezifische Aspekte als auch praktische Empfehlungen zur Katheteranlage, zur Medikamentenwahl und zum Applikationsmodus. Der Einfluss der EDA auf den Geburtsverlauf, die instrumentelle Entbindungsrate und Sectiorate wird besprochen.

Schlüsselwörter

Geburtshilfliche Epiduralanalgesie · Ropivacain · Bupivacain · Sufentanil · Aufklärungsinhalt · Kombinierte spinal-epidurale Analgesie (CSE)

Epidural analgesia during childbirth

Abstract

Epidural analgesia is the most effective means of pain relief during labor and is considered to be the „gold standard". For sufficient epidural analgesia, a wide range of nerve-block has to cover the segments Th10 to S4. This article includes the pathophysiological background as well as aspects of risk information and informed consent. Practical issues such as the insertion of the epidural catheter, choice of medication and application modes are described. The influence of epidural analgesia on labor, instrumental delivery and rate of caesarean section is discussed.

Keywords

Epidural labor analgesia · Ropivacaine · Bupivacaine, sufentanil · Risk information · Informed consent · Combined spinal-epidural (CSE)

Für viele Frauen ist die Geburt das schmerzhafteste Ereignis ihres Lebens. Der Geburtsschmerz wird von manchen Erstgebärenden ungefähr so empfunden wie eine traumatische Fingeramputation. Die Möglichkeiten zur Schmerzlinderung reichen von nichtpharmakologischer Unterstützung (Hypnose, Massage, Bäder etc.) [81] über systemische Opioidgabe [8] bis zur rückenmarknahen Leitungsanästhesie.

Bereits im Jahr 1900 erkannte Oscar Kreis die Vorteile der Regionalanästhesie in der Geburtshilfe: Er applizierte intrathekal Cocain, um den Geburtsschmerz zu lindern [51]. Hauptnebenwirkungen waren eine hohe Inzidenz an postspinalem Kopfschmerz und Übelkeit. Mitte des vergangenen Jahrhunderts wurde die geburtshilfliche Epiduralanalgesie (EDA) eingeführt. Ihre Anwendung nimmt weltweit ständig zu. Derzeit erhalten in Deutschland ca. 17% der Schwangeren zur Entbindung eine Epiduralanalgesie [61, 62], in den USA beträgt dieser Anteil z. T. über 50% [39, 40].

Gerade die letzten Jahrzehnte brachten Erkenntnisse und Entwicklungen in der geburtshilflichen Regionalanästhesie mit klinischer Relevanz:

- Ein verbessertes Verständnis von Erkrankungen im Zusammenhang mit der Geburt.
- Die Entwicklung und Einführung neuer Medikamente (z. B. Ropivacain, Sufentanil).
- Die Einführung neuer Applikationsmodalitäten (z. B. Patienten-kontrollierte epidurale Analgesie PCEA).

Die ▶**ideale Methode der geburtshilflichen Analgesie** sollte

- die Schmerzen in allen Phasen der Geburt lindern,
- der Schwangeren die aktive Mitarbeit während der Geburt ermöglichen,
- und sicher für Mutter und Kind sein.

Es gibt keinen Zweifel, dass heute von allen möglichen Methoden zur geburtshilflichen Schmerzlinderung die neuroaxiale Blockade die effektivste und am wenigsten beeinträchtigende Schmerztherapie ist [38]. In der Diskussion bleibt weiterhin, ob und wie die EDA den Geburtsverlauf und die Entbindungsart beeinflusst.

Schmerzentstehung während der Geburt

Wie entstehen diese individuell unterschiedlich starken Schmerzen?

In der ▶**Eröffnungsphase** dominieren viszerale Schmerzen, die durch die Uteruskontraktion und die Zervixdilatation verursacht werden. Diese Schmerzen werden über sympathische Afferenzen (C-Fasern) im Bereich Th 10–L 1 geleitet. Der Schmerz ist schlecht lokalisierbar und von dumpfem Charakter; er projiziert sich – analog den Dermatomen – ventral vom Nabel bis in die Leisten und Oberschenkelinnenseiten, dorsal in die Lenden- und Hüftregion sowie die obere Hälfte des Kreuzbeins.

Die Schmerzen in der ▶**Austreibungsphase** werden als somatische Schmerzen bezeichnet. Ursache ist die Kompression der Beckenstrukturen durch den Fetus mit Dehnung der Scheide, der Vulva und des Beckenbodens. Die Schmerzleitung erfolgt via A-δ-Fasern über Anteile des N. pudendus (S2–S4). Er ist gut lokalisierbar und strahlt in den Perinealbereich aus.

Eine scharfe Unterscheidung entsprechend dieser Definition ist in der Realität kaum möglich.

Für eine gute geburtshilfliche EDA ist eine Schmerzausschaltung über einen weiten Bereich von Th 10–S 4 notwendig.

Weitere Einflussgrößen:
- Ein relatives Missverhältnis zwischen der Größe des Feten und dem Becken führt zu vermehrter Stimulation der Schmerzrezeptoren im Becken.
- Unkoordinierte Uteruskontraktionen oder Kontraktionen ohne Muttermundöffnung verstärken den Schmerz.

Tabelle 1

Indikationen für die Anlage einer EDA
Mütterliche Indikationen
Geburtsschmerzen zählen zu den subjektiv wichtigsten mütterlichen Indikationen
Vorerkrankungen der Mutter
• Asthma bronchiale, chronische Bronchitis   Bei bereits eingeschränkter respiratorischer Reserve kann der Geburtsstress zu einer akuten Verschlechterung der respiratorischen Funktion mit der konsekutiven Gefahr einer fetalen Asphyxie führen
• Diabetes mellitus   Die EDA kann eine Plazentainsuffizienz, die wegen eingeschränkter uteroplazentarer Durchblutung und Sauerstofftransportkapazität häufig vorkommt, günstig beeinflussen
• Epilepsieanamnese   Vermeidung einer krampffördernden Hyperventilation mit konsekutiver respiratorischer Alkalose
• Präeklampsie   Die EDA kann die pathologisch gesteigerte Sympathikusaktivität senken und konsekutiv die uteroplazentare Perfusion verbessern.
Fetale Indikationen
• Frühgeburtlichkeit, intrauterine Wachstumsstörung
• Übertragung
• Kindliche Missbildungen
• Plazentainsuffizienz
Geburtshilfliche Indikationen
• Protrahierter Geburtsverlauf (oft in Verbindung mit pathologischer Wehentätigkeit oder Wehenschwäche)
• Lageanomalien des Kindes mit erhöhter Inzidenz zur instrumentellen Entbindung

Tabelle 2

Kontraindikation	
Absolute Kontraindikationen	**Relative Kontraindikationen**
Fehlendes Einverständnis der Schwangeren	Entzündungen (z. B. Amnioninfektsyndrom)
Lokaler Infekt im Bereich der lumbalen Punktionsstelle	
Gerinnungsstörungen und Einnahme gerinnungshemmender Substanzen (s. Hämostase und geburtshilfliche Periduralanästhesie 2002, [98]; s. Leitlinien der DGAI 2003, [34])	
Generalisierte Sepsis mit Organdysfunktion	
Hypovolämie (z. B. peripartale Blutungen)	
Eklampsie oder andere *akute* Erkrankungen des ZNS	

— Schmerz führt zu einer erhöhten Stressantwort mit Aktivierung des Sympathikus, wodurch die Intensität und Effektivität der uterinen Aktivität reduziert wird.

— Dystokie, d. h. eine fehlende oder sehr verzögerte Muttermundöffnung, verursacht starke Geburtsschmerzen [74].

Katecholamine und Schmerz

Während einer schmerzhaften Geburt steigen die mütterlichen Adrenalin- und Noradrenalinplasmaspiegel stark an [13]. Adrenalin hemmt über die β-Stimulation die Uterusaktivität, während Noradrenalin über die α-Stimulation die Uterusaktivität steigert. Katecholaminkonzentrationen, wie sie bei Gebärenden gefunden werden, haben in der Summe eine tokolytische Wirkung.

Katecholamine haben in der Summe eine tokolytische Wirkung

Eine effektive Schmerzlinderung senkt den Adrenalinspiegel, während der Noradrenalinspiegel gleich bleibt. Die Reduktion der Adrenalinkonzentration steigert die Uterusaktivität [54, 76]. Letztlich kann durch eine EDA sowohl die Wehentätigkeit verbessert, als auch bei zahlreichen Schwangeren eine Sectio vermieden werden. Auch Oxytocin kann die Katecholamin-induzierte Tokolyse aufheben [76].

Epiduralanalgesie

Die EDA ist die effektivste Form der geburtshilflichen Schmerztherapie und wird als ▶„Goldstandard" betrachtet. Die Kombination eines niedrig konzentrierten Lokalanästhetikums mit geringen Dosen eines Opioids liefert eine sehr gute Analgesiequalität ohne motorische Blockade und ist für Mutter und Feten in hohem Maße sicher [94].

Indikationen

Unterschieden werden mütterliche, fetale und geburtshilfliche Indikationen (◻ Tabelle 1).
Der ASA Task Force der geburtshilflich tätigen Anästhesisten zufolge ist Schmerzlinderung selbst eine ausreichende Indikation für die Anlage einer EDA [87].

Kontraindikationen

Eine isolierte Erhöhung der Leukozyten oder des CRP sowie mütterliches Fieber gelten nicht als absolute Kontraindikation (◻ Tabelle 2).

Monitoring/Equipment

Die ▶Anlage des Epiduralkatheters erfolgt in (Links-)Seitenlage oder im Sitzen. Als Punktionshöhe empfiehlt sich der Zwischenwirbelraum L 2/3 oder L 3/4. Nach sorgfältiger Hautdesinfektion wird – nach der „loss-of-resistance"-Technik – der Epiduralraum identifiziert und der Katheter maximal 3 cm vorgeschoben. Bei exakter Fixierung (z. B. Fixomull-Lochpflaster mit sterilem Cutiplast) kann auf eine Annaht verzichtet werden.
Während der Anlage der EDA und bis zur vollständigen Ausbildung der Analgesie gehören die Registrierung von Herzfrequenz und Blutdruck der Schwangeren sowie der Herzfrequenz des Feten mittels CTG zu den obligatorischen ▶Überwachungsmaßnahmen.
Zur ▶Therapie von Komplikationen, die durch Lokalanästhetika (Hypotension, systemische Toxizität, hohe Spinalanästhesie) oder Opioide (Pruritus, Übelkeit, Atemdepression) verursacht werden können, müssen Notfallmedikamente und Notfallequipment bereit liegen. Die Anlage der EDA sollte nur mit der Assistenz einer Fachpflegekraft durchgeführt werden. Zur ggf. notwendigen Wehenhemmung wird Fenoterol (Partusisten®) 2,5–5,0 µg fraktioniert intravenös appliziert.

Epiduralraum

Während der Schwangerschaft wird der Epiduralraum kontinuierlich enger. Ursache ist eine vermehrte Füllung der epiduralen Blutgefäße und ein Anstieg des Wassergehaltes im epiduralen Bindegewebe. Das fettreiche und fibröse Bindegewebe verändert sich dagegen nicht. Als Grund für die vaskulären Veränderungen wird einerseits ein erhöhtes systemisches Blutvolumen diskutiert, andererseits kann der gravide Uterus die V. cava inferior komprimieren und den epiduralen Venenfluss, der kollateral zur V. cava inferior verläuft, steigern [47]. Diese Verkleinerung des Epiduralraumes wird neben hormonellen Veränderungen während der Schwangerschaft für die erleichterte longitudinale Ausdehnung des Lokalanästhetikums im Epiduralraum verantwortlich gemacht.

Uteriner Blutfluss

Das Wohlbefinden des Feten hängt von einem adäquaten Blutangebot der Mutter an die Plazenta ab, was vorwiegend über die uterinen Arterien gewährleistet wird, zu geringen Anteilen auch von den Ovarialarterien. Das uterine Gefäßbett ist ein System mit geringem Widerstand, somit weitgehend dilatiert und ohne Autoregulation.

Die ▶**uteroplazentare Zirkulation** wird hauptsächlich über den uterinen Blutfluss (UBF) bestimmt, der direkt vom Perfusionsdruck und umgekehrt vom uterinen Gefäßwiderstand abhängt.

Systemische Hypotension unterschiedlicher Genese (z. B. Sympathikusblockade nach EDA, Spinalanästhesie) kann zu einer Senkung des uterinen arteriellen Drucks und zu einem konsekutiven Anstieg des uterinen Gefäßwiderstands führen; Folge ist eine Reduktion des uterinen Blutflusses [1].

Andererseits kann eine Epiduralanalgesie bei gesunden Schwangeren und unter Normotonie signifikant die Plazentaperfusion insbesondere im intervillösen Raum verbessern. Adrenalin als epidurales Adjuvans (≤50 µg) senkt diesen Blutfluss nicht. Bei Schwangeren mit ▶**schwangerschaftsbedingter Hypertension** kann der intervillöse Blutfluss stark reduziert sein; jede weitere Flussabnahme muss daher bei diesen Patientinnen strikt vermieden werden. Eine Sympathikusblockade (bis Th 8) durch die EDA verbessert signifikant den intervillösen Blutfluss bei Schwangeren mit einem schwangerschaftsbedingten Hypertonus aufgrund einer Senkung des uteroplazentaren Gefäßwiderstandes.

Aortokavale Kompression

Liegt die Schwangere in Rückenlage kann die aortokavale Kompression die uteroplazentare Perfusion über mehrere Mechanismen senken:

Die ▶**Kompression der V. cava inferior** führt zu einem verminderten venösen Rückstrom zum rechten Herzen. Dies kann das Schlagvolumen und das Herzzeitvolumen beeinträchtigen; Folge ist eine systemische Hypotension.

Die Zunahme des Drucks in der distal der Kompression gelegenen V. cava inferior kann zu einer Zunahme des uterinen venösen Drucks führen und somit die uteroplazentare Perfusion beeinträchtigen.

Eine ▶**Kompression der Aorta** durch den graviden Uterus hat eine Senkung des uterinen arteriellen Drucks zur Folge, während der Blutdruck am Oberarm normal gemessen wird!

Die Prävention der aortokavalen Kompression ist die wichtigste Maßnahme während der Anlage einer geburtshilflichen Epiduralanalgesie, um den uteroplazentaren Blutfluss aufrechtzuerhalten. Zur Vorbeugung eignet sich besonders die ▶**Punktion in Linksseitenlage.**

Aufklärung

In 70% der deutschen Kliniken erfolgt die Aufklärung und Einwilligung zur Epiduralanalgesie erst, wenn die Schwangere schon unter stärksten Wehen leidet [83]! Die Gebärende befindet sich in einer physischen und psychischen Ausnahmesituation, in der sie möglicherweise bereits zentral wirksame Medikamente erhalten hat. Der ▶**Aufklärungszeitpunkt** ist ein unterschätztes formaljuristisches Problem und bisher nicht eindeutig definiert. Die oft diskutierte Berufung auf eine Notfallindikation ist sicher im Einzelfall nachvollziehbar, gilt jedoch nicht für jede Indikation zur Epiduralanalgesie; forensisch klingt es unglaubwürdig, während einer Schwangerschaft mit regelmäßigen Arztbesuchen kein Aufklärungsgespräch über eine Epiduralanalgesie organisieren zu können. Deshalb muss die Geburtsvorbereitung aus heutiger Sicht die Aufklärung über eine EDA umfassen. Eine Behandlung ohne wirksame Einwilligung gilt in zivil- und strafrechtlicher Hinsicht als Körperverletzung, auch wenn sie indiziert war und lege artis durchgeführt wurde.

▶ **Uteroplazentare Zirkulation**

▶ **Schwangerschaftsbedingte Hypertension**

▶ **Kompression der V. cava inferior**

▶ **Kompression der Aorta**

Die Prävention der aortokavalen Kompression ist die wichtigste Maßnahme während der Anlage einer geburtshilflichen Epiduralanalgesie

▶ **Punktion in Linksseitenlage**

▶ **Aufklärungszeitpunkt**

Die Geburtsvorbereitung muss aus heutiger Sicht die Aufklärung über eine EDA umfassen

Empfohlene Aufklärungsinhalte

Komplikationen	Nebenwirkungen
Nervenverletzungen, inklusive Querschnittslähmung!	Passagere sensorische/motorische Blockade
Infektion, epiduraler Abszess, Meningitis	Hypotension
Versehentliche Duraperforation mit konsekutiven Kopfschmerzen	Inkomplette Blockade
Gefäßverletzung mit Blutung	Mehrfachpunktion

Tabelle 4

Überwachung im Kreißsaal

Überwachung im Kreißsaal
- Routinekontrolle mindestens alle 2 h
- Exakte Dokumentation im PCEA-Protokoll

Sofortige Alarmierung des Anästhesisten bei Über- bzw. Unterschreitung nachfolgender Grenzwerte
- Schmerzstärke   >VAS 4, trotz maximaler PCEA-Anforderung
- Sedierung   zunehmend schläfrig und schwer erweckbar (Sedierungsgrad 2)
- Atmung   auffallend tiefe oder langsame Atmung (Atemfrequenz <10/min)
- Blutdruck   systolisch <90 mmHg
- Herzfrequenz   <50/min
- Plötzliche Unruhe – Verwirrtheit – metallischer Geschmack – starke Übelkeit – Erbrechen

Konkrete Empfehlungen können diese Konfliktsituation entschärfen, aber oftmals nicht lösen:

■ Information über EDA im Rahmen von Geburtsvorbereitungskursen.
■ Frühzeitiges Aufklärungsgespräch (Wochen vor dem Geburtstermin) durch einen anästhesiologischen bzw. nichtanästhesiologischen Fachvertreter (in der Regel den Geburtshelfer). Dies ist möglich, bedarf jedoch konkreter interdisziplinärer Absprachen über Art und Umfang der Aufklärung. Die vom Berufsverband deutscher Anästhesisten im Einvernehmen mit der Deutschen Gesellschaft für Anästhesiologie und Intensivmedizin empfohlenen Aufklärungs- und Anamnesebögen [53] sollten dem Geburtshelfer zur Verfügung stehen.
■ Aufklärung durch den Anästhesisten in einer Anästhesiesprechstunde (beste Variante). Ein solches Gespräch sollte auch dann geführt werden, wenn die Schwangere zu diesem Zeitpunkt keine rückenmarknahe Leitungsanästhesie wünscht. Die Erfahrung lehrt, dass Gebärende während des Geburtsverlaufs ihre Meinung oft ändern.
■ Spätestens bei Aufnahme auf die geburtshilfliche Station. Aushändigung des Anästhesieaufklärungsbogens mit der Bitte um Durchsicht („vorläufige Einwilligung").
■ Mündliche Aufklärung und Einwilligung sind in Anwesenheit von Zeugen rechtswirksam, trotzdem wird eine Schriftform dringend empfohlen.

Aufklärungsinhalte

Die Rechtsprechung verlangt eine ▶**Aufklärung über die eingriffspezifischen typischen Risiken,** die dem Patienten unbekannt sind und die, wenn sie sich verwirklichen, ihn in seiner Lebensführung nachhaltig beeinträchtigen. Die Risikofrequenz hat für die Frage, ob ein Umstand aufklärungspflichtig ist, keine Bedeutung [83]. Für die Beratung der Schwangeren ist jedoch außerordentlich wichtig, die Seltenheit schwerwiegender Komplikationen hervorzuheben. Die Rechtsprechung verlangt ausdrücklich die Aufklärung über eine mögliche Querschnittslähmung.

▶ **Aufklärung über die eingriffspezifischen typischen Risiken**

Die Rechtsprechung verlangt die Aufklärung über eine mögliche Querschnittslähmung

Die Rechtsprechung zwingt nicht zur Aufklärung über Begleiterscheinungen (z. B. passagere motorische Blockade, Mehrfachpunktion). Es ist jedoch sinnvoll, die Schwangeren darüber zu informieren.

Die empfohlenen Aufklärungsinhalte können aus ◘ Tabelle 3 entnommen werden.

Voraussetzungen zur Anlage einer EDA[1]

▶ **Voraussetzung vor Anlage einer EDA** ist die persönliche Anamneseerhebung und körperliche Untersuchung (insbesondere die schwangerschaftsbezogene Anamnese).

Eine routinemäßige ▶ **Gerinnungs- und Thrombozytenbestimmung** bei gesunden Schwangeren ist nicht indiziert. Dies gilt nicht bei Patientinnen mit schwangerschaftsbedingter Hypertension. Die Entscheidung über eine Laborbestimmung ist abhängig von der Anamnese der Schwangeren, dem Ergebnis der körperlichen Untersuchung und den klinischen Zeichen einer Koagulopathie.

▶ **Blutgruppenbestimmung** und ggf. Bereitstellung von Erythrozytenkonzentraten sind bei zu erwartenden geburtshilflichen Komplikationen indiziert (z. B. Placenta praevia, vorausgegangene Operation an der Gebärmutter).

▶ **Trinken von klarer Flüssigkeit** während des Geburtsverlaufs verbessert den mütterlichen Komfort und die Zufriedenheit und ist daher bei unkompliziertem Geburtsverlauf erlaubt. Patientinnen mit zusätzlichen Risikofaktoren für eine Aspiration (Diabetes mellitus, schwierige Atemwegverhältnisse) oder Patientinnen mit erhöhtem Risiko für eine operative Schnittentbindung (pathologische CTG-Veränderungen) sollten nüchtern bleiben.

Dokumentation

Die kontinuierliche Erfassung von Wirkungen, Nebenwirkungen und Komplikationen der EDA ist leider eher die Ausnahme als die Regel: ▶ **Schmerzscores** werden in lediglich 14,6% der befragten Kliniken erhoben, das Analgesieniveau wird nur in 2,5% der Kliniken ermittelt.

Eine exakte Dokumentation ist neben juristischen Gesichtspunkten auch ein wichtiges Instrument zur Beurteilung der klinikinternen Qualität und somit zur Eigenkontrolle des Analgesieregimes.

Folgende Parameter sollten durch den Anästhesisten oder die Fachpflegekraft erfasst und dokumentiert werden (PCEA-Protokoll – s. ◘ Abb. 1):

— Herzfrequenz   während und nach Anlage der EDA,
— Blutdruck   während und nach Anlage der EDA,
— Schmerzstärke   vor und 15–20 min nach Anlage der EDA,
— sensibles Niveau   15–20 min nach Anlage der EDA,
— motorische Blockade 15–20 min nach Anlage der EDA,
— Nebenwirkungen und Komplikationen.

Nach 20–30 min erfolgt die Übergabe an die Hebamme, welche dann die Routineüberwachung und Dokumentation übernimmt. Klare Absprachen zwischen Anästhesie und Geburtshelfer/Hebammen bezüglich der Überwachung müssen vor Einführung der EDA im Kreißsaal getroffen werden (◘ Tabelle 4): Bei Über- bzw. Unterschreitung von klar formulierten Grenzwerten muss ein Anästhesist *sofort* informiert werden. Ein 24-h-Anästhesiedienst ist daher unabdingbare Voraussetzung (s. PCEA-Protokoll, ◘ Abb. 1)!

Volumengabe vor EDA

Geburtshilfliche EDA mit niedrig konzentrierten Lokalanästhetika und Opioiden führen nicht zu relevanter Blutdrucksenkung und zu keiner signifikanten Veränderung der kindlichen Herztöne. Bei *normo*tensiven und *normo*volämischen Schwangeren kann

▶ **Voraussetzung vor Anlage einer EDA**
▶ **Gerinnungs- und Thrombozytenbestimmung**

▶ **Blutgruppenbestimmung**

▶ **Trinken von klarer Flüssigkeit**

▶ **Schmerzscores**

Eine exakte Dokumentation ist wichtig für die Eigenkontrolle des Analgesieregimes

Geburtshilfliche EDA mit niedrig konzentrierten Lokalanästhetika und Opioiden führen nicht zu relevanter Blutdrucksenkung und zu keiner signifikanten Veränderung der kindlichen Herztöne

[1] modifiziert nach Guidelines der ASA 1999 [87]

Krankenhauszweckverband
Klinikum Augsburg

Klinik für Anästhesiologie und Operative Intensivmedizin
Chefarzt: Prof. Dr. H. Forst

PCEA im Kreißsaal

Überwachungsbogen zur
patienten – kontrollierten
Epidural – Analgesie

Patient

Indikation

MM-Weite bei PDK-Anlage

Datum/ Unterschrift

Checkliste zur Routineüberwachung durch die Hebammen

Überwachung im Kreißsaal:
- Routinekontrolle mind. alle 2 Stunden
- Exakte Dokumentation im PCEA-Protokoll

Grenzwerte: *(Bei Über- bzw. Unterschreitung ⇒ sofort einen Arzt informieren!)*

Schmerzstärke	größer VAS 4, trotz maximaler PCEA-Anforderung
Sedierung	zunehmend schläfrig und schwer erweckbar (Sedierungsgrad 2)
Atmung	auffallend tiefe od. langsame Atmung (Atemfrequenz weniger als 10/ min)
Blutdruck	systolisch unter 90 mm Hg
Herzfrequenz	unter 50/ min

Plötzliche Unruhe - Verwirrtheit - metallischer Geschmack - starke Übelkeit - Erbrechen

=> *Anästhesie informieren über Funk 61 - 291!*

• Anlage des PDK

Arzt	Datum	Uhrzeit	Parästhesien	Duraperforation
Punktionshöhe L /		median	Blutaspiration	Liquoraspiration

PDK-Vorschub im Periduralraum __________ cm	PDK-Markierung im Hautniveau __________ cm

Mehrfachpunktionen   keine   1 x   2 x

Besonderheiten

• Standard-Füllung des PCEA-Perfusors

ROSUFAN – 50 ml – Fertigampulle (von der Klinik-Apotheke hergestellt)
      Ropivacain 0,125 %
      Sufentanil   0,8 µg/ ml (≙ Gesamtmenge von 40 µg pro Patient)

• Standard-Programmierung der PCEA-Pumpe

Basalrate	Einzelbolus	Bolus-Sperrzeit	2 h - Maximaldosis
4 ml/ h	**4 ml**	**mindestens 20 min**	**30 ml**

• PCEA-Modus

keine gesonderte Testdosis

Hauptbolus	**fraktioniert 8 – 12 ml ROSUFAN bis VAS ≤ 3**
Basalrate	**4 ml/h**
Einzelbolus	**4 ml ROSUFAN**
Bolus-Sperrzeit	**mindestens 20 min**
top up Bolus	**6 - 10 ml Ropivacain 0,125 %**

Wenn 50 ml ROSUFAN verbraucht sind, nur Ropivacain 0,200 % für Perfusor verwenden

a

Abb. 1 ▲ **Das Augsburger PCEA-Protokoll kann unter http://www.anaesthesie-klinikum-augsburg.de/ ftp/Mitteilungen/pcea_ks_2003.pdf runtergeladen werden**

PCEA – Überwachungsprotokoll im Kreißsaal

Datum Uhrzeit		Dosis ml	VAS 0 ⇒ 10	ZNS 0 ⇒ 3	Motor. Blockade re / li 0 - 1 - 2 - 3	Sens. Niveau	RR syst/diast	HF /min	AF /min	NW	UNTERSCHRIFT
	vor PDK-Anlage										
	Hauptbolus										
	Start PCEA										

Legende:

VAS = visuelle Analogskala:	0 = kein Schmerz bis zu 10 = unerträglich starke Schmerzen
ZNS = Grad der Sedierung:	0 = wach / 1 = schläfrig und leicht erweckbar / 2 = schläfrig und schwer erweckbar / 3 = tief schlafend
Motorische Blockade:	0 = vollständige Beweglichkeit in Hüft-, Knie- und Fußgelenken, 1 = nur in Fuß- und Kniegelenken,
(nach. Bromage)	2 = nur in Fußgelenken, 3 = keinerlei Beweglichkeit
Sensibles Niveau:	Th 10 - Bauchnabel, Th 8 Rippenbogen, Th 6/7 Sternumspitze, Th 4/5 Mamille
RR syst/diast:	Blutdruck systolisch/diastolisch
HF/min:	Herzschläge pro Minute
AF/min:	Atemzüge pro Minute
NW:	Nebenwirkungen - 0 = keine / Ü = Übelkeit / E = Erbrechen / H = Harnverhalt / J = Juckreiz

Uhrzeiten der jeweilig abgerufenen Boli:

1. ___ : ___	4. ___ : ___	7. ___ : ___	10. ___ : ___	13. ___ : ___
2. ___ : ___	5. ___ : ___	8. ___ : ___	11. ___ : ___	14. ___ : ___
3. ___ : ___	6. ___ : ___	9. ___ : ___	12. ___ : ___	15. ___ : ___

MM vollständig	Entbindung	Entbindungsart
___ : ___ Uhr	___ : ___ Uhr	❑ spontan ❑ instrumentell ❑ Sectio

PDA-Katheter gezogen am ________________ durch ________________
Datum — Unterschrift des Arztes

Verworfene Menge der Mischlösung _______ ml

Unterschrift der Hebamme / des Arztes

b

daher auf eine Volumenvorgabe verzichtet werden [49]. Ein intravenöser Zugang ist dennoch selbstverständlich.

Zeitpunkt der EDA-Anlage und Muttermundweite

Die Muttermundweite zum Zeitpunkt der EDA-Anlage hat keinen Einfluss auf den weiteren Geburtsverlauf

Die Position des fetalen Kopfes während der Anlage der EDA beeinflusst *nicht* die Geburtsdauer oder die Entbindungsart

Die Muttermundweite zum Zeitpunkt der EDA-Anlage hat keinen Einfluss auf den weiteren Geburtsverlauf [87]: Es besteht *kein* Vorteil, wenn mit der Anlage der EDA bis zu einer Muttermundweite von 5 cm gewartet wird [17, 58, 70].

Die Position des fetalen Kopfes (tief im Geburtskanal oder oberhalb der Spina ischiadica) während der Anlage der EDA beeinflusst *nicht* die Geburtsdauer oder die Entbindungsart [80].

Insbesondere bei Schwangeren mit Risiko zur Sectioentbindung kann der Epiduralkatheter schon im frühen Geburtsverlauf gelegt werden, und bei Bedarf ohne zeitliche Verzögerung zur Sectio aufgespritzt werden.

Lokalanästhetika

Ropivacain und Bupivacain

Zur geburtshilflichen EDA werden die lang wirksamen Lokalanästhetika Bupivacain oder Ropivacain empfohlen. Eine motorische Blockade ist zu vermeiden, weil sie die Wehentätigkeit beeinträchtigt, die Austreibungsphase verlängert und die Inzidenz der instrumentellen Entbindungsrate erhöhen kann. Bolusgaben von höher konzentrierten Lokalanästhetika (z. B. Bupivacain 0,25%) führen zu einer unerwünschten Erhöhung der instrumentellen Entbindungsrate (Guidelines der ASA 1999) [87] und werden deswegen nicht empfohlen.

Bolusgaben von höher konzentrierten Lokalanästhetika (z. B. Bupivacain 0,25%) führen zu einer unerwünschten Erhöhung der instrumentellen Entbindungsrate

Die Kombination eines niedrig konzentrierten Lokalanästhetikums (z. B. Bupivacain 0,125%) mit einem niedrig konzentrierten Opioid (z.B. Sufental 0,5–0,75 µg/ml) ermöglicht eine signifikante Dosisreduktion des Lokalanästhetikums und verbessert die Analgesiequalität bei gleichzeitig reduzierter Inzidenz der instrumentellen Entbindung [91].

Kombination eines niedrig konzentrierten Lokalanästhetikums mit einem niedrig konzentrierten Opioid

Ropivacain hat im Vergleich zu Bupivacain weniger zentralnervöse und kardiovaskuläre Nebenwirkungen [50, 72, 73]; diese Kenntnis ist wichtig bei versehentlicher intravenöser Applikation [31].

Ropivacain hat im Vergleich zu Bupivacain weniger zentralnervöse und kardiovaskuläre Nebenwirkungen

Ropivacain führt darüber hinaus zu einer geringeren Motorblockade mit geringerer Dauer im Vergleich zu Bupivacain („Differentialblockade") [9, 36, 48, 60].

Ropivacain und Bupivacain scheinen in der Geburtshilfe in klinisch üblichen Konzentrationen äquipotent zu sein [7, 82].

Wird Ropivacain ohne Opioidzusatz appliziert, empfiehlt sich eine 0,2%ige Lösung [4]; hierbei wird ein höheres Volumen als 10 ml für eine effektive Analgesie benötigt [67].

Wahl des Opioids

Die Kombination eines Opioids mit einem niedrig konzentrierten Lokalanästhetikum für die geburtshilfliche Analgesie entwickelte sich zur „Standard-Praxis" [33]. Die Zugabe eines niedrig dosierten Opioids verbessert die Analgesie und erhöht die mütterliche Zufriedenheit, ohne dass mütterliche, fetale oder neonatale Komplikationen ansteigen.

Die Kombination eines Opioids mit einem niedrig konzentrierten Lokalanästhetikum für die geburtshilfliche Analgesie entwickelte sich zur „Standard-Praxis"

Opioide blockieren die C-Faser-Aktivierung effektiver als die A-δ-Faser-Aktivierung; sie sind in der Eröffnungsphase wirksamer als in der Austreibungsphase. Alleine appliziert, führen sie jedoch insbesondere in der Austreibungsphase nur zu einer insuffizienten Analgesie [12, 92].

Ein epiduraler Opioidzusatz führt in ca. 30% zu einem leichten, nicht therapiebedürftigen Pruritus.

Epidural applizierte Opioide üben primär eine ▶**spinale Wirkung** nach Penetration durch die Dura aus, dringen ins Hinterhorn ein und binden an die spinalen Opioidrezeptoren. Sie können zusätzlich eine ▶**supraspinale oder systemische Wirkung** ausüben. Hydrophile Opioide (z. B. Morphin) steigen im Liquor eher nach rostral auf und können zu ei-

▶ **Spinale Wirkung**

▶ **Supraspinale oder systemische Wirkung**

ner späten Atemdepression führen; wegen dieser fatalen Nebenwirkung sollte Morphin nicht mehr verwendet werden. Lipophile Opioide (z. B. Sufentanil) werden eher systemisch aus dem Epiduralraum absorbiert und binden an supraspinale Opioidrezeptoren [23].

Sufentanil

Sufentanil ist das einzige epidural zugelassene Opioid für die Geburtshilfe. Von allen Opioiden, die während der vergangenen 30 Jahre in der klinischen Anästhesie eingeführt wurden, besitzt es die höchste Potenz und die größte Affinität zu spezifischen Opioidrezeptoren.

Eine ▶**Konzentration** von 0,5 µg/ml ist in der Geburtshilfe ausreichend – gegenüber 1,0 µg/ml ist kein Unterschied bzgl. Analgesiequalität und Nebenwirkungen nachgewiesen worden [27].

Eine ▶**Gesamtdosis** von 30 µg Sufentanil führt zu keiner Beeinträchtigung des APGAR-Score bzw. des „neurobehavioral test score" [91].

40 µg Sufentanil führen zum Nachweis von minimalen Konzentrationen im Umbilikalblut zum Zeitpunkt der Geburt; diese Dosierung führt jedoch zu keiner Veränderung des „neurobehavioral test score" beim Neonaten.

Adrenalin als Adjuvans

Adrenalin hat α-, β_1- und β_2-mimetische Wirkungen. Adrenalin führt durch eine direkte Wirkung an den α-adrenergen Rezeptoren des Rückenmarks zu einer Verlängerung der Analgesie. Des Weiteren fördert epidural appliziertes Adrenalin die Aufnahme der Lokalanästhetika und Opioide in das Rückenmark, indem es den vaskulären Uptake senkt, sodass Intensität und Dauer der Neuroblockade erhöht werden. Es wird ein Anstieg der fetalen Herzfrequenz (FHR) um 5–15 Schläge/min beobachtet.

Eine ▶**adrenalinhaltige Testdosis** ist bei Gebärenden eine unzuverlässige Methode, um eine versehentliche intravasale Katheterlage sicher zu erkennen und führt zusätzlich zu häufigen falsch-positiven Ergebnissen; eine daraus folgende mütterliche Tachykardie ist häufig nicht von einer wehen- bzw. schmerzinduzierten Tachykardie zu unterscheiden! Des Weiteren ist die versehentliche *intravenöse Applikation* von Adrenalin mit einer späten Dezeleration und Bradykardie über einige Minuten Dauer assoziiert, gefolgt von einem Absinken der FHR-Variabilität.

Bei *kontinuierlichen Applikationsverfahren* ist ein vasokonstriktorisches Adjuvans verzichtbar, da die Verlängerung der Analgesie nicht im Vordergrund steht.

Praktische Empfehlung bzgl. Medikamentenwahl

Ropivacain oder Bupivacain 0,1–0,15% plus Sufentanil 0,5–0,75 µg/ml (Sufentanil-Gesamtdosis 30–40 µg).

Applikation

Testdosis und Hauptdosis

Die unbeabsichtigte intravenöse Injektion von Lokalanästhetika ist eine der gefährlichsten Komplikationen einer EDA bei Schwangeren; die Kanülierung einer epiduralen Vene stellt bei Schwangeren ein unbestreitbares Problem dar.

Testdosen bei Gebärenden mangeln an ausreichender Spezifität und Sensitivität, um eine intravasale Lage zu erkennen.

Die früher empfohlene Testdosis mit Lidocain (30–45 mg) plus Adrenalin (15 µg) hat in der Geburtshilfe mehrere Nachteile: Einerseits kann Lidocain die Uterusaktivität und die Mobilität der Mutter beeinträchtigen, andererseits führt der Adrenalinzusatz bei versehentlicher intravasaler Applikation zu einer klinisch relevanten Reduktion der uteroplazentaren Durchblutung [18].

Sufentanil ist das einzige epidural zugelassene Opioid für die Geburtshilfe

▶ **Konzentration**

▶ **Gesamtdosis**

Adrenalin führt zu einer Verlängerung der Analgesie

▶ **Adrenalinhaltige Testdosis**

Die unbeabsichtigte intravenöse Injektion von Lokalanästhetika ist eine der gefährlichsten Komplikationen einer EDA bei Schwangeren

Tabelle 5

Die 3 etablierten Applikationsmodi nach EDA-Anlage und Hauptbolusapplikation			
1. Intermittierende Bolusgaben			
(„top-up"-Bolus, TUB) in der Regel vom Anästhesisten appliziert (selten durch den Geburtshelfer oder die Hebamme)			
Z. B.: Ropivacain oder Bupivacain 0,125% plus Sufentanil 0,5–0,75 µg/ml			
Einzelbolus bei Bedarf			
10–12 ml			
2. kontinuierliche Applikation über Perfusor			
(„continuous infusion epidural analgesia", CIEA)			
Z. B. Ropivacain oder Bupivacain 0,125% plus Sufentanil 0,5–0,75 µg/ml			
Basalrate			
6–8 ml/h			
3. Patientenkontrollierte Applikation über Perfusor			
(„patient controlled epidural analgesia", PCEA)			
Ohne kontinuierliche Basalrate			
Mit kontinuierlicher Basalrate			
Mittels einer Taste kann die Schwangere sich selbst einen zuvor definierten Bolus applizieren.			
Eine Sperrzeit bzw. eine zeitlich festgelegte Maximaldosis verhindern die Überdosierung.			
Hiervon unabhängig kann zusätzlich eine kontinuierliche stündliche Basalrate eingestellt werden			
Z. B.: Ropivacain oder Bupivacain 0,125% plus Sufentanil 0,5–0,75 µg/ml			
Basalrate	Einzelbolus	Bolussperrzeit	2-h-Maximaldosis
4 ml/h	4 ml	20 min	30 ml

Weiterhin muss berücksichtigt werden, dass eine subarachnoidale Kathethermigration *zu jedem Zeitpunkt* stattfinden kann: Deswegen muss jede Injektion als Testdosis betrachtet werden [35].

Folgendes Vorgehen wird empfohlen:
Der Hauptbolus beträgt 10–12 ml Ropivacain oder Bupivacain 0,125% plus Sufentanil 0,5–0,75 µg/ml und ist fraktioniert über wenige Minuten zu applizieren. Durch intermittierende Aspiration (ohne Filter) bei Verwendung von Mehrlochkathetern wird eine versehentliche intravasale Katheterlage rasch erkannt. Der Hauptbolus dient gleichzeitig als Testdosis – eine separate Testdosis ist verzichtbar! Eine versehentliche ▶**intrathekale Injektion** führt rasch zur Ausbildung eines hohen sensiblen Niveaus, bei versehentlicher ▶**intravasaler Injektion** tritt aufgrund des Sufentanils eine geringe Sedierung bei in der Regel insuffizienter Analgesie ein [18, 91].

Wahl des Applikationsmodus

Nach Anlage der EDA und Applikation des Hauptbolus gibt es 3 etablierte Applikationsmodi (◘ Tabelle 5).
Die Geburtsschmerzen werden mit allen 3 Applikationsmodi nahezu gleich effektiv gelindert [85]. Zwischen den Modi bestehen fließende Übergänge.
▶**TUB-Modus** und PCEA-Modus haben das gleiche Ziel: individuelle Medikamentengabe zum Zeitpunkt der Schmerzen. Deswegen überrascht es nicht, dass bei beiden Techniken die erforderlichen Stundendosen und die Qualität der Schmerzlinderung nahezu gleich sind [20, 69, 89]. Vorteil des TUB-Modus ist, dass die Blockade in regelmäßigen Abständen durch den Anästhesisten überprüft wird; Nachteil hingegen ist die Verzögerung des Top-up-Bolus bei „hohem Arbeitsaufkommen" – dadurch kann die Kontinuität der Analgesie unterbrochen werden.
Der ▶**CIEA-Modus** besticht durch den „Charme der Einfachheit". Schmerzintensität und -dauer variieren jedoch im Geburtsverlauf; die kontinuierliche Infusionsrate stimmt nicht immer mit dem Wechsel der Schmerzintensität über die Zeit überein:

▶**CIEA-Modus und hohe Lokalanästhetika-/Opioiddosierungen** führen zu einer geringeren Sicherheit, aber auch zu wenigen „Anästhesieinterventionen".

▶**CIEA-Modus und niedrige Lokalanästhetika-/Opioiddosierungen** führen zu einer höheren Sicherheit, aber auch zu häufigerer Intervention durch den Anästhesisten (für Zwischenboli).

Der ▶**PCEA-Modus** ist ein attraktives Konzept: Es bietet der Gebärenden Kontrolle über Zeitpunkt und Dosierung ihrer Schmerzreduktion. Im Vergleich zum TUB-Modus ist die Schwangere unabhängig, sie kontrolliert ihre Schmerzen selbst, und es besteht keine Latenz zwischen Anforderung und Zeitpunkt der Applikation.

Der PCEA-Modus führt bei qualitativ gleich guter Analgesie zu einer signifikanten Reduktion der Stundendosis im Vergleich zum CIEA-Modus (zwischen 17 und 47%) [85].

Bei der PCEA wird die traditionell medizinische Verantwortung, ein Medikament in den Epiduralraum zu injizieren, vom Anästhesisten auf die Schwangere selbst übertragen: Dies ist nicht für jede Schwangere geeignet; manche Gebärenden wollen diese Verantwortung nicht übernehmen. Auf der anderen Seite kann die Sorge vor Überdosierung dazu führen, dass sich die ängstliche Schwangere zu wenig oder zu spät appliziert.

Letztlich wird auch im PCEA-Modus die Dosierung vom Anästhesisten durch die vorgegebene Maximaldosis bzw. Sperrzeit limitiert. Die Bolusgabe durch die Schwangere ohne Anwesenheit eines Anästhesisten wird immer wieder als Nachteil diskutiert. Wichtig ist, dass die Überwachung durch die Hebamme (s. oben) jederzeit gewährleistet sein muss.

Eine Restriktion bei der PCEA-Einstellung bzw. eine falsche Anleitung der Schwangeren, die sich erst bei mittleren Schmerzscores (VAS 5) einen Bolus anfordern soll, führt zu einer Unterdosierung und der Notwendigkeit von Zwischenboli. Ergebnisse unserer Arbeitsgruppe (bei PCEA *ohne* Basalrate) zeigen [28, 29], dass nahezu jede Schwangere einen Bolus (entsprechend 4 ml) pro Stunde anfordert. Nach Einführung der PCEA *mit* Basalrate (s. oben genanntes Schema) wurden deutlich weniger Unterdosierungen, eine höhere mütterliche Zufriedenheit und weniger „Interventionen durch den Anästhesisten" beobachtet. Der PCEA-Modus beinhaltet einen „Kompromiss zwischen Sicherheit und Effektivität"!

Auch bei Verwendung des PCEA-Modus ist eine regelmäßige Überwachung der Blockadeausdehnung und die Kontrolle möglicher Nebenwirkungen notwendig; „PCEA" heißt nicht nur „patient-controlled" sondern auch „physician-controlled" [89].

Effektivitätstestung

Ein ausreichend gewählter Hauptbolus (10–12 ml) führt innerhalb von 10–15 min zu einer guten bis sehr guten Analgesie, die anhand der ▶**visuellen Analogskala** (VAS 0=kein Schmerz/VAS 10=maximal vorstellbarer Schmerz) objektiviert wird. Vor Beginn der weiteren Applikation (PCEA, CIEA) muss ein VAS-Wert ≤3 angestrebt werden.

Bei niedrig konzentrierten Lösungen (z. B. Ropivacian oder Bupivacain 0,125% plus Sufentanil 0,5–0,75 µg/ml) ist selten eine exakte Grenze des kranialen Dermatoms (z. B. Th 10) bestimmbar; erstes Anzeichen einer suffizienten epiduralen Analgesie ist ein Wärmegefühl im Gesäß, das nach 5–10 min auftritt („Patientin sitzt auf einer Herdplatte").

Schwangere, die Oxytocin erhalten oder einen raschen Geburtsverlauf haben, benötigen erwartungsgemäß höhere Dosen an Lokalanästhetika und Opioiden.

Kontroversen bzw. Einfluss der Epiduralanalgesie

Diskussionspunkte der geburtshilflichen EDA sind [10]:

— verlängerter Geburtsverlauf?
— erhöhte Sectiorate?
— mütterliches Fieber?
— neonatale Nebenwirkungen?
— Nachteile beim Stillen?

▶ **CIEA-Modus und hohe Lokalanästhetika-/Opioiddosierungen**

▶ **CIEA-Modus und niedrige Lokalanästhetika-/Opioiddosierungen**

▶ **PCEA-Modus**

Der PCEA-Modus führt bei qualitativ gleich guter Analgesie zu einer signifikanten Reduktion der Stundendosis im Vergleich zum CIEA-Modus

▶ **Visuelle Analogskala**

Erstes Anzeichen einer suffizienten epiduralen Analgesie ist ein Wärmegefühl im Gesäß, das nach 5–10 min auftritt

Eröffnungs-, Austreibungsphase, Geburtsdauer

Die EDA *kann* (im Vergleich zur intravenösen Analgesie) die Eröffnungsphase um ca. 1 h und die Austreibungsphase um ca. 15 min verlängern [38, 79]. Dies wird sowohl mit als auch ohne Oxytocin-Stimulation beobachtet [3]. Als Ursache wird eine reduzierte uterine Kontraktilität aufgrund der neuroaxialen Blockade diskutiert.

Diese ▶**Verlängerung der Entbindungsdauer** hat jedoch keinerlei klinische Relevanz!

Einfluss der EDA auf die instrumentelle Entbindungsrate

Trotz sich widersprechender Studienergebnisse scheint die EDA per se definitiv keinen negativen Einfluss auf die instrumentelle Entbindungsrate zu haben [57, 78]. Vielmehr kann durch epidurale Applikation niedrig konzentrierter Lokalanästhetika plus Opioide die instrumentelle Entbindungsrate sogar gesenkt werden [91].

Divergierende Studienergebnisse sind überwiegend durch das unterschiedliche geburtshilfliche Management erklärbar [75].

Eine unerwünschte Motorblockade aufgrund zu hoher Lokalanästhetikakonzentration kann allerdings die Austreibungsphase verlängern, die instrumentelle Entbindungsrate erhöhen [16] und letztlich die Patientenzufriedenheit senken.

Einfluss der EDA auf die Sectiorate

Grundsätzlich besteht bei Verwendung niedrig konzentrierter Lokalanästhetika plus Opioide kein direkter Zusammenhang zwischen EDA-Häufigkeit und Sectiorate [57, 78, 79]. In zahlreichen Studien konnte dargelegt werden, dass die Einführung der geburtshilflichen EDA oder die Zunahme der EDA-Rate innerhalb einer Klinik nicht zu einer Zunahme der operativen Entbindungsrate führt [37, 52, 93]. In einer großen asiatischen Studie (n=822) wurde bei Erstgebärenden die Sectiorate durch die EDA sogar signifikant gesenkt [30]. Eine Metaanalyse von 9 Studien bei über 37.000 Gebärenden zeigte keinen signifikanten Unterschied bzgl. Sectiorate nach Steigerung der EDA-Rate [77].

Zahlreiche Studien haben zeigen können, dass die Schwangeren, die eine EDA wünschen, durch folgende Eigenschaften oder Besonderheiten charakterisiert sind [24, 55, 74, 75, 86]:

- Erstgebärende,
- langsame, schmerzhafte Eröffnungsphase,
- verzögerte Muttermundöffnung,
- protrahierter Geburtsverlauf vor EDA,
- häufig Einleitung der Geburt (Prostaglandin, Oxytocin) notwendig,
- erhöhte operative Entbindungsrate,
- Missverhältnis von relativ zu großem Kind und kleinem Beckendurchmesser – ebenfalls Risikofaktor für Dystokie.

Schmerz, EDA und Sectiorate

Einer großen aktuellen Studie (n=4493) zufolge besteht eine klare Assoziation zwischen starken Schmerzen und einer erhöhten Sectiorate. Schmerzen – nicht die dadurch notwendige EDA – sind folglich die Ursache für eine erhöhte Sectiorate [42]. Frauen, die starke Schmerzen haben und eine EDA erbitten, haben folglich per se bereits ein erhöhtes Risiko für eine Sectio.

Chestnut fasst in einer Übersicht zusammen [14, 15]: Mütterliche und fetale Faktoren sowie das geburtshilfliche Management und nicht die EDA sind die wichtigsten Determinanten, welche die Sectiorate bestimmen.

▶ **Verlängerung der Entbindungsdauer**

Die EDA scheint per se definitiv keinen negativen Einfluss auf die instrumentelle Entbindungsrate zu haben

Grundsätzlich besteht bei Verwendung niedrig konzentrierter Lokalanästhetika plus Opioide kein direkter Zusammenhang zwischen EDA-Häufigkeit und Sectiorate

Es besteht eine klare Assoziation zwischen starken Schmerzen und einer erhöhten Sectiorate

Mütterliche und fetale Faktoren sowie das geburtshilfliche Management und nicht die EDA sind die wichtigsten Determinanten, welche die Sectiorate bestimmen

Mütterliches Fieber/neonatale Sepsis

Die EDA ist assoziiert mit mütterlicher Temperaturerhöhung (15%), jedoch sind Erstgebärende und ein verlängerter Geburtsverlauf ebenfalls signifikante Kofaktoren für mütterliches Fieber [56, 68]. Nach derzeitiger Datenlage besteht kein direkter Zusammenhang zwischen EDA und neonataler Sepsis bei febrilen und afrebrilen Frauen.

Stillen

Die epidurale Anästhesie (zur Sectio) hat keinerlei negativen Einfluss auf das Stillen [5]. Gleiches darf für die epidurale Analgesie (zur Geburtshilfe) angenommen werden [43].

Komplikationen während oder nach Katheteranlage

In ◨ **Tabelle 6** sind Komplikationen während oder nach Anlage eines epiduralen Katheters zur Geburtshilfe beschrieben.

Die Verwendung von Kathetern mit mehreren Öffnungen erhöht die Wahrscheinlichkeit der positiven Aspiration bei versehentlicher intravasaler Katheterlage [64], während die Versagerquote abnimmt [25].

Komplikationen nach der Geburt

Neuropathien

Postpartale Komplikationen müssen in anästhesieassoziierte (insbesondere EDA) und in geburtshilfliche Komplikationen unterteilt werden. Aufgrund der zunehmenden Häufigkeit geburtshilflicher neuroaxialer Analgesieverfahren werden postpartale Lähmungen fälschlicherweise oft als anästhesiebedingte Komplikationen betrachtet; neurologische Schäden nach der Geburt werden mit einer Inzidenz von 0,1–21% angegeben [65]. Die Rückbildungszeit ist von der Schwere der Schädigungen abhängig und beträgt zwischen wenigen Tagen bis zu einigen Jahren.

Häufig sind transiente Parästhesien bis zur motorischen Schwäche der unteren Extremität (Dauer <3 Tage; Inzidenz 18,9/10.000) [65]. In einer großen, prospektiven Studie (n=48.066) [44] lag die Inzidenz neurologischer Komplikationen bei 1:2.530, jedoch nur 1:13.007 war letztlich anästhesiebedingt.

Faktoren, die mit neurologischen Schäden assoziiert sind: Missverhältnis, kleine Primapara, langer Geburtsverlauf.

Die häufigste *geburtshilfliche* Neuropathie ist die Kompression des Plexus lumbosacralis (insbesondere N. cutaneus femoris lateralis).

Radikulopathien infolge direktem Trauma des Nervengewebes durch die Tuohy-Nadel sind extrem selten: Nach Abklingen der Lokalanästhetikawirkung dominieren sie durch eine persistierende unilaterale Parästhesie oder Hyperästhesie, die typischerweise auf 1–2 Dermatome beschränkt ist.

Postduraler Punktionskopfschmerz („post dural puncture headache")/ epiduraler Blutpatch

Die häufigste Komplikation nach EDA in der Geburtshilfe ist der postdurale Punktionskopfschmerz infolge akzidenteller Duraperforation. Dieser wird definiert als okzipitaler oder frontaler Kopfschmerz, der bei aufrechter Haltung auftritt und in liegender Position nachlässt.

Diese Komplikation hat einen wesentlichen Einfluss auf die Morbidität und Zufriedenheit der Mutter. Die Inzidenz wird mit 0,5–2,5% [59, 66, 71] angegeben; 2/3 davon haben schwere Kopfschmerzen. Diese erhebliche Inzidenz an schweren Kopfschmerzen ist u. a. durch den erhöhten intrathekalen Druck während der Austreibungsphase mit vermehrtem Liquorverlust erklärbar [95].

Nach derzeitiger Datenlage besteht kein direkter Zusammenhang zwischen EDA und neonataler Sepsis bei febrilen und afrebrilen Frauen

Postpartale Komplikationen werden in anästhesieassoziierte (insbesondere EDA) und in geburtshilfliche Komplikationen unterteilt

Häufig sind transiente Parästhesien bis zur motorischen Schwäche der unteren Extremität

Die häufigste *geburtshilfliche* Neuropathie ist die Kompression des Plexus lumbosacralis

Die häufigste Komplikation nach EDA ist der postdurale Punktionskopfschmerz infolge akzidenteller Duraperforation

Tabelle 6

Komplikationen während und nach Anlage eines epiduralen Katheters

		Bemerkungen
Duraperforation	0,4%–4,4% [46]	Unerkannte Durapunktionen werden in ca. 1,5% der EDA angenommen
i.v.-Kanülierung	2,4%–5,1% [46, 71]	
Akzidentelle intravasale Lage	Bei Schwangeren 2–43% [19, 63]	Bei Nicht-Schwangeren 1%
Asymmetrische Blockade	27% [71] – 35% [46]	

Tabelle 7

EDA und CSE im Vergleich

	EDA	CSE
Anschlagzeit	10–15 min	2–5 min schneller
Analgesiequalität	+++	+++
Motorblockade	–	–
„walking epidural"	++	++
Instrumentelle Entbindungsrate	Gleich häufig	
Sectio	Gleich häufig	
Pruritus	+	++
Postspinaler Kopfschmerz	0,3–1,6%	0,02–1,5%
Patientenzufriedenheit	+++	+++

Die Empfehlung, das Mitpressen während der Austreibungsphase durch eine instrumentelle Entbindung möglichst zu verkürzen, wurde mittlerweile verlassen.

Eine prophylaktische Bettruhe wird nicht mehr gefordert, ist jedoch zur Linderung der Symptomatik sinnvoll.

Ein frühzeitiger Therapiebeginn innerhalb der ersten 24 h mit nichtsteroidalen Antiphlogistika und ggf. Coffein sowie einer Volumensubstitution zur Vermeidung einer Dehydratation werden empfohlen.

Bei Persistenz der Kopfschmerzen über 24 h sollte ein epiduraler Blutpatch appliziert werden

Bei Persistenz der Kopfschmerzen über 24 h sollte ein epiduraler Blutpatch (15–20 ml venös entnommenes Blut) appliziert werden. Dadurch soll infolge einer epiduralen Druckerhöhung der Liquordruck normalisiert und durch das Blut das Duraleck „verklebt" werden [96]. Die Erfolgsrate wird mit ca. 60% angegeben [97].

Differenzialdiagnostisch müssen postpartale Kopfschmerzen infolge hormoneller, vaskulärer, metabolischer oder neurologischer Genese berücksichtigt werden.

Rückenschmerzen

Es gibt derzeit keine wissenschaftlichen Hinweise, dass die Epiduralanalgesie mit postpartalen Rückenschmerzen assoziiert ist

Es gibt derzeit keine wissenschaftlichen Hinweise, dass die Epiduralanalgesie mit postpartalen Rückenschmerzen assoziiert ist [45]. Die Inzidenz liegt mit und ohne EDA zwischen 10 und 40%. Vorbestehende Rückenschmerzen sollten erfragt und vor der EDA-Anlage dokumentiert werden.

Plazentanachtastung

Die Datenlage ist zu gering, um festzulegen, welches Anästhesieverfahren das am besten geeignete zur Plazentanachtastung ist. Die Task Force der ASA ist der Meinung, dass eine Regionalanästhesie im Vergleich zur Vollnarkose oder Analgosedierung mit weniger mütterlichen Komplikationen und höherer Zufriedenheit einhergeht. Bei liegendem Katheter empfiehlt sich daher das Aufspritzen zur Epiduralanästhesie.

CSE (kombinierte Spinal-/Epiduralanalgesie)

Seit über 10 Jahren steigt das klinische Interesse zur spinalen Opioidapplikation und anschließenden epiduralen Analgesie in der Geburtshilfe. Als entscheidender Vorteil gegenüber der EDA wird die schnelle Anschlagzeit bei minimaler Dosierung und die nahezu fehlende Motorblockade mit der Möglichkeit zu Gehen („walking epidural") diskutiert.

Medikamentenwahl zur intrathekalen Applikation

Opioide

Die spinale Injektion von Sufentanil oder Fentanyl führt zu einer schnellen (5 min) und nahezu kompletten Schmerzlinderung lediglich *während der Eröffnungsphase*, die ca. 100 min anhält [26]. Die gebräuchlichsten Dosen sind 2,5–5 µg Sufentanil [22] bzw. 20–35 µg Fentanyl. Erhöhung der intrathekalen Dosis führt nicht zu einer Wirkverstärkung, jedoch zur Zunahme von Nebenwirkungen, insbesondere der Atemdepression.

Die Nebenwirkungen nehmen mit der Dosis des intrathekalen Sufentanil zu [2]: Sättigungsabfall, Schläfrigkeit, Dysphagie.

Bei Anwendung intrathekaler Opioide ist eine kontinuierliche Patientenbeobachtung und pulsoxymetrische Überwachung unabdingbare Voraussetzung!

Lokalanästhetika

Bupivacain, in einer Dosierung von 2,5 mg, verlängert die opioidinduzierte Analgesie um ca. 30 min und senkt die Versagerquote bei Schwangeren in der späten Geburtsphase.

Kombination Lokalanästhetika und Opioide

Die Kombination eines Opioids mit einem Lokalanästhetikum und ggf. Adrenalin erlaubt eine Dosisreduktion der Einzelkomponenten, ohne dass dadurch die Analgesiequalität und -dauer beeinträchtigt wird, wohl aber werden die Nebenwirkungen reduziert [32, 41, 90].

Vergleich EDA und CSE

Die Datenlage ist zu gering, um eine Überlegenheit der Analgesiequalität einer dieser beiden Verfahren (EDA oder CSE) zu bestimmen. Beide Techniken führen zu einer gleich exzellenten Analgesie ohne größere Unterschiede in bezug auf Nebenwirkungen (◘ Tabelle 7).

Die meisten zitierten Vorteile der CSE-Technik sind gegenüber der EDA-Technik mit niedrig konzentrierten Lösungen von sehr geringer Bedeutung und im klinischen Alltag nicht relevant.

Bisher konnte nicht nachgewiesen werden, dass das Gehen während der Eröffnungsphase die Entbindungsart (vaginale Entbindung, instrumentelle Entbindung, Sectio) beeinflusst [6]. Die CSE führt einer randomisierten Studie zufolge zu einer rascheren Muttermundöffnung im Vergleich zur EDA, jedoch bleibt diese ohne Einfluss auf die Entbindungsart [88]. Ebenso belegen neue Studien [11, 18], dass über 90% der Schwangeren mit geburtshilflicher EDA sicher laufen können, sofern niedrig dosierte Lokalanästhetikakonzentrationen plus Opioide verwendet werden und auf eine zusätzliche Testdosis verzichtet wird.

Insgesamt wird das Umhergehen während der Eröffnungsphase überbewertet: In mehreren Studien [21, 26] wurde den Schwangeren das Laufen erlaubt: Weniger als die Hälfte nahmen dieses Angebot an. Gegenwärtig scheint es keinen Grund zu geben, die geburtshilfliche EDA-Technik zu Gunsten der CSE-Technik zu verlassen [33].

Vorteil gegenüber der EDA: schnelle Anschlagzeit bei minimaler Dosierung und die nahezu fehlende Motorblockade

Bei Anwendung intrathekaler Opioide ist eine kontinuierliche Patientenbeobachtung und pulsoxymetrische Überwachung unabdingbare Voraussetzung!

Beide Techniken führen zu einer gleich exzellenten Analgesie ohne größere Unterschiede in bezug auf Nebenwirkungen

Gegenwärtig scheint es keinen Grund zu geben, die geburtshilfliche EDA-Technik zu Gunsten der CSE-Technik zu verlassen

Korrespondierender Autor

Dr. D. Craß

Klinik für Anästhesiologie und Operative Intensivmedizin, Klinikum Augsburg, 86156 Augsburg
E-Mail: crass@anaesthesie-klinikum-augsburg.de

Literatur

1. Alahuhta S, Joupila P (1997) How to maintain uteropla-
cental perfusion during obsteric anaesthesia. Acta
Anaesth Scand 41:106–108
2. Albright G, Forster R (1999) The safety and efficacy of
combined spinal and epidural analgesia/anesthesia
(6.002 Blocks) in a community hospital. Reg An Pain
Med 24:117–125
3. Alexander J, Lucas M, Ramin S, McIntire D, Leveno K
(1998) The course of labor with and without epidural
analgesia. Am J Obstet Gynecol 178:516–520
4. Beilin Y, Galea M, Zahn J, Bodian C (1999) Epidural
ropivacaine for the initiation of labor epidural
analgesia: a dose finding study. Anesth Analg 88:
1340–1345
5. Beilin Y, Leibowitz A, Bernstein H, Abramovitz S (1999)
Controversies of labor epidural analgesia [Review].
Anesth Analg 89:969–978
6. Bloom S, McIntire D, Kelly M, Beimer H, Burpo R, Garcia
M, Leveno K (1998) Lack of effect of walking on labor
and delivery. N Engl J Med 339:76–79
7. Breen T, Campbell D, Kronberg J, Nunn R, Fick G (2000)
The clinically relevant potencies of ropivacaine and
bupivacain. A pcea study. ASA Meeting A 1101:
8. Bricker L, Lavender T (2002) Parenteral opioids for labor
pain relief: A systematic review. Am J Obstet Gynecol
186 Suppl: S 94–S 109
9. Brockway M, Bannister J, McClure J, McKeown D, Wild-
smith J (1991) Comparison of extradural ropivacaine
and bupivacaine. Br J Anaesth 66:31–37
10. Camann W (1999) Intrapartum epidural analgesia and
neonatal sepsis evaluations. Anesthesiology 90:
1250–1252
11. Campbell D, Zwack R, Crone L, Yip R (2000) Ambulatory
labor epidural analgesia: Bupivacaine versus ropivacaine. Anesth Analg 90:1384–1389
12. Carrie L, O'Sullivan G, Seegobin R (1981) Epidural
fentanyl labour. Anaesthesia 36:965-969
13. Cascio M, Pygon B, Bernett C, Ramanathan S (1997)
Labour analgesia with intrathecal fentanyl decreases
maternal stress. Can J Anaesth 44:605–609
14. Chestnut D (1997) Does epidural analgesia during labor
affect the incidence of cesarean delivery? Reg Anesth
22:495–499
15. Chestnut D (1997) Epidural analgesia and the incidence
of cesarean section. Anesthesiology 87: 472-476
16. Chestnut D, Vandewalker G, Owen C, Bates J, Choi W
(1987) The influence of continuous epidural bupivacaine analgesia on the second stage of labor and
method of delivery in nulliparous women.
Anesthesiology 66:774–780
17. Chestnut D, Vincent R J, McGrath J, Choi W, Bates J
(1994) Does early administration of epidural analgesia
affect obstetric outcome in nulliparous women who are
receiving intravenous oxytocin? Anesthesiology
80:1193–1200
18. Cohen S, Yeh J, Riley E, Vogel T (2000) Walking with
epidural analgesia: the impact of bupivacaine
concentration and a lidocaine-epinephrine test dose.
Anesthesiology 92: 387–392
19. Collier C, Gatt S (1994) Epidural catheters for obstetrics.
Terminal hole or lateral eyes? Reg Anesth 19:378–385
20. Collis R, Plaat F, Morgan B (1999) Comparison of midwife top-ups, continuous infusion and patient-controlled epidural analgesia for maintaining mobility after
a low-dose combined spinal-epidural. Br J Anaesth
82:233–236
21. Connelly N, Parker R, Vallurupalli V, Bhopatkar S, Dunn S
(2000) Comparison of epidural fentanyl versus epidural
sufentanil for analgesia in ambulatory patients in early
labor. Anesth Analg 91:
22. Cooper M, Arkoosh V, Norris M, Grieco W, Huffnagle H,
Huffnagle S, Leighton B (1993) Intrathecal sufentanil
dose response in nulliparous patients. Anesthesiology
79: A1000
23. D'Angelo R, Gerancher J, Eisenach J, Raphael B (1998)
Epidural fentanyl produces labor analgesia by a spinal
mechanism. Anesthesiology 88:1519–1523
24. Dickinson J, Godfrey M, Evans S, Newnham J (1997)
Factors influencing the selection of analgesia in
spontaneously labouring nulliparous women at term.
Aust N Z J Obstet Gynaecol 37:289–293
25. Dickson M, Moores C, McClure J (1997) Comparison of
single, end-holed and multi-orifice extradural catheters
when used for continuous infusion of local anaesthetic
during labour. Br J Anaesth 79:297–300
26. Dunn S, Connelly N, Steinberg R, Lewis T, Bazzell C, Klatt
J, Parker R (1998) Intrathecal sufentanil versus epidural
lidocaine with epinephrine and sufentanil or early
labor analgesia. Anesth Analg 87:331–335
27. Eriksson S, Frykholm P, Stenlund P, Olofsson C (2000)
A comparison of three doses of sufentanil in combination with bupivacaine-adrenaline in continuous epidural analgesia during labour. Acta Anaesth Scand
44:919–923
28. Friedrich J, Craß D, Forst H (2001) Ist eine Basalrate bei
der PCEA zur geburtshilflichen Analgesie mit Ropiva-
cain/Sufentanil sinnvoll? Anästh Intensivmed 42:497
29. Friedrich J, Craß D, Forst H (2001) Vergleich einer PCEA
(ohne Basalrate) versus CIEA mit Ropivacain/Sufentanil
zur geburtshilflichen Analgesie. Anästh Intensivmed
42:447
30. Fung B (2000) Continuous epidural analgesia for pain-
less labor does not increase the incidence of cesarean
delivery. Acta Anaesthesiol Sin 38:79–84
31. Gautier P, De Kock M, van Steenberge A, Miclot D,
Fanard L, Hody J (1999) A double-blind comparison of
0,125 % ropivacaine with sufentanil and 0,125 % bupivacaine with sufentanil for epidural labor analgesia.
Anesthesiology 90:772–778
32. Gautier P, Debry F, Fanard L, van Steenberge A, Hody J
(1997) Ambulatory combined spinal-epidural analgesia
for labor. Influence of epinephrine on bupivacaine-
sufentanil combination. Reg Anesth 22:143–149
33. Gogarten W, van Aken H (2000) A century of regional
analgesia in obstetrics. Anesth Analg 91:773–775
34. Gogarten W, van Aken H, Büttner J et al. (2003) Rückenmarksnahe Regionalanästhesie und Thromboembolie-
prophylaxe/antithrombotische Medikation. Anaesth Intensivmed 44:218–230
35. Gomar C, Fernandez C (2000) Epidural analgesia-anaesthesia in obstetrics. Eur J Anaesthesiol 17:542–558
36. Griffin R, Reynolds F (1995) Extradural anaesthesia for
caeserean section: A double-blind comparison of 0.5 %
ropivacaine with 0.5 % bupivacaine. Br J Anaesth 74:
512–516
37. Guillemette J, Fraser W (1992) Differences between ob-
stetricians in caesarean section rates and the management of labour. Br J Obstet Gynaecol 99: 105–108
38. Halpern S, Leighton B, Ohlsson A et al. (1998) Effect of
epidural vs parenteral opioid analgesia on the progress
of labor: A meta-analysis. JAMA 280:2105–2110
39. Hawkins J, Beaty B, Gibbs C (1999) Update on U.S. OB
anesthesia practice. Anesthesiology 91 Suppl.: A 1060
40. Hawkins J, Gibbs C, Orleans M, Martin-Salvaj G, Beaty B
(1997) Obstetric anesthesia work force survey, 1981
versus 1992. Anesthesiology 87:135–143
41. Herman N, Calicott R, van Decar T et al. (1997) Determi-
nation of the dose-response relationship for intrathecal
sufentanil in laboring patients. Anesth Analg
84:1256–1261
42. Hess P, Pratt S, Soni A et al. (2000) An association
between severe labor pain and cesarean delivery.
Anesth Analg 90:881–886
43. Hirose M, Hara Y, Hosokawa T, Tanaka Y (1996) The effect
of postoperative analgesia with continuous epidural
bupivacaine after cesarean section on the amount of
breast feeding and infant weight gain. Anesth Analg
82:1166–1169
44. Holdcroft A, Gibberd F, Hargrove R, Hawkins D, Dellapor-
tas C (1995) Neurological complications associated
with pregnancy. Br J Anaesth 75: 522–526
45. Howell C, Dean T, Lucking L et al. (2002) Randomised
study of long term outcome after epidural versus non-
epidural analgesia during labour. BMJ 325:357–360
46. Huffnagle S, Norris M, Arkoosh V, Huffnagle H, Ferouz F,
Boxer L, Leighton B (1998) The influence of epidural
needle bevel orientation on spread of sensory blockade
in the laboring parturient. Anesth Analg 87: 326–330
47. Igarashi T, Hirabayashi Y, Shimizu R, Saitoh K, Fukuda H,
Suzuki H (2000) The fiberscopic findings of the epidural
space in pregnant women. Anesthesiology 92:
1631–1636
48. Kerkkamp H, Gielen M, Edstrom H (1990) Comparison of
0.75 % ropivacaine with epinephrine and 0.75 % bupivacaine with epinephrine in lumbar epidural anesthesia. Reg Anesth 15:204–207
49. Kinsella S, Pirlet M, Mills M, Tuckey J, Thomas T (2000)
Randomized study of intravenous fluid preload before
epidural analgesia during labour. Br J Anaesth 85:
311–313
50. Knudsen K, Beckman Suurkula M, Blomberg S, Sjovall J,
Edvardsson N (1997) Central nervous and cardiovascular effects of i.v. infusion of ropivacaine, bupivacaine
and placebo in volunteers. Br J Anaesth 78:507–514
51. Kreis O (1900) Über Medullarnarkose bei Gebärenden.
Centralbl Gyn 28:724–729
52. Lagrew D J, Morgan M (1996) Decreasing the cesarean
section rate in a private hospital: success without
mandated clinical changes. Am J Obstet Gynecol 174:
184–191
53. Landauer B, Weißauer W (1994) Neue Aufklärungs- und
Anamnesebögen, Anpassung an die medizinische und
forensische Entwicklung. Anaesth Intensivmed 35:
253–256
54. Lederman R, Lederman E, Work B, McCann D (1978) The
relationship of maternal anxiety, plasma catecholamines, and plasma cortisol to progress in labor.
Am J Obstet Gynecol 132:495–500
55. Lieberman E, Lang J, Cohen A, D'Agostino R (1996)
Association of epidural analgesia with cesarean
delivery in nulliparas. Obstet Gynecol 88:993–1000
56. Lieberman E, Lang J, Frigoletto F (1997) Epidural
analgesia, intrapartum fever, and neonatal sepsis
evaluation. Pediatrics 99:415–419
57. Loughnan B, Carli F, Romney M, Dore C, Gordon H (2000)
Randomized controlled comparison of epidural bupivacaine versus pethidine for analgesia in labour.
Br J Anaesth 84:715–719
58. Luxman D, Wohlman I, Groutz A (1998) The effect of
early epidural block administration on the progession
and outcome of labor. Int J Obstet Anesth 7:161–164
59. Macario A, Scibetta W, Navarro J, Riley E (2000) Analgesia for labor pain. A cost model. Anesthesiology
92:841–850

60. Meister G, D'Angelo R, Owen M, Nelson K, Gaver R (2000) A comparison of epidural analgesia with 0,125 % ropivacaine with fentanyl versus 0,125 % bupivacaine with fentanyl during labor. Anesth Analg 90:632–637

61. Meuser T, Grond S, Eichler F, Winkler B, Lehmann K (1998) Treatment of labor pain in Germany [suppl. 3]. Anaesthesiol Intensivmed Schmerzth 33:400

62. Meuser T, Grond S, Lynch J, Irnich M, Lehmann K (1997) Stand der Analgesie und Anästhesie in der Geburtshilfe. Eine Umfrage aus Nordrhein-Westfalen. Anaesthesist 46:532–535

63. Naulty J, Ostheimer G, Datta S, Knapp R, Weiss J (1982) Incidence of venous air embolism during epidural catheter insertion. Anesthesiology 57:410–412

64. Norris M, Ferrenbach D, Dalman H, Fogel S, Borrenpohl S, Hoppe W, Riley A (1999) Does epinephrine improve the diagnostic accuracy of aspiration during epidural analgesia? Anesth Analg 88:1073–1076

65. Ong B, Cohen M, Esmail A, Cumming M, Kozody R, Palahniuk R (1987) Paresthesias and motor dysfunction after labor and delivery. Anesth Analg 66:18–22

66. Paech M, Godkin R, Webster S (1998) Complications of obstetric epidural analgesia and anaesthesia: a prospective analysis of 10995 cases. Int J Obstet Anesth 7:5–11

67. Palmer C, Nogami W, Alves D (2000) Are lower concentrations of ropivacaine effective for initiation of epidural labor analgesia? ASA Meeting A 1091:

68. Philip J, Alexander J, Sharma S et al. (1999) Epidural analgesia during labor and maternal fever. Anesthesiology 90:1271–1275

69. Purdie J, Reid J, Thorburn J, Asbury A (1992) Continuous extradural analgesia: comparison of midwife top-ups, continuous infusions and patient controlled administration. Br J Anaesth 68:580–584

70. Ramin S, Gambling D, Lucus M (1995) Randomized trial of epidural versus intravenous analgesia during labor. Obstet Gynecol 86:

71. Richardson M, Wissler R (1999) The effects of needle bevel orientation during epidural catheter insertion in laboring parturients. Anesth Analg 88:352–356

72. Santos A, Arthur G, Wlody D, De Armas P, Morishima H, Finster M (1995) Comparative systemic toxicity of ropivacaine and bupivacaine in nonpregnant and pregnant ewes. Anesthesiology 82:734–70

73. Scott D, Lee A, Fagan D, Bowler G, Bloomfield P, Lundh R (1989) Acute toxicity of ropivacaine compared with that of bupivacaine. Anesth Analg 69:563–569

74. Segal B, Birnbach D (2000) Epidural and cesarean deliveries: a new look at an old problem. Anesth Analg 90:775–777

75. Segal B, Blatman R, Doble M, Datta S (1999) The influence of the obstetrician in the relationship between epidural analgesia und cesarean section for dystocia. Anesthesiology 91:90–96

76. Segal S, Csavoy A, Datta S (1998) The tocolytic effect of catecholamines in the gravid rat uterus. Anesth Analg 87:864–869

77. Segal S, Su M, Gilbert P (2000) The effect of a rapid change in availability of epidural analgesia on the cesarean delivery rate: a meta-analysis. Am J Obstet Gynecol 183:974–978

78. Sharma S, Alexander J, Messick G (2002) Cesarean delivery: a randomized trial of epidural analgesia versus intravenous meperidine analgesia during labor in nulliparous women. Anesthesiology 96:546–551

79. Sharma S, Sidawi J, Ramin S, Lucas M, Leveno K, Cunningham F (1997) Cesarean delivery: A randomized trial of epidural versus patient-controlled meperidine analgesia during labor. Anesthesiology 87:487–494

80. Sheiner E, Sheiner E, Segal D (1999) Does the station of the fetal head during epidural analgesia affect labor and delivery? Int J Gynaecol Obstet 64:43–47

81. Simkin P, O'Hara M (2002) Nonpharmacologic relief of pain during labor: Systematic reviews of five methods. Am J Obstet Gynecol 186 Suppl: S131–S159

82. Smith T, Thomas J, Owen M, Harris L, D'Angelo R (2000) 0.075 % Epidural ropivacaine and bupivacaine produce indistinguishable labor analgesia. ASA Meeting A 1066:

83. Stamer U, Wulf H, Hoeft A, Biermann E (2000) Geburtshilfliche Epiduralanalgesie: Aufklärung und Dokumentation. Anaesthesiol Intensivmed 41:104–112

84. Steinberg R, Dunn S, Dixon D, Rehm K, Pastides H, Hu X (1992) Comparison of sufentanil, bupivacaine, and their combination for epidural analgesia in obstetrics. Reg Anesth 17:131–138

85. Stienstra R (2000) Patient-controlled epidural analgesia or continuous infusion: advantages and disadvantages of different modes of delivering epidural analgesia for labor. Curr Opin Anaesth 13:253–256

86. Studd J, Crawford J, Duignan N, Rowbotham C, Hughes A (1980) The effect of lumbar epidural analgesia on the rate of cervical dilatation and the outcome of labour of spontaneous onset. Br J Obstet Gynaecol 87:1015–1021

87. Task Force ASA (1999) Practice guidelines for obstetric anesthesia: a report by the American Society of Anesthesiologists Task Force on Obstetrical Anesthesia. Anesthesiology 90:600–611

88. Tsen L, Thue B, Datta S, Segal S (1999) Is combined spinal-epidural analgesia associated with more rapid cervical dilatation in nulliparous patients when compared with conventional epidural analgesia? Anesthesiology 91:920–925

89. Vandermeulen E, van Aken H, Vertommen J (1995) Labor pain relief using bupivacaine and sufentanil: patient controlled epidural analgesia versus intermittent injections. Eur J Obstet Gynecol Reprod Biol 59 [Suppl]:S47–S54

90. Vercauteren M, Bettens K, van Springel G, Schols G, van Zundert J (1997) Intrathecal labor analgesia: can we use the same mixture as is used epidural? Int J Obstet Anesth 6:242–246

91. Vertommen J, Vandermeulen E, van Aken H et al. (1991) The effect of the addition of sufentanil to 0.125 % bupivacaine on the quality of analgesia during labor and on the incidence of instrumental deliveries. Anesthesiology 74:809–814

92. Writer W, James F, Wheeler A (1981) Double-blind comparison morphine and bupivacaine for continuous epidural analgesia labor. Anesthesiology 54:215–219

93. Yancey M, Pierce B, Schweitzer D, Daniels D (1999) Observations on labor epidural analgesia and operative delivery rates. Am J Obstet Gynecol 180:353–359

94. Gogarten W, van Aken H (2002) Geburtshilfliche Regionalanästhesie. In: Niesel HC, van Aken H (Hrsg) Lokalanästhesie, Regionalanästhesie, Regionale Schmerztherapie. Thieme, Stuttgart New York, S 479

95. Gogarten W, van Aken H (2001) Vorgehensweise bei einer akzidentellen Duraperforation in der Geburtshilfe. Anaesth Intensivmed 42:883–884

96. Duffy PJ, Crosby ET (1999) The epidural blood patch. Resolving the controversies. Can J Anaesth 46:878–886

97. Taivainen T, Pitkanen M, Tuominen M, Rosenberg PH (1993) Efficacy of epidural blood patch for postdural puncture headache. Acta Anaesthesiol Scand 37:702–705

98. Schuster M, Biscoping J (2002) Hämostase und geburtshilfliche Periduralanästhesie. Anästh Intensivmed 43:170–181

aus: Der Anaesthesist 9/03, S. 839–859
DOI 10.1007/s00101-003-0563-2

A. S. Milde · J. Motsch · Klinik für Anaesthesiologie, Universitätsklinikum Heidelberg

Medikamenteninteraktionen für den Anästhesisten

Zusammenfassung

Eines der Grundprinzipien der modernen Anästhesie ist die Kombination unterschiedlicher Pharmaka aus verschiedenen Substanzgruppen. Zusätzlich sehen sich Anästhesisten häufig mit der umfangreichen medikamentösen Dauertherapie chronisch kranker Patienten konfrontiert. Werden zwei oder mehrere Medikamente gleichzeitig appliziert, kann sich der pharmakologische Effekt von der Summe der einzeln verabreichten Substanzen unterscheiden. Das kann erwünscht, aber für den Patienten auch potenziell gefährlich sein. Die Wahrscheinlichkeit einer unerwünschten Arzneimittelwechselwirkung steigt exponentiell mit der Anzahl der verabreichten Medikamente und kann sowohl auf pharmazeutischer, pharmakodynamischer wie pharmakokinetischer Ebene entstehen. Obwohl die Fülle der Interaktionsmöglichkeiten enorm und die Komplexität der Arzneimittelwechselwirkungen schwer greifbar und zu identifizieren sind, gelten ernsthafte Medikamenteninteraktionen in der Anästhesie allgemein als vorhersehbar. Neben der Erkennung der Risikofaktoren wie Leber- und Niereninsuffizienz, ASA-Status sowie metabolische und endokrine Veränderungen des Patienten sind grundlegende Kenntnisse und ein Verständnis der allgemeinen und speziellen Pharmakologie notwendig, um unerwünschte Arzneimittelwechselwirkungen zu verhindern.

Schlüsselwörter

Anästhesie · Medikamenteninteraktionen · Risikofaktoren · Inzidenz · Mechanismen · Pharmakodynamik · Pharmakokinetik

Drug interactions and the anesthesiologist

Abstract

Modern anesthesiology employs the combined administration of several drugs belonging to different pharmacological classes. Additionally, anesthesiologists are facing the challenge of polypharmacy regimens utilized by patients considered for surgical treatment. When drugs are combined, the pharmacological effect may considerably differ from the individually expected properties. This may be beneficial or potentially lead to adverse drug reactions harming the patient. The incidence of drug interaction increases exponentially with the number of drugs administered. Depending on the mechanism involved, drug interactions can be classified as pharmaceutical, pharmacodynamic, or pharmacokinetic. Although there are enormous possibilities for adverse drug reactions and the complexity is hard to identify, prediction of drug interaction is possible. Besides recognizing the general risk factors, fundamental knowledge of basic and clinical pharmacology is important to prevent serious or fatal drug interactions before they occur.

Keywords

Anesthesia · Drug interactions · Risk factors · Incidence · Mechanism · Pharmacodynamic · Pharmacokinetic

Selbst bei einer einfachen Anästhesie kann die Anzahl der unterschiedlich eingesetzten Medikamente leicht zwischen 5 und 10 Substanzen variieren [10]. Hinzu kommen die Pharmaka, die annähernd von der Hälfte aller Patienten unabhängig ihrer chirurgischen Grunderkrankung eingenommen werden [31]. Im Durchschnitt erhalten Patienten während eines Aufenthaltes im Krankenhaus etwa 10 verschiedene Arzneimittel [77] bei einer Streubreite von 1–47 Medikamenten [31]. In vielerlei Hinsicht sind die spezifischen wie unspezifischen Wirkungsmechanismen einiger Substanzen, die in der Klinik Verwendung finden, weder vollständig noch eindeutig bekannt. Gleichwohl sind nur wenige Informationen über Gefahren durch den zusätzlichen Gebrauch pflanzlicher Heilmittel erhältlich, die sich nicht nur in den USA, sondern auch in Deutschland wachsender Beliebtheit erfreuen [2].

Die Wahrscheinlichkeit einer unerwünschten Arzneimittelinteraktion steigt exponentiell mit der Anzahl der Medikamente, die ein Patient erhält. Somit ist besonders in der anästhesiologisch betreuten, perioperativen Phase ein für solche Vorgänge beachtenswertes Potenzial wie vermutlich nirgends sonst in Bereichen der Medizin vorhanden [10]. ►**Medikamenteninteraktionen** sind pharmakologisch definiert als quantitative und qualitative Veränderungen der Wirkung eines Arzneimittels durch eine 2. Substanz. Dadurch unterscheiden sich die pharmakologischen Effekte zweier oder mehrerer Medikamente, die gleichzeitig verabreicht werden, von der Summe der individuellen Wirkungen der Einzelsubstanzen [20]. Wechselwirkungen können in einigen Fällen erwünscht sein, allerdings sind einige Medikamenteninteraktionen für den Patienten auch potenziell gefährlich. Diese unerwünschten Wechselwirkungen sind Hauptgegenstand des vorliegenden Artikels.

Epidemiologie unerwünschter Medikamenteninteraktionen

Die Häufigkeit unerwünschter Arzneimittelwechselwirkungen liegt bei ca. 5%, wenn ein Patient weniger als 6 Pharmaka zu sich nimmt, und steigt auf über 40%, sofern mehr als 15 unterschiedliche Medikamente verabreicht werden [77]. Die meisten Patienten, die 6 oder mehrere Arzneimittel zu sich nehmen, sind im Alter zwischen 70 und 79 Jahren und oft mit dem ungünstigsten ASA-Status [16].

In der Metaanalyse einer prospektiven Studie, die sich im Wesentlichen auf ernste bis fatale unerwünschte Medikamenteneffekte innerhalb der USA konzentriert, wird die Häufigkeit schwerer Arzneimittelwirkungen mit 6,7% angegeben, die mit tödlichen Komplikationen hingegen mit etwa 0,32% angeführt [43]. Jedoch differenzieren die Autoren zwischen Patienten, bei denen der Grund der Krankenhauseinweisung aus Effekten unerwünschter Medikamentenwirkungen resultiert, und solchen, die innerhalb des Krankenhauses Opfer jener unbeabsichtigten Arzneimittelwirkungen wurden. Danach ergeben sich für bereits hospitalisierte Patienten schwere Komplikationen in 2,1%, tödliche hingegen in 0,19% der Fälle. Wie viele dieser Komplikationen im engeren Sinne auf perioperative Medikamenteninteraktionen zurückzuführen sind, lässt sich nicht mit Sicherheit feststellen [55], ebenso existieren keine eindeutigen Daten bezüglich anästhesieassoziierter Mortalität infolge Arzneimittelwechselwirkungen. Das liegt zum einen daran, dass es offensichtlich unmöglich zu sein scheint, alle Interaktionsmöglichkeit im Überblick zu haben [20, 65] und damit Effekte pharmakologischer Wechselwirkungen in der Anästhesie bzw. Intensivmedizin überhaupt als solche zu identifizieren. Gleichwohl ist mit gestiegenen Standards und technischen Verbesserungen im Rahmen der intra- und postoperativen Patientenüberwachung die Möglichkeit gegeben, Überdosierungserscheinungen der Anästhetika zu erkennen und entsprechend auf diese zu reagieren.

In einer kürzlich veröffentlichten Zusammenfassung publizierter Literatur in den Jahren 1950–2000 zum Thema Anästhesiesicherheit wurde über eine perioperative Mortalitätsrate von ungefähr 1/500 innerhalb der Patienten mit einem ASA-Status 1–5 berichtet [42]. Dabei gab es keinen Hinweis auf eine Medikamenteninteraktion-induzierte Mortalität. Dennoch sei an dieser Stelle dringend davon abgeraten, sich durch voreilige Schlussfolgerungen in Sicherheit zu wiegen. Arzneimittelwechselwirkungen können jederzeit zu einer ernsthaften Gefährdung der zu betreuenden Patienten führen.

Tabelle 1

Risikofaktoren des Patienten für das Auftreten unerwünschter Arzneimittelinteraktionen. Die einzelnen Faktoren sind aufgelistet und kategorisiert

Polypharmakologie
Anzahl der eingenommenen Medikamente

Demographische Risikofaktoren
ASA-Status
Weibliches Geschlecht
Alter

Organdysfunktionen
Herzinsuffizienz
Leberfunktionsstörungen
Niereninsuffizienz

Metabolische und endokrine Risikofaktoren
Adipositas (verminderte CYP3A4 und erhöhte CYP2E1 Aktivität [41])
Hypothyreose
Hypoproteinämie

Pharmakogenetische Risikofaktoren
Genetischer Polymorphismus
Phänotypus „langsam-Acetylierer"

Sonstiges
Hypothermie
Hypotension
Dehydratation

Der 1. Schritt in der Erkennung und Prophylaxe ernsthafter Medikamenteninteraktionen liegt in der Identifizierung der Risikofaktoren des individuellen Patienten (◼ Tabelle 1).

1. Schritt in der Erkennung und Prophylaxe der Medikamenteninteraktionen: Identifizierung der Risikofaktoren des Patienten

Quantifizierung von Medikamenteninteraktionen

Seit Veröffentlichung der klassischen Narkosestadien durch Guedel im Jahre 1937 ist es mitunter ein anästhesiologisches Grundbedürfnis, pharmakologische Wirkungen der Narkotika zu erfassen und quantitativ zu beschreiben. Das war besonders in Zeiten der inhalativen Mononarkose durch Beobachtung körperlicher Symptome noch relativ einfach. Mittlerweile gehören Wechselwirkungen von mehreren gleichzeitig eingesetzten Pharmaka aufgrund ihrer synergistischen Interaktionen zur Basis anästhesiologischer Praktiken. Durch ▶**Kombination zweier oder mehr Medikamente**, die trotz unabhängiger Wirkmechanismen einen z. B. additiven Effekt produzieren, lassen sich im Vergleich zur individuellen Applikation pharmakologische Effekte bei gleichzeitiger Dosisreduktion potenzieren, andere indessen deutlich abschwächen [60]. Die Narkoseinduktion mit

▶ **Kombination zweier oder mehr Medikamente**

einem Barbiturat verursacht häufig große hämodynamische Veränderungen. Midazolam hingegen hat einen stark sedativen Effekt, produziert wenig kreislaufzirkulatorische Änderungen und vermindert die Stressantwort auf eine tracheale Intubation. Durch Kombination von Midazolam und Thiopental kann eine Zunahme von Blutdruck, Herzfrequenz, kardialer Sympathikus- und Parasympathikusaktivität sowie Katecholaminkonzentrationen im Serum als Reizantwort auf eine tracheale Intubation deutlich reduziert bzw. verhindert werden [54].

Pharmakokinetische Wechselwirkungen können durch die wechselwirkungsbehafteten Veränderungen hinsichtlich Resorption, Verteilung, Metabolismus und Elimination charakterisiert werden [55]. Deren quantitatives Ausmaß gilt inzwischen durch klinische Studien als gut untersucht. Konzentrationsveränderungen von Pharmaka lassen sich am einfachsten durch Probeentnahmen von Blutplasma bestimmen.

Als ▶**pharmakodynamische Interaktion** bezeichnet man Antagonismen oder Synergismen von Medikamenten an Zielzellen, -organen oder Organsystemen. Die traditionelle Beschreibung pharmakodynamischer Interaktionen erfolgt als mathematisches Modell durch ▶**Isobologramme** [6, 51, 70]. Hier handelt es sich um in einem Koordinatensystem aufgetragene Iso-Effektkurven zweier unterschiedlich potenter Medikamente, die in Kombination dosisabhängig einen ähnlichen Effekt bewirken (◼ Abb. 1).

▶ **Pharmakodynamische Interaktion**

▶ **Isobologramme**

Isobologramme sind gut geeignet, um vorhersehbare Medikamenteninteraktionen visuell als synergistisch, null-interaktiv oder antagonistisch zu beschreiben. Sie lassen allerdings die Beschreibung der qualitativ veränderten Wirkungen unberücksichtigt [6, 70]. So kann eine Kombination zweier Pharmaka in verschiedenen Bereichen synergistisch, wohl aber in anderer Hinsicht antagonistisch wirken und zusätzlich eine unabhängige Variable beinhalten [51].

Modernere Beschreibungen pharmakodynamischer Interaktionen bedienen sich heute des ▶**Oberflächen-Wirkungs-Modells**. Hierbei wird das Verhältnis zweier oder meh-

▶ **Oberflächen-Wirkungs-Modell**

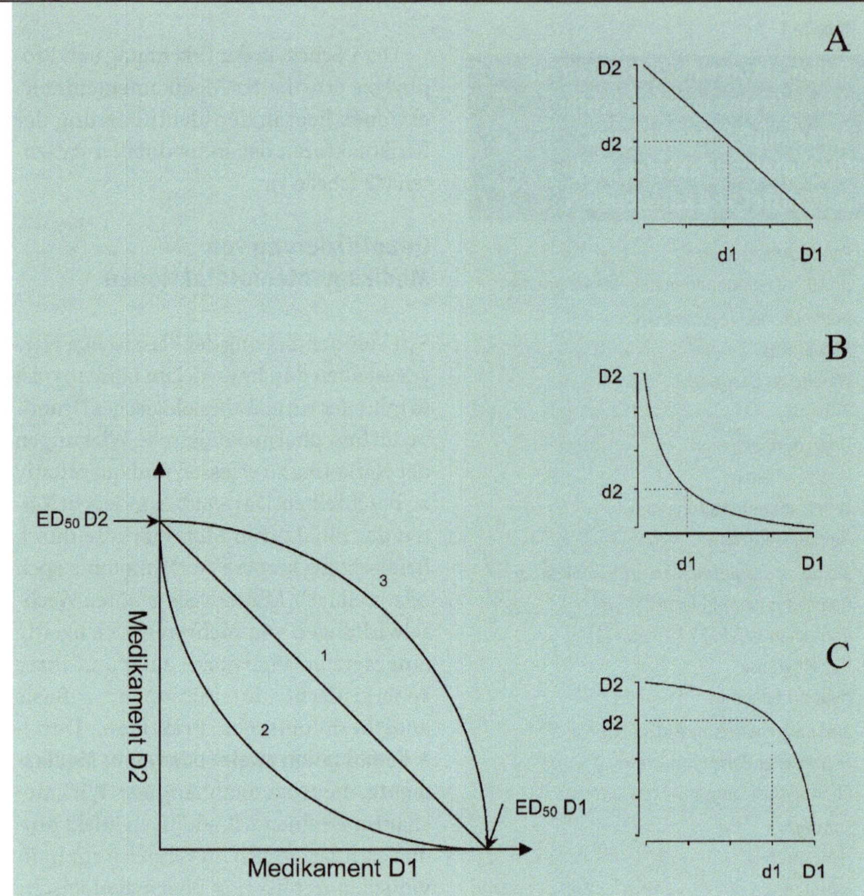

Abb. 1 ▲ **Isobologramme – mathematisches Modell zur Beschreibung pharmakodynamischer Interaktionen. Auf der Abszisse befindet sich die Dosierung eines Medikamentes D1, auf der Ordinate
diejenige eines Medikamentes D2, markiert sind jeweils die Dosierungen halbmaximaler Effekte bei
individueller Bolusgabe. Die Isobole 1–3 bzw. A–C stellen die unterschiedlichen Interaktionstypen
zwischen den beiden Medikamenten dar: Linie *1/A*: Null-Addition, d. h. der Effekt der kombinierten
Arzneimittel spiegelt exakt die Summe der Effekte wider; Linie *2/B*: Synergie; Linie *3/C*: Antagonismus.
Die Kombination beider Pharmaka (d1, d2) resultiert in gleichem Effekt, in jedem Fall repräsentiert
die Linie das 50%ige Isobol. (Mod. nach [10, 51])**

rerer gleichzeitig verabreichter Medikamente derart betrachtet, als wäre es ein anderes,
neues Medikament [51]. Dieses als neu betrachtete Medikament besitzt seine eigene sig-
moidale Dosis-Wirkungs-Beziehung und lässt sich in einem 3-dimensionalen Plot gra-
fisch darstellen [51, 70]. Mit den für z. B. Midazolam, Propofol und Alfentanil vorgestellten Modellen ist es somit möglich, die jeweils beste Kombination mit dem am meisten
spezifisch therapeutischen Effekt zu identifizieren. Die Anwendung der Oberflächen-Wir-
kungs-Modelle erlaubt weiterhin eine Charakterisierung der Dosis-Wirkungs-Beziehung und kann für die Ausarbeitung praktischer Richtlinien für optimale und bedarfs-
adaptierte Medikamentendosierungen herangezogen werden.

Mechanismen der Arzneimittelinteraktionen

Entsprechend ihrem Entstehungsmechanismus kann man Arzneimittelwechselwirkungen in pharmakokinetische, pharmakodynamische und pharmazeutische Wechselwirkungen unterteilen. Die Pharmakodynamik sowie die Pharmakokinetik bestimmen
gemeinsam die pharmakologische Wirkung. Dabei ist es möglich, dass sich diese Interaktionen gleichzeitig an verschiedenen Stellen vollziehen. Selektive ▶**Serotonin-Wiederaufnahmehemmer** können in Verbindung mit Pethidin, Pentazocin oder Tramadol
durch pharmakodynamische Verstärkung der Serotoninwirkung zum Serotoninsyndrom, einer schweren Komplikation, gekennzeichnet durch Agitation, Muskelrigidität,

Arzneimittelwechselwirkungen werden in
pharmakokinetische, pharmakodynamische
und pharmazeutische Wechselwirkungen
unterteilt

▶ **Serotonin-Wiederaufnahmehemmer**

Hyperreflexie, Unruhe, autonome Instabilität, Fieber und – in Abhängigkeit des Ausmaßes – letalen Ausgang, führen [8]. In gleichem Zug blockieren selektive Serotonin-Wiederaufnahmehemmer einige Vertreter der Cytochrom-P_{450}-Enzyme auf der Ebene der Pharmakokinetik. Das hingegen reduziert den Metabolismus zahlreicher Substanzen, woraus Effekte einer Überdosierung (z. B. in Kombination mit Benzodiazepinen) resultieren können.

Pharmazeutische Inkompatibilitäten

Pharmazeutische Interaktionen treten meist außerhalb des Organismus auf und sind Folge der Absorption einer Substanz in das Material ihres Behälters oder einer direkten chemischen Reaktion zwischen den einzelnen Medikamenten. Diverse Faktoren, wie z. B. pH-Wert, Lösungsmittel, Konservierungsstoffe und Licht, beeinflussen die Stabilität der i.v.-Arzneimittel und müssen im Umgang mit den Pharmaka berücksichtigt werden.

Ein sichtbares Beispiel einer ▶**direkten chemischen Interaktion** ist die ▶**Präzipitation** infolge einer Vermengung hoch-alkalischer Lösungen mit sauren Flüssigkeiten (Thiopental und Suxamethonium). Wenn Thiopental und Vecuronium aufeinander folgend über denselben intravenösen Weg appliziert werden, resultiert daraus ein weißes Präzipitat, das plasmaunlöslich ist und den intravenösen Zugang verstopft. Inkompatibilitäten sind ebenfalls für Furosemid in Kombination mit zahlreichen anderen Substanzen bekannt, weshalb z. B. die kontinuierliche Gabe von Furosemid strikt über einen separaten Zugang erfolgen sollte.

Pharmazeutische Medikamenteninteraktionen können aber auch ohne sichtbaren Effekt innerhalb eines Zugangsschenkels ablaufen [55]. Um eine Beeinträchtigung der Wirkung simultan verabreichter Substanzen zu vermeiden, muss Natriumbikarbonat getrennt von Katecholaminen und Kalzium appliziert werden. Weiterhin sollten Aminoglykoside und Penicillin niemals in demselben Gefäß gemischt werden, da Penicillin signifikant die Aminoglykoside inaktivieren kann [10]. Glyceroltrinitrat wird durch Bindung an Polyvinylchlorid inaktiviert und Insulin kann an der Oberfläche der Innenseite von Plastik- und Glasspritzen haften bleiben. Das Nettoergebnis ist ein verminderter klinischer Effekt, da der Patient eine niedrigere Dosis als beabsichtigt erhält.

Grundsätzlich sind pharmazeutische Interaktionen selten ein anästhesiologisches Problem. Hier gilt, die ▶**Kompatibilitätstabellen** des Herstellers oder der Apotheke zu beachten und einen sorgfältigen Umgang mit den unterschiedlichen Substanzen zu pflegen.

Pharmakodynamische Interaktionen

Unter dem Begriff der Pharmakodynamik sind die Einflüsse eines Pharmakons auf den Organismus zusammengefasst („das was das Arzneimittel mit dem Körper macht"). Hier werden qualitative und quantitative Zusammenhänge zwischen der Substanzkonzentration am Wirkort und der pharmakologischen Wirkung beleuchtet. Das Ausmaß des Effektes ist abhängig von:

– Dosis bzw. Konzentration am Wirkort,
– Rezeptorverhalten/Ansprechbarkeit,
– nicht rezeptorvermittelte Wirkung (Temperatur, pH etc.).

Pharmakodynamische Interaktionen sind schwierig zu klassifizieren. Sie sind Folge der biologischen Wirkungen der betreffenden Arzneimittel und verändern wiederum deren biologisches Resultat. Pharmakodynamische Wechselwirkungen ergeben sich einerseits direkt, indem 2 Arzneimittel synergistisch oder antagonistisch in dasselbe biologische System eingreifen [20]. Im 1. Fall ist der erwünschte Effekt zu groß, im 2. Fall zu klein. Andererseits können sich pharmakodynamische Interaktionen aber auch indirekt ergeben, indem ein Arzneimittel eine Stellgröße verändert, welche die Wirkung des anderen Arzneimittels beeinflusst.

Pharmazeutische Interaktionen treten meist außerhalb des Organismus auf

▶ **Direkte chemische Interaktion**
▶ **Präzipitation**

Pharmazeutische Medikamenteninteraktionen können auch ohne sichtbaren Effekt ablaufen

▶ **Kompatibilitätstabellen**

Qualitative und quantitative Zusammenhänge zwischen der Substanzkonzentration am Wirkort und der pharmakologischen Wirkung

Antidepressiva

▶ Inhibitoren der Monoaminooxidase (MAO)

▶**Inhibitoren der Monoaminooxidase (MAO)** werden bei der Behandlung des Parkinson-Syndroms und depressiven Psychosen mit Hemmung des motorischen Antriebs verwendet. Die Hemmung der oxidativen Desaminierung synaptischer Neurotransmitter wie Tyramin, Dopamin, Serotonin und Noradrenalin führt zu einer Steigerung ihrer sympathomimetischen Wirkung. MAO kommt als die 2 Isoformen MAO-A und MAO-B, die sich hinsichtlich ihrer Substratpräferenz, inhibitorischer Spezifität und Gewebeverteilung unterscheiden, in den Mitochondrien der meisten Zellen vor [10].

▶ MAO-A-Hemmer

Aktuell stehen als ▶**MAO-A-Hemmer** Trancylpromin und Moclobemid zur Verfügung. Die Substanzen differieren zum einen hinsichtlich ihrer Selektivität, andererseits verursacht Trancylpromin im Vergleich eine irreversible Blockade des Enzyms. Die Anwendung indirekt wirkender Sympathomimetika kann bei Patienten, die unter einer Dauertherapie mit MAO-A-Hemmern stehen, über eine massive Noradrenalinfreisetzung zu schweren hypertensiven Krisen führen, die in Einzelfällen schwierig zu beherrschen sind [10, 61]. Ein Absetzen der MAO-Hemmer wird dennoch nicht mehr befürwortet, da häufig die Zeit der Rekonvaleszenz nicht abgewartet werden oder für den Patienten einen schweren Krankheitsrückfall bedeuten kann [61]. Bei Beachtung der Kontraindikationen indirekt wirkender Sympathomimetika wie Etilefrin, Ketamin und Pancuronium, aber auch Meperidin, Tramadol, Pethidin und Pentazocin erscheint es entgegen früheren Empfehlungen nicht notwendig, MAO-Hemmer präoperativ abzusetzen.

Bei Beachtung der Kontraindikationen ist es nicht notwendig, MAO-Hemmer präoperativ abzusetzen

▶ MAO-B-Hemmer

Die Insuffizienz einer antidepressiven Therapie mit spezifischen ▶**MAO-B-Hemmern** wie Selegilin beruht auf den unterschiedlichen Substratspezifitäten der MAO und bedingt eine verminderte Anfälligkeit für Komplikationen, wie sie sich bezüglich der Medikamenteninteraktionen im Vergleich zu MAO-A-Hemmern ergeben. Dennoch wurde in der Vergangenheit über Fälle von Agitation, Muskelrigidität und Hyperthermie in Verbindung mit Meperidin berichtet, weshalb diese Kombination unbedingt zu vermeiden ist.

▶ Tri- und tetrazyklische Antidepressiva (TCA)

▶**Tri- und tetrazyklische Antidepressiva (TCA)** hemmen ebenfalls die neuronale Aufnahme bzw. Wiederaufnahme der Transmitter Noradrenalin und Serotonin in die Nervenendigungen. Es kommt zu einem gesteigerten Kontakt der Signalstoffe mit den prä- und postsynaptischen Rezeptoren durch Konzentrationserhöhung innerhalb des synaptischen Spaltes. Häufig lassen sich die Effekte auch peripher an der Erhöhung des systemischen Blutdruckes erkennen. Diese pharmakologischen Resultate lassen sich in Kombination mit anderen Sympathomimetika potenzieren. Pancuronium und Ketamin hemmen ebenfalls die neuronale Wiederaufnahme von Katecholaminen und sollten mit größter Vorsicht bei Patienten eingesetzt werden, die medikamentös mit TCA vorbehandelt sind [10]. Indirekt wirkende Vasokonstriktoren, zu denen zum Teil auch Etilefrin zählt, veranlassen die Freisetzung von Noradrenalin aus adrenergen Neuronen. In Anwesenheit von TCA wird die Aufnahme dieser Substanzen zum Teil oder komplett verhindert, wodurch der erzielte Effekt von dem gewünschten abweichen kann [10].

▶ Selektive Serotonin-Wiederaufnahmehemmer (SSRI)

Die 2. Generation der Antidepressiva bildet die Gruppe der ▶**selektiven Serotonin-Wiederaufnahmehemmer (SSRI)**, zu denen Fluoxetin, Sertralin, Paroxiten, Citalopram und Fluvoxamin gehören [30]. Sie bewirken eine selektive Inhibition des 5-HT-Transporters mit einer konsekutiven Konzentrationserhöhung von Serotonin im synaptischen Spalt. Initial setzen die serotoninergen Neurone die Transmitterfreisetzung durch negative Rückkopplung herab, die mit der Dauer der Therapie nach etwa 2 Wochen jedoch nachlässt.

▶ Serotoninsyndrom

Pethidin, Pentazocin, Tramadol und andere in der Anästhesie verwendete Medikamente, wie z. B. Metoclopramid [71], können die Serotoninaktivität erhöhen bzw. eine präsynaptische Serotoninfreisetzung provozieren [30] und innerhalb weniger Stunden zum sog. ▶**Serotoninsyndrom** führen [8]. Über die Inzidenz des Serotoninsyndroms nach Exposition mit serotoninergen Substanzen ist wenig bekannt [27], grobe Schätzungen belaufen sich auf etwa 1/1.000. Oft jedoch bleibt der Symptomkomplex unerkannt oder präsentiert sich in reduzierter Ausprägung. Die häufigsten klinischen Zeichen des Serotoninsyndroms sind Sinustachykardie, Krämpfe, Hyperreflexie, Agitation Tremor,

Mydriasis, Diaphorese, Ataxie und Halluzinationen [27]. Die Mortalität wird durch Folgen der Komplikationen im Sinne der Rhabdomyolyse, disseminierten intravasalen Gerinnung bis hin zum ARDS, kardiovaskulärer Insuffizienz und Multiorganversagen bestimmt [59].

Alle selektiven Serotonin-Wiederaufnahmehemmer unterliegen einem ausgeprägten hepatischen Metabolismus, der zu äußerst relevanten Medikamenteninteraktionen auf der Ebene der Pharmakokinetik führen kann und an entsprechender Stelle erörtert werden soll.

Kardiovaskuläre Pharmaka

Gerade im Herz-Kreislauf-Bereich gibt es pharmakodynamische Interaktionen praktisch aller Arzneimittel miteinander, da alle eine Wirkung auf den Blutdruck, die Frequenz und die Kontraktilität des Herzens entfalten. Dies gilt vor allem in Verbindung mit den volatilen Anästhetika und anderen Narkotika, deren Effekte bezüglich negativer Inotropie und Senkung des total peripheren Widerstandes durch Vorbehandlung mit diversen kardiovaskulär wirksamen Substanzen synergistisch bzw. additiv wirken kann. β-Adrenozeptor- oder Kalziumkanalblocker scheinen eine eher günstige Wirkung in Verbindung mit der Anästhesie zu entfalten [48]. Bei Patienten hingegen mit einer antihypertensiven Vorbehandlung durch ▶**ACE-Hemmer** kann während der Narkoseinduktion ein im Vergleich stärker ausgeprägter Blutdruckabfall auftreten, der eine deutlich häufigere Gabe und höhere Dosierungen von Katecholaminen zur Aufrechterhaltung eines akzeptablen Kreislaufes notwenig macht [14]. ACE-Hemmer beeinflussen spezifisch den Tonus der peripheren Kapazitäts- und Widerstandsgefäße. Die Senkung des Blutdruckes verbessert sich in Abhängigkeit der kardialen Füllung und des Volumenstatus. Häufig imponieren diese Patienten am Tag der elektiven Operation mit einem Volumendefizit, verstärkt durch die ihnen auferlegte Nahrungs- und Flüssigkeitskarenz. Volumenmangel ist der Hauptstimulus des Renin-Angiotensin-Aldosteron-Systems [50]. Der Entzug der ACE-Hemmer Enalapril und Captopril am Tag der Operation hat daher kaum Einfluss auf das Blutdruckprofil des hypertensiven Patienten und vermindert den Bedarf von Katecholaminen während der Narkoseinduktion [14]. Der Verzicht auf die genannten ACE-Hemmer zur Prämedikation am Operationstag wird deshalb empfohlen.

Bei der Behandlung der Herzinsuffizienz sowie der arteriellen Hypertonie sind Medikamentenkombinationen üblich. Bedeutsam sind aber nur wenige, die bei der Auswahl der Kombinationspartner und ihrer Dosierung beachtet werden müssen. ▶**β-Adrenozeptor- und die Kalziumkanalblocker** Verapamil, Gallopamil und Diltiazem hemmen beide die AV-Überleitung und können schon alleine, in unvorhersehbarer Weise aber in Kombination, zu einem kompletten AV-Block führen. Die gleichzeitige medikamentöse Behandlung eines Patienten mit den oben genannten Substanzen gilt als absolute Kontraindikation, ein Restspiegel hat bei vorbehandelten Patienten Berücksichtigung zu finden. β-Adrenozeptor- und alle Kalziumkanalblocker, d. h. auch die häufig fälschlich als „gefäßselektiv" bezeichneten Dihydropyridine Nifedipin, Amlodipin, Felodipin etc., wirken am Herzen negativ inotrop. Die Wirkung kann sich, insbesondere bei vorgeschädigter Ventrikelfunktion, gefährlich im Sinne einer Addition verstärken. Das Risiko wird gelegentlich unterschätzt und hat im Fall des neuen und inzwischen vom Markt genommenen T-Kalziumkanalblockers Mibefradil zu Todesfällen aufgrund von Pumpversagen geführt [20].

Muskelrelaxanzien

Die Inzidenz neuromuskulärer Restblockaden im Aufwachraum nach einer Bolusgabe von ▶**Vecuronium** ist kürzlich untersucht worden. Bei etwa 42% der Patienten mit intraoperativen kumulativen Dosierungen fand sich eine TOF-Ratio von weniger als 70%, und ca. 33% der extubierten Patienten hatten bei Aufnahme im Aufwachraum eine TOF-Ratio von <0,7 [5]. Muskelrelaxanzien können mit vielen anderen Medikamenten interagieren, was sowohl zu einer Verminderung als auch Verlängerung bzw. Vertiefung der neuromuskulären Blockade führen kann.

Im Herz-Kreislauf-Bereich gibt es pharmakodynamische Interaktionen praktisch aller Arzneimittel miteinander

▶ **ACE-Hemmer**

Der Verzicht auf die genannten ACE-Hemmer zur Prämedikation am Operationstag wird empfohlen

▶ **β-Adrenozeptor- und die Kalziumkanalblocker**

▶ **Vecuronium**

Wurden in der Vergangenheit diverse neuromuskulär wirksame Substanzen miteinander kombiniert, um hämodynamische Effekte zu mildern, gilt eine Kombination nicht depolarisierender Muskelrelaxanzien inzwischen als nicht mehr sinnvoll. Zahlreiche Studien zeigten, dass durch Interaktion der Pharmaka die Dauer der Muskelrelaxation verändert wird. So übernimmt z. B. ein kurz wirksames Muskelrelaxans wie Mivacurium, wenn es nach initialer Gabe eines lang wirksamen Muskelrelaxans gegeben wird, dessen Charakteristik [19, 36]. Gleichwohl ergeben sich synergistische wie potenzierende Effekte in zum Teil unkalkulierbarem Ausmaß [37].

Die ►**Kombination eines nicht depolarisierenden mit einem depolarisierenden Muskelrelaxans** findet bei der klassischen Ileuseinleitung zur Unterdrückung der durch Succinylcholin ausgelösten Faszikulationen gängige Verwendung [13]. Häufig erscheint Succinylcholin dann allerdings weniger potent, dessen Wirkungsdauer verkürzt, und die Intubationsbedingungen sind unbefriedigend. Pancuronium scheint dabei als Kombinationspartner eine Ausnahme zu sein, wobei die Cholinesterase-inhibierende Eigenschaft von Pancuronium dieses Phänomen zu erklären vermag [68].

Etwas undurchsichtiger ist die Potenzierung einer neuromuskulären Blockade durch ►**Kalziumkanalblocker** [64, 66, 75, 76]. Aufgrund der Möglichkeit, diese Blockade mit Neostigmin zu verringern, vermutet man eine durch Kalziumkanalblocker verursachte verminderte Freisetzung von Acetylcholin aus präsynaptischen Nervenendigungen [13]. Dihydropyridine wie Nifedipin, Nicardipin und Isradipin gehören zur Gruppe der Kalziumkanalblocker vom L-Typ, ebenso gelten Benzothiazepine und Phenylalkylamine in geringer Konzentration als selektive L-Typ-Kalziumkanalblocker [46]. Allerdings sind Kalziumkanäle vom L-Typ nicht an der schnellen Neurotransmitterfreisetzung beteiligt [63]. Höhere Dosen der Dihydropyridine Nifedipin, Nitrendipin, Nicardipin und Isradipin, die in ihren grundsätzlich pharmakodynamischen Eigenschaften ähnlich sind, sind für eine Reduktion der Transmitterfreisetzung bekannt, die wahrscheinlich eher auf eine Blockade der α_1-Untereinheit des Natriumkanals zurückzuführen ist und dessen Permeabilität blockiert [78]. Für Verapamil hingegen wurde ein blockierender Effekt auf Kalziumkanäle vom P-Typ, vermutlich auch vom Q-Typ, in Synapsen nachgewiesen [17]. Dadurch ergeben sich 2 verschiedene Ansätze: zum einen die Hemmung des Aktionspotenzials durch Blockade des Natriumkanals ähnlich der Lokalanästhetika, zum anderen die verminderte ACh-Freisetzung durch Hemmung der Kalziumkanalaktivierung. Dieser Mechanismus macht verständlich, warum sich in einigen Fällen Antagonisierungsversuche mit Neostigmin als insuffizient erweisen.

Volatile Anästhetika [57], Kortikosteroide [38], Magnesium, Lokalanästhetika und einige Antibiotika wie β-Laktamantibiotika, Aminoglykoside, Lincosamide, Polymyxine und zum Teil auch Acylaminopenicilline führen zu einer verlängerten, durch Muskelrelaxanzien hervorgerufene neuromuskuläre Blockade [13]. Weitere Veränderungen der Wirkung, insbesondere Blockpotenzierungen, sind für Ciclosporin, H_2-Rezeptorantagonisten und Protonenpumpenhemmer beschrieben worden. Neuromuskuläre Restblockaden sind ein unabhängiger Risikofaktor für das Auftreten postoperativer pulmonaler Komplikationen und tragen zu längerem Krankenhausaufenthalt, zusätzlichen Kosten und erhöhter perioperativer Morbidität bei [7]. Die routinemäßige Verwendung der neuromuskulären Überwachung versetzt den Anästhesisten in die Lage, Restblockaden rechtzeitig zu erkennen und entsprechend therapeutisch zu behandeln [24].

Pharmakokinetische Interaktionen

Die Pharmakokinetik befasst sich mit dem zeitlichen Verlauf der Konzentrationen eines Pharmakons im Organismus, der vor allem durch das Zusammenspiel von Resorption, Verteilung und Elimination bestimmt wird („das was der Körper mit dem Arzneimittel macht"). Die hier eingreifenden, medikamentös bedingten Interaktionen können sowohl einzelne als auch gleichzeitig mehrere Teilprozesse der Pharmakokinetik betreffen [55]. Besonders interessant für den Anästhesisten sind aufgrund der Art der Medikamentenapplikation die Wechselwirkungen, die die Verteilung und den Metabolismus betreffen [10].

Resorption

Die verfügbare Menge einer enteral zugeführten Substanz im Organismus hängt in erster Linie von dessen Aufnahme ab, die neben der Galenik bzw. seiner pharmazeutischen Formation von verschiedenen Faktoren bestimmt wird:

— gastrointestinaler pH-Wert (Ionisierungsgrad/Lipophilie),
— Magen-Darm-Motilität,
— intraluminale Bindung,
— regionaler Blutfluss.

Gelangt das Medikament in die Blutbahn, passiert es zunächst die Leber und wird schon bei der ersten Passage zurückgehalten oder verändert (First-pass-Metabolismus). Selbst bei hoher enteraler Resorptionsrate ist die ▶**Bioverfügbarkeit** solcherart verabreichter Substanzen in der Regel daher eher niedrig. Eine Ausnahme hier stellt die Bioverfügbarkeit nach sublingualer und rektaler Applikation dar.

Aus dem vorhergehend beschriebenen Abhängigkeitsverhältnis der Medikamentenaufnahme wird deutlich, dass die ▶**enterale Resorption** durch verschiedene Pharmaka beeinflusst und verändert werden kann. Substanzen, die die Magenentleerung verzögern, verlangsamen die gastrointestinale Medikamentenaufnahme. Diese Tatsache sollte bei einer Prämedikation mit Opioiden und Anticholinergika Beachtung finden [55]. Im Gegenzug erhöht Metoclopramid die Absorptionsrate für Diazepam, was möglicherweise auf andere Benzodiazepine übertragbar ist [10].

Die Aufnahme ▶**sub- und transkutaner sowie intramuskulär verabreichter Arzneimittel** ist von der lokalen Durchblutung des Applikationsareals abhängig. Deren Resorption kann durch vasoaktive Substanzen oder hämodynamisch wirksame Medikamente verzögert oder vermindert sein. Diese Formen der Arzneimittelgabe sind in der Anästhesie lediglich von geringer Bedeutung. Die sofortige Wirksamkeit eines Pharmakons in Verbindung mit der tatsächlich verabreichten Dosis ist nur durch parenterale, insbesondere intravenöse Verabreichung gewährleistet.

Für die Aufnahme der ▶**Inhalationsanästhetika** ist die Löslichkeit im Blut bestimmend, die durch den Blut/Gas-Koeffizienten quantifiziert ist. Die Diffusionsrate ist dem Gradienten der Partialdrücke zwischen Alveolen und Kapillaren proportional. Hämodynamische Veränderungen im Sinne von kardialem Schlagvolumen und regionaler Perfusion können somit die alveolare Konzentration von Inhalationsanästhetika beeinflussen [10].

Eine Sonderstellung nehmen ▶**peridural applizierte Substanzen** ein. Sie bilden nach Verabreichung in den Epiduralraum ein Depot, von dem aus sie zu ihrem vorgesehenen Wirkort diffundieren. Physicochemische Wechselwirkungen oder Veränderungen des pH-Wertes modifizieren allerdings den Grad der Permeation bzw. Penetration der Bindegewebsschichten und somit den zu erwartenden Effekt [73]. Der regionale Blutfluss hingegen erhöht die Resorption über den venösen Plexus und trägt zur systemischen Toxizität der verwendeten Pharmaka bei. In der postoperativen Periode kommt es relativ häufig zu Konzentrationsanstiegen von kontinuierlich verabreichten Lokalanästhetika im Blutplasma [72]. Gleichwohl wird über äquipotente Blutplasmakonzentrationen lipophiler Opiate nach intravenöser im Vergleich zu periduraler Verabreichung berichtet [73]. Diese Tatsache sollte in Verbindung mit rückenmarksnahen Anästhesietechniken Beachtung finden.

Verteilung

Nach Erreichen des systemischen Blutkreislaufes wird eine Substanz im und durch den Kreislauf verstreut, wobei die Verteilung zwar intravasal, nicht aber in jedem Fall auch im gesamten Körperwasser gleichmäßig stattfindet [10]. Initial bestimmend ist der Anteil der einzelnen Organe am Herzzeitvolumen, weshalb auch ein Medikament zunächst in die gut durchbluteten Gewebeverbände transportiert wird. Erst kürzlich wurde de-

▶ Bioverfügbarkeit

▶ Enterale Resorption

▶ Sub- und transkutan sowie intramuskulär verabreichte Arzneimittel

▶ Inhalationsanästhetika

▶ Peridural applizierte Substanzen

Nach Erreichen des systemischen Blutkreislaufes wird eine Substanz im und durch den Kreislauf verstreut

Bestimmend ist der Anteil der einzelnen Organe am Herzzeitvolumen

monstriert, dass die Anschlagszeit von Rocuronium durch Esmolol verlängert, hingegen durch Ephedrin beschleunigt ist [69] und damit eine Abhängigkeit zur kardialen Auswurfleistung und der Zeit der Zirkulation besteht [47].

Weitere Einflussgrößen sind Molekülgröße, Proteinbindung und die Lipidlöslichkeit des Medikamentes. Die ▶**Bindung an Blutbestandteile und Plasmaproteine** sind reversibel und daher meist dynamischer Art [26]. Interaktionen von Wirkstoffen hinsichtlich ihrer Proteinbindung wurden in vitro hinreichend untersucht. Dabei konkurrieren mehrere Medikamente um die Bindungsstellen an Blut- und Gewebeproteinen mit dem Effekt einer Verdrängungsinteraktion. Da lediglich die ungebundene Fraktion eines Pharmakons im Gewebe auch pharmakologisch aktiv ist, erhöht die Zunahme der freien Konzentration den pharmakologischen Effekt. Viele Anästhetika inklusive der volatilen Anästhetika sind in der Lage, diverse Medikamente aus der Plasma-Proteinbindung zu verdrängen. Die klinische Signifikanz dieser Interaktionen ist allerdings in den meisten Fälle unbedeutend [26, 55, 77]. Aufgrund der Kompensationsmechanismen des gesunden Organismus im Hinblick auf die Elimination treten derart erhöhte pharmakologische Effekte nur kurzzeitig in den Vordergrund [65]. Überdosierungserscheinungen lassen sich dennoch durch Kombination mehrerer Medikamente mit bestimmten Charakteristika erzeugen:

- Plasma-Proteinbindung >90%,
- kleines Verteilungsvolumen,
- geringe therapeutische Breite,
- Hemmung des Medikamentenabbaus durch die involvierten Substanzen.

Metabolismus und Elimination

Die Ausscheidung eines Medikamentes beginnt bereits unmittelbar nach seiner Applikation. Voraussetzung für die Elimination ist in vielen Fällen die enzymatische Umwandlung, die aber erst zu einem späteren Zeitpunkt den Verlauf der Plasmakonzentration einer Substanz bestimmt. Die wichtigsten Organe für die Ausscheidung der Pharmaka sind Niere und Leber, es sind aber auch solche Organe beteiligt, über die Fremdstoffe aufgenommen bzw. abgegeben werden: Lunge, Haut und der Gastrointestinaltrakt. Die Ausscheidung mit der Muttermilch ist quantitativ unwichtig, wegen der möglichen Effekte auf den gestillten Säugling jedoch klinisch bedeutsam.

Das wichtigste Organ im Arzneimittelstoffwechsel ist die Leber, die Beteiligung der Niere hingegen spielt eine untergeordnete Rolle [45]. Hepatozyten transformieren ungeladene lipophile Substanzen in geladene hydrophile Formen, um die Elimination über den Urin oder die Gallenflüssigkeit zu ermöglichen. Für diese Eliminationsreaktionen lassen sich Funktionalisierungsreaktionen von Konjugationsschritten unterscheiden.

In einer 1. Phase (▶**Funktionalisierungsreaktion**) werden durch chemische Reaktionen an der Ausgangsverbindung funktionelle Gruppen über Vorgänge der Oxidation, Reduktion und Hydrolyse eingeführt oder freigelegt. Die Cytochrom-P_{450}-Enzyme katalysieren die häufigsten Biotransformationsschritte.

Meist sind die Metabolite der ▶**Phase-I-Reaktion** pharmakologisch unwirksam. Die Enzyme allerdings können nicht unterscheiden, ob ihre Substrate für den Organismus nützlich oder schädlich sind. Sie verändern, wie bereits beschrieben, ihre Struktur und damit häufig auch deren Wirkung mit unterschiedlichen Konsequenzen:

- Metabolite sind unwirksam oder weniger wirksam.
- Metabolite sind ebenfalls wirksam.
- Erst der Metabolit ist wirksam (Prodrug-Aktivierung).

Entsprechend kann ein schädlicher Stoff unschädlich gemacht wie ein Nahrungsbestandteil zum Schadstoff aktiviert werden. Eine metabolische Aktivierung toxischer Stoffwechselprodukte wird auch als Giftung bezeichnet. Ein Beispiel metabolischer Toxizität ist das Methämoglobin-bildende o-Toluidin als Metabolit des Prilocains.

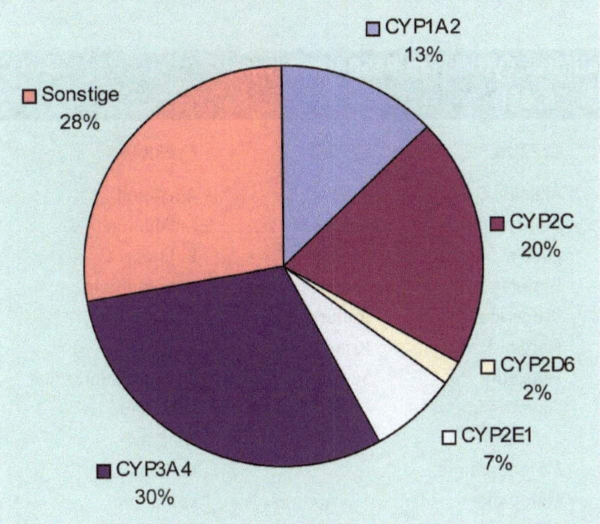

Abb. 2 ◄ **Verteilung der Cytochrom-P450-Isoenzyme in der Leber [40]. Mehr als 90% der Medikamentenoxidation sind auf die Isoenzyme CYP1A2, CYP2C9, CYP2C19, CYP2D6, CYP2E1 und CYP3A4 zurückzuführen [65]**

In der ▶**Phase-II-Reaktion** werden im Sinne der Konjugation Reste an die häufig in Phase I geschaffenen, funktionellen Gruppen gekoppelt, die aus dem Intermediärstoffwechsel zur Verfügung gestellt werden. Das können z. B. Acetat, Glycin, Glukuronid oder andere Verbindungen sein. Somit entstehen biologisch überwiegend inaktive und wasserlösliche Produkte, die der Organismus biliär oder aktiv renal eliminieren kann. Als Beispiele sind glukoronidiertes Fentanyl, Sevofluran oder acetylierte Sulfonamide zu nennen.

Die häufigsten pharmakokinetischen Medikamenteninteraktionen basieren auf Wechselwirkungen, die während der Phase-I-Reaktion das komplexe Enzymsystem der Cytochrom-P_{450}-Isoenzyme betreffen [58], Phase-II-Reaktionen hingegen sind weniger berührt [11]. ▶**Cytochrom-P_{450}-Enzyme** sind Hämoproteine, die im Sinne ihrer Funktion als Oxygenasen ein Sauerstoffatom auf ein Substrat übertragen. Ihre Hauptlokalisation befindet sich in der Leber (◨ Abb. 2), ein weiteres Vorkommen sind der Gastrointestinaltrakt, Pankreas, Gehirn, Lunge, Niere, Nebenniere, Haut. Plazenta und Geschlechtsorgane [65].

Die Klassifizierung der Cytochrom-P_{450}-Isoenzyme basiert auf Homologien der Aminosäurensequenzen. Die 1. Zahl der Nomenklatur beschreibt die Genfamilie mit etwa 40- bis 55%iger Homologie bezüglich ihrer Aminosäurensequenzen [55]. Der 2. Buchstabe kennzeichnet die Subfamilie mit ca. 55–77% Übereinstimmung, die 3. Zahl definiert das Gen des jeweiligen Isoenzyms. Beim Menschen sind etwa 25 Isoenzyme bekannt. CYP1, CYP2 und CYP3 sind hauptsächlich im Metabolismus von Medikamenten und anderen Xenobiotika involviert, wohingegen andere, die zur Familie der CYP4, CYP5 und CYP7 gehören, endogene Funktionen besitzen [55]. Dabei muss eine Substanz nicht unbedingt ein Substrat eines bestimmten Cytochrom-P_{450}-Isoenzyms sein, sondern kann ebenso von anderen CYP-Enzymen zerlegt werden. Tatsächlich scheinen für die Cytochrom-P_{450}-Isoenzyme gewisse Vorlieben und Ansprüche an ihre Substrate hinsichtlich ihrer Säure-Basen-Charakteristik, Lipidlöslichkeit, Molekülgröße usw. vorzuliegen [44].

Mehr als 90% der Medikamentenoxidation ist auf die Isoenzyme $CYP1A_2$, $CYP2C_9$, $CYP2C_{19}$, $CYP2D_6$, $CYP2E_1$ und $CYP3A_4$ zurückzuführen [65] (s. ◨ Abb. 2). Allein $CYP3A_4$ mit seiner höchsten Expression in der Leber (~30%) und im Dünndarm (~70%) katalysiert den Abbau von mehr als 65 verschiedenen Medikamenten, darunter auch Midazolam, Alfentanil, Fentanyl und Sufentanil [11, 23, 33]. Aufgrund seiner unterschiedlichen Lokalisation kann $CYP3A_4$ sowohl präsystemisch wie systemisch Einfluss auf die Disposition der Arzneimittel nehmen.

Die Verstoffwechselung von Medikamenten unterliegt verschiedenen zusätzlichen Einflüssen. Die Enzymaktivität kann individuell zum einen genetisch bedingt oder aufgrund von Enzymvarianten sehr unterschiedlich ausfallen. Damit wird die Wirkung

▶ **Phase-II-Reaktion**

Die häufigsten pharmakokinetischen Medikamenteninteraktionen basieren auf Wechselwirkungen während der Phase-I-Reaktion

▶ **Cytochrom-P_{450}-Enzyme**

Die Enzymaktivität kann individuell genetisch bedingt oder aufgrund von Enzymvarianten sehr unterschiedlich ausfallen

Auswahl spezieller, an der Biotransformation von Medikamenten beteiligter, Cytochrom-P450-Isoenzyme, ihrer Inhibitoren, Induktoren und Substrate (für weitere Details s. auch [58, 65])

	CYP1A2	CYP2C9	CYP2C19	CYP2D6	CYP2E1	CYP3A4
Substrate	Amitryptilin	Celexozib	Amitryptilin	Ajmalin	Äthanol	Alfentanil
	Clozapin	Diclofenac	Diazepam	Amitryptilin	Desfluran	Amiodaron
	Haloperidol	Ibuprofen	Hexobarbital	Codein	Enfluran	Bupivacain
	Imipramin	Irbesartan	Imipramin	Desipramin	Halothan	Buprenorphin
	Ondansetron	Losartan	Lansoprazol	Droperidol	Isofluran	Codein
	Paracetamol	Phenytoin	Omeprazol	Flecainid	Paracetamol	Ciclosporin
	Propranolol	Tamoxifen	Phenytoin	Fluoxetin	Sevofluran	Dikaliumchlorazepat
	Ropicavain	Tolbutamid	Propranolol	Fluvoxamin		Diltiazem
	Theophyllin	Warfarin		Imipramin		Fentanyl
	Verapamil			Metoclopramid		Kortison
				Metoprolol		Lovastatin
				Ondansetron		Methylprednisolon
				Propafenon		Midazolam
				Tramadol		Nifedipin
						Ondansetron
						Paracetamol
						Pethidin
						Proteaseinhibitoren
						Ropivacain
						Simvastatin
						Sufentanil
						Verapamil
Induktor	Omeprazol	Johanneskraut	Carbamazepin	Gravidität	Äthanol	Carbamazepin
	Rauchen	Phenobarbital	Phenobarbital	Dexamethason	Isoniazid	Glucokortikoide
		Rifampicin	Rifampicin			Johanneskraut
						Rifampicin
						Thiopental
Inhibitor	Amiodaron	Amiodaron	Cimetidin	Amiodaron	Disulfiram	Amiodaron
	Cimetidin	Cimetidin	Fluvoxamin	Celexozib		Cimetidin
	Ciprofloxacin	Fluconazol	Indomethazin	Cimetidin		Diltiazem
	Fluvoxamin	Fluvoxamin	Ketoconazol	Cocain		Erythromycin
	Mibefradil	Isoniazid	Lansoprazol	Haloperidol		Fluvoxamin
		Lovastatin	Omeprazol	Methadon		Grapefruitsaft
		Probenecid	Ticlopidin	Paroxetin		Ketoconazol
						Paracetamol
						Verapamil

entsprechend verstärkt oder verlängert. Neben den genetischen Variationen beeinflussen Umwelteinflüsse wie Nikotin- und Alkoholkonsum, bestimmte Nahrungsmittel, der Ernährungszustand oder eine Schwangerschaft die Enzymaktivität [58, 65]. Eine weitere Beeinträchtigung erfahren manche Pharmaka durch Enzyminduktion bzw. -inhibition.

Induktion

Die häufige oder chronische Gabe von Substanzen führt durch Stimulation der Neusynthese zu veränderter Enzymaktivität oder Rezeptordichte, die nach Induktion entweder erhöht oder vermindert sein kann. Bestimmte Medikamente sind in ihrer Induktion selektiv und induzieren nur eine spezifische Enzym- oder Rezeptorsubpopulation, während andere multifunktionell die Neusynthese aller Isoformen der Genfamilie stimulieren können [10]. Eine antikonvulsive Therapie ist häufig mit der Notwendigkeit erhöhter Dosierungen nicht depolarisierender Muskelrelaxanzien verbunden, um eine ausreichende Relaxation zu erreichen [47]. Phenytoin sowie Carbamazepin stehen da-

Tabelle 3

Biotransformation der Inhalationsanästhetika: Die Elimination der volatilen Anästhetika aus dem Organismus erfolgt größtenteils über Atmung, marginal über Haut und Schleimhäute und nur zu einem kleinen Teil durch Biotransformation (basierend auf Messung der Metabolite im Urin)

Inhalationsanästhetikum	Biotransformation [%]
Halothan	11–25
Enfluran	2–5
Isofluran	<1
Sevofluran	3–5
Desfluran	<0,1
Xenon	

bei im Verdacht, chronische Denervationsvorgänge zu stimulieren, die Proliferation von ACh-Rezeptoren zu induzieren und damit eine Resistenz der relaxierenden Wirkung zu verursachen.

Für die ► **Enzyminduktion** ist mittlerweile eine lange Reihe von verschiedenen Substanzen bekannt, von denen nur einige in ◘ Tabelle 2 Erwähnung finden sollen. Für ausführlichere Darstellungen darf an die entsprechenden Übersichtsarbeiten verwiesen werden [58, 65].

Zusätzlich zur Enzyminduktion innerhalb einer Eliminationsreaktionsgruppe können manche Substanzen auch Stoffwechselproteine des anderen Eliminationssystems bezüglich der Neusynthese stimulieren. So induzieren z. B. Rifampicin, Phenobarbital und andere Antikonvulsiva die UDP-Glucuronyltransferase, wodurch die Halbwertszeit von Substanzen,

die hauptsächlich (Lorazepam, Morphin, Oxazepam) oder zusätzlich (Fentanyl, Midazolam, Sevofluran) durch Glukuronidierung abgebaut werden, drastisch verkürzt sein kann.

► **Midazolam** unterzieht sich primär einem extensiven hepatischen Metabolismus durch $CYP3A_4$-Enzyme, wobei Induktoren wie Rifampicin signifikant dessen orale Bioverfügbarkeit, Eliminationshalbwertszeit und klinischen Effekt reduzieren. Diese Veränderungen sind weniger stark ausgeprägt, sobald Midazolam intravenös appliziert wird, können aber bei länger andauernder systemischer Gabe dann von Bedeutung werden, wenn die erhöhte hepatische Clearance zu unerwartet niedrigeren Steady-state-Konzentrationen führt [11].

Die Pharmakokinetik der Inhalationsanästhetika unterscheidet sich von der intravenös applizierter Substanzen unter anderem dadurch, dass die Elimination aus dem Organismus größtenteils über Atmung, marginal über Haut und Schleimhäute und nur zu einem kleinen Teil durch Biotransformation (◘ Tabelle 3) erfolgt.

► **$CYP2E_1$** ist möglicherweise das hauptverantwortliche Stoffwechselenzym für den Metabolismus von fluorierten Inhalationsanästhetika [32, 33, 34, 35, 67]. Die Enzyminduktion durch das Tuberkulostatikum Rifampicin wurde in der Vergangenheit für die annähernd fatale Hepatotoxizität nach Halothannarkose durch Bildung toxischer Biotransformationsprodukte (TFA) angeschuldigt (◘ Abb. 3).

► **TFA** bindet kovalent an Proteine und formt einen TFA-Haptenkomplex, der bei empfänglichen Personen für die Halothan-Hepatitis verantwortlich ist [11]. Gleichwohl induziert Isoniazid als Bestandteil der medikamentösen Tuberkulosetherapie den Metabolismus von Enfluran, Isofluran und Sevofluran mit markant erhöhten Fluoridkonzentrationen im Plasma und Urin [10].

Pflanzenteile von ► **Johanneskraut** wurden bereits im Mittelalter bei Melancholie, Schlafstörungen und nervösen Erregungszuständen verwendet. In unserer heutigen Zeit werden zunehmend Extrakte und Kombinationspräparate zur Behandlung leichter bis mittelschwerer Depressionen eingesetzt [2]. Der Effekt kommt durch eine Blockade der neuronalen Wiederaufnahme von Serotonin, Noradrenalin und Dopamin zustande, die wie die SSRI das bereits beschriebene Serotoninsyndrom provozieren können. Nebenbei führt Johanneskraut zu einem signifikant erhöhten Metabolismus diverser Medikamente durch Enzyminduktion der Cytochrom-P_{450}-Isoenzyme $CYP2C_9$ und $CYP3A_4$ [2]. In einigen Studien wurden die Johanneskraut-induzierten Senkungen der Ciclosporinspiegel mit Abstoßungsreaktionen nach Organtransplantation in Verbindung gebracht [12, 62]. Weniger dramatisch, dennoch nicht weniger bedeutsam ist

► **Enzyminduktion**

► **Midazolam**

Inhalationsanästhetika werden größtenteils über Atmung, marginal über Haut und Schleimhäute und nur zu einem kleinen Teil durch Biotransformation aus dem Organismus eliminiert

► **$CYP2E_1$**

► **TFA**

► **Johanneskraut**

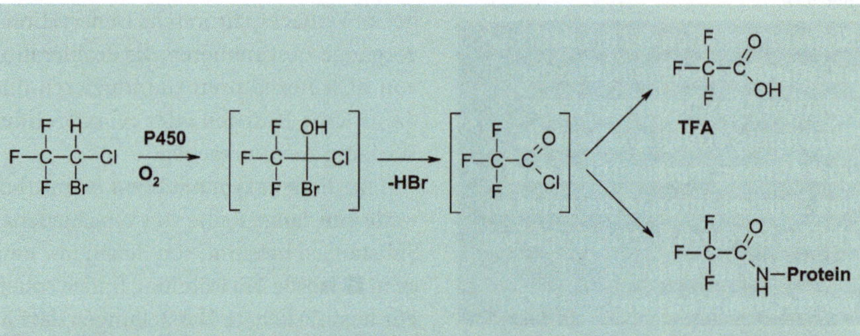

Abb. 3 ▲ **Halothanmetabolismus. Halothan wird durch Oxidation und anschließender Hydrolyse zu nichttoxischer Trifluoressigsäure transformiert. Haptenbildung durch medikamenteninduzierte Acetylierung von Gewebeproteinen als Ursache der Halothan-Hepatitis. (Nach [67])**

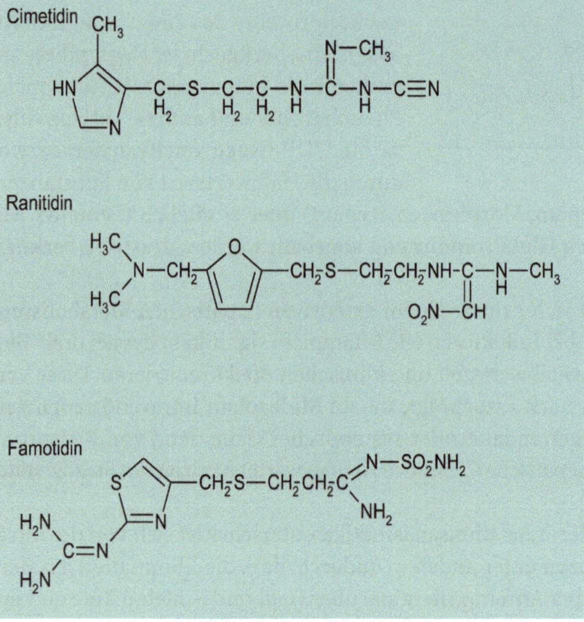

Abb. 4 ◀ **Strukturformeln und Freinamen von gängigen H_2-Rezeptorantagonisten. Die dargestellten Strukturunterschiede sind für den Grad der metabolischen Beeinträchtigung verantwortlich**

die Induktion der $CYP2C_9$-Isoenzyme, die für den Metabolismus nichtsteroidaler Antiphlogistika zuständig sind.

Interaktionen durch Induktion sind erst nach mehreren Tagen zu erwarten

Diese Enzyminduktion als adaptiver Vorgang vollzieht sich langsam und es kann mehrere Tage dauern, bis sich der akzelerierte Metabolismus der entsprechenden Substrate vollständig entwickelt hat. Daher sind Interaktionen durch Induktion auch erst nach mehreren Tagen zu erwarten. Die Umsatzbeschleunigung nach Induktion kann entsprechend der Halbwertszeit des metabolisierenden Enzyms einige Tage anhalten und die Anwesenheit des Induktors im Körper überdauern. Gleichwohl kann die induzierende Wirkung des Induktorstoffes durch dessen inhibitorischen Effekt am Cytochrom-P_{450} maskiert sein.

Inhibition

Die Blockade des Medikamentenstoffwechsels ist der mitunter wichtigste Mechanismus, der den Medikamenteninteraktionen zugrunde liegt

Die Blockade des Medikamentenstoffwechsels ist der mitunter wichtigste Mechanismus, der den Medikamenteninteraktionen zugrunde liegt. Die Anzahl der Substanzen, die die Aktivität der Enzyme vermindern bzw. blockieren, ist deutlich geringer als jene, die eine Induktion hervorrufen. Dennoch ist ihr Potenzial, schwere unerwünschte Medikamenteninteraktionen zu verursachen, größer [11]. Der Anstieg der Plasmaverfügbarkeit einer Substanz bewirkt eine erhöhte Wirkung und kann dabei toxische Effekte auslösen. Die Enzyminhibition ist ein schneller Prozess, der bereits mit der ersten Applikation des Inhibitors in kompetitiver bzw. nichtkompetitiver Weise auftritt. Cimetidin, ein H_2-Rezeptorantagonist, bindet z. B. über ein Stickstoffatom seines Imidazolringes kompetitiv an die Hämgruppe fast aller CYP-Isoenzyme und blockiert den Abbau von Opiaten, Benzodiazepinen, Lidocain und Warfarin [11]. Paracetamol hingegen hemmt dosisabhängig via $CYP3A_4$-Inhibition den Metabolismus von Fentanyl in nichtkompetitiver Art, allerdings werden dazu Konzentrationen benötigt, die weit über den therapeutischen Bereich hinausgehen [22].

Andere Wirkstoffe hingegen weisen eine gewisse Spezifität in ihrer Hemmung auf. Solange der Inhibitor in Abhängigkeit seiner Affinität die spezifische Bindungsstelle blockiert, können weitere Substrate nicht biotransformiert werden [65]. Die ▶**nichtkompetitive Inhibition** hingegen tritt dann auf, wenn entweder die abbauenden Enzyme zerstört, inaktiviert oder soweit verändert worden sind, dass die originalen Substrate nicht mehr verstoffwechselt werden können. Ein Beispiel hierfür ist das Makrolidantibiotikum Erythromycin [65] (s. Fallbeispiel II).

Antibiotika

Eine Vielzahl von Antibiotika, vor allem aber Makrolide und Azol-Antimykotika, sind Inhibitoren von Stoffwechselenzymen, die den Medikamentenabbau gewährleisten. Nahezu alle Wechselwirkungen von Anästhetika mit Makrolidantibiotika resultieren in Dosis-abhängiger Weise aus der Hemmung des Cytochrom-P_{450}-Isoenzyms $CYP3A_4$ [10]. Wie bereits oben erwähnt, bildet z. B. Erythromycin in Verbindung mit $CYP3A_4$ einen stabilen und damit inaktiven Substanzenzymkomplex. Medikamentenkombinationen von Erythromycin mit Midazolam führen durch Erhöhung der oralen Bioverfügbarkeit und verminderter hepatischer Clearance zu stark erhöhten Midazolam-Plasmaspiegeln und korrelierender Bewusstlosigkeit, in Verbindung mit Alfentanil aufgrund des verzögerten Abbaus zu prolongierter Atemdepression [11].

Ciclosporin

Ciclosporin findet bei immunsupressiver Therapie im Zusammenhang mit Organtransplantation und Autoimmunerkrankungen Verwendung. Zahlreiche Wechselwirkungen sind mittlerweile beschrieben, die zum Teil über Interaktionen mit den metabolisierenden $CYP3A_4$-Isoenzymen zustande kommen [65]. So reduziert der Kalziumkanalblocker Diltiazem die effektive Ciclosporindosierung um 30%, andere Medikamente sind Verapamil, Nicardipin, Fluconazol, Itraconazol, Ketoconazol, Erythromycin, Clarithromycin und Tacrolismus. Über einen hingegen unbekannten Mechanismus erhöht Ciclosporin dosisabhängig die minimal alveoläre Konzentration von Isofluran [53].

Proteaseinhibitoren

Substanzen aus der Gruppe der Proteaseinhibitoren, die zur antiretroviralen Behandlung der erworbenen Immunschwäche durch den „human immundeficiency virus" (HIV) Verwendung finden, können in Verbindung mit Anästhetika bedeutsame Medikamenteninteraktionen hervorrufen [18]. Unter Einnahme von Saquinavir stieg die orale Bioverfügbarkeit von Midazolam von 41% auf 90%, die Spitzenkonzentration im Plasma verdoppelte sich und führte zu einem erhöhten Sedierungsgrad der Patienten. Nach intravenöser Gabe von Midazolam halbierte sich die hepatische Clearance und verlängerte die Eliminationshalbwertszeit von 4,1 auf 9,5 h. Ritanovir reduzierte die Clearance von Fentanyl um 67% in Verbindung mit einer Verlängerung der Eliminationshalbwertszeit von 9 auf 20 h.

Kalziumkanalblocker

Substanzen aus der Reihe der Benzothiazepine (Diltiazem) und der Phenylalkylamine (Verapamil) interagieren mit einer breiten Palette von Medikamenten inklusive Propranolol, Carbamazepin, Ciclosporin und Benzodiazepine [10]. Diltiazem bzw. Verapamil sind Substrate von $CYP3A_4$, gleichwohl sind beide potente Inhibitoren dieses Isoenzyms und erhöhen signifikant die Bioverfügbarkeit von Midazolam und Triazolam sowie deren Eliminationshalbwertszeit bei unerwünscht tiefer und verlängerter Sedierung. Ebenso ist der Metabolismus von Alfentanil eingeschränkt. Eine perorale, prä-

▶ **Nichtkompetitive Inhibition**

Nahezu alle Wechselwirkungen von Anästhetika mit Makrolidantibiotika resultieren in dosisabhängiger Weise aus der Hemmung des Cytochrom-P_{450}-Isoenzyms $CYP3A_4$

operative Gabe von Diltiazem 60 mg führt zu einer Verlängerung der Halbwertszeit von Alfentanil um annähernd das Doppelte [1]. Erhöhte Plasmaspiegel und eine verlängerte Halbwertszeit von Theophyllin, auf dessen geringe therapeutische Breite bereits hingewiesen worden ist, finden sich in Verbindung mit therapeutischen Dosierungen von Verapamil [52].

Antidepressiva

Einige Medikamente aus der Reihe der selektiven Serotonin-Wiederaufnahmehemmer (SSRI) blockieren Isoenzyme des Cytochrom-P_{450}-Systems in ihrer Aktivität. Betroffen sind vor allem $CYP1A_2$, $CYP2D_6$, $CYP2C_9$, $CYP2C_{19}$ und $CYP3A_4$ [30] mit den aus ◘ Tabelle 1 ableitbaren Auswirkungen. Zusätzlich können Substanzen wie Cimetidin den Metabolismus der SSRI unterbinden, die zu Überdosierungserscheinungen und zum Serotoninsyndrom führen können. Potenzielle Interaktionen mit Medikamenten, die eine geringe therapeutische Breite ausweisen, wie z. B. Phenytoin, Carbamazepin, TCA, Theophyllin, 1C-Antiarrhythmika, sind ebenfalls zu berücksichtigen.

Propofol

Propofol wird in der Leber hauptsächlich durch Glukoronidierung, weiterhin auch durch die Cytochrom-P_{450}-Isoenzyme $CYP2C_9$ und $CYP2B_6$ metabolisiert [15]. Obwohl interessanterweise Alfentanil und Sufentanil über CYP3A-Enzyme verstoffwechselt werden, hemmt Propofol in noch ungeklärter Ursache deren Abbau [29], was bisher jedoch nur in vitro nachgewiesen werden konnte. Einen großen Einfluss jedoch scheinen Propofol-induzierte hämodynamische Veränderungen auf die Pharmakokinetik von Alfentanil [49] und Remifentanil [9] auszuüben. Wiederum scheinen Opiate die Verteilung und Elimination von Propofol zu beeinflussen, wobei die Art der pharmakokinetischen Beeinträchtigung nicht eindeutig bekannt ist [74]. Propofol unterliegt einer hohen hepatischen Extraktion, von daher ist der Blutfluss durch die Leber die Hauptdeterminante der hepatischen Elimination. In mehreren Arbeiten wurde berichtet, dass Remifentanil die Clearance von Propofol aufgrund verminderter hepatischer Perfusion reduziert [21] und sich somit die pharmakokinetische Interaktion erklären lässt [56].

H$_2$-Rezeptorantagonisten

Wie vorhergehend bereits erwähnt, bindet Cimetidin über ein Stickstoffatom seines Imidazolringes kompetitiv an die Hämgruppe fast aller CYP-Isoenzyme und blockiert den Abbau vieler anästhesierelevanter Substanzen. Im Gegensatz dazu ist im Ranitidin der Imidazolring durch einen Furanring ersetzt und mit einer Diethylaminomethyl-Seitenkette versehen (◘ Abb. 4).

Obwohl Ranitidin 4- bis 10mal stärker wirksam als Cimetidin ist, bindet es etwa 5- bis 10mal schwächer an Cytochrom-P_{450}. Aufgrund anderer zahlreicher Nebenwirkungen der H_2-Blockade (AV-Blockierungen, Herzrhythmusstörungen) ist eine generelle Prophylaxe mit H_1- und H_2-Rezeptorantagonisten nur bei anamnestisch glaubhaften oder dokumentierten anaphylaktischen Reaktionen des Schweregrades III und IV vom Soforttyp zu befürworten. In den neueren Therapieempfehlungen zur medikamentösen Prophylaxe bei allergischer Diathese wird statt Cimetidin eher Ranitidin der Vorzug gegeben [39].

Eine Weiterentwicklung stellt ▶ **Famotidin** dar, indem hier ein Thiazol- anstelle eines Imidazolringes eingeführt wurde. Famotidin geht keine nennenswerte Bindung mit den Stoffwechselenzymen ein. Die geschilderten Strukturunterschiede sind für das Ausbleiben metabolischer Beeinträchtigungen verantwortlich.

Die Sache mit der Grapefruit

In der Regel hat Grapefruitsaft nicht wirklich etwas mit Anästhesie gemeinsam. Von pharmakologischem Interesse wird das bitter-süße Fruchtgetränk allerdings in Verbindung mit einigen Medikamenten, deren orale Bioverfügbarkeit durch Hemmung des intestinalen $CYP3A_4$ nach bereits einem Glas für die nächsten 24 h dramatisch erhöht wird [3, 4]. Infolge der reduzierten metabolischen Aktivität und damit vermindertem

Eine generelle Prophylaxe mit H$_1$- und H$_2$-Rezeptorantagonisten ist nur bei anamnestisch glaubhaften oder dokumentierten anaphylaktischen Reaktionen des Schweregrades III und IV vom Soforttyp zu befürworten.
In Therapieempfehlungen zur medikamentösen Prophylaxe bei allergischer Diathese wird statt Cimetidin Ranitidin der Vorzug gegeben
▶ **Famotidin**

First-pass steigen von z. B. Midazolam sowohl die Bioverfügbarkeit als auch die Blutplasmaspiegel um etwa das Doppelte, wobei lang anhaltende Sedierung sowie Atemdepressionen beschrieben sind. Daher gilt, so amüsant das auch klingen mag, der Grapefruitsaft in Verbindung mit oraler Gabe von Midazolam als kontraindiziert [25]. Grapefruitsaft beeinträchtigt nur die intestinale $CYP3A_4$-Aktivität [3], weshalb eine i.v.-Medikation mit Midazolam von dessen Inhibition unberührt zu sein scheint [10].

Exkretion

Die Nieren besitzen physiologische Funktionen wie Aufrechterhaltung des Wasser- und Elektrolythaushaltes, Hormonsynthese, -sekretion und -metabolismus und die Ausscheidung von Abfallprodukten des Stoffwechsels. Weiterhin spielen die Nieren eine wichtige Rolle in der Ausscheidung von Arzneimitteln, Hormonen und Xenobiotika. Im Vergleich zur biliären Exkretion sind bei der renalen Elimination auf der Ebene der glomerulären Filtration, der tubulär passiven Rückresorption sowie aktiven Sekretion zahlreiche Interaktionen bekannt. Bei saurem Urin mit einem pH-Wert kleiner 5 wird beispielsweise vom Amphetamin mehr unverändert ausgeschieden (60–70%) als bei durch Natriumbikarbonat alkalisiertem Urin (etwa 10%). Bei Vergiftung mit Salicylaten oder Barbituraten macht man sich eine schnellere Elimination zunutze, indem man den Urin alkalisiert und die pH-Wert abhängige, passive Rückdiffusion vermindert. Sowohl für saure als auch für basische Pharmaka sind sättigungsfähige, aktive renale Carriersysteme nachgewiesen. Aus diesem Grund können auch saure Medikamente wie Probenecid, Acetylsalicylsäure, Sulfonamide, Furosemid und Etacrynsäure im proximalen Tubulus kompetitiv die aktive Sekretion von Penicillin hemmen. In ähnlicher Weise kann die aktiv sezernierte Base Cimetidin (in abgeschwächter Form auch Ranitidin) die renale Sekretion von Procainamid, Metformin und Triamteren verlangsamen. Eine komplexe Interaktion spielt sich zwischen Chinidin und Digoxin ab. In zahlreichen Studien konnte gezeigt werden, dass Chinidin dosisabhängig und reversibel zu einem starken Anstieg der Serumkonzentration von Digoxin führt, was mit einer erhöhten Nebenwirkungsrate einhergeht.

Fazit für die Praxis

Eigenheiten der Pharmaka, die Pharmakogenetik, altersabhängige und geschlechtsbezogene Unterschiede in Pharmakokinetik und Pharmakodynamik sowie die Beeinträchtigung der Körperfunktionen durch evtl. zugrunde liegende Krankheiten erschweren die Vorhersage von Medikamenteninteraktionen. Dennoch ist die Vermeidung ernsthafter Wechselwirkungen im Wesentlichen möglich. Treten Arzneimittel infolge einer Interaktion über das Cytochromsystem pharmakologisch miteinander in Wechselwirkung, muss sich dies nicht in jedem Fall in einer klinisch relevanten Reaktion niederschlagen. Ebenfalls führt der Anstieg der Plasmakonzentration eines Medikamentes in Abhängigkeit seiner therapeutischen Breite nicht immer zu einer unerwünschten Wirkung.

Die Erhebung der Risikofaktoren im Prämedikationsgespräch und eine detaillierte Dokumentation der Medikamentenanamnese legen den Grundstein für ein adäquates Arzneimittelregime. Von besonderer Bedeutung ist selbstverständlich eine ausreichende Kenntnis der pharmakologischen Eigenschaften der praxisrelevanten Anästhetika, die im täglichen Umgang Verwendung finden. Des Weiteren sind ausreichende Kenntnisse über die involvierten Substanzen, mit denen der Anästhesist konfrontiert wird, von großem Vorteil. Wie bereits anfangs erwähnt, stehen annähernd 50% der Patienten unter einer medikamentösen Dauertherapie, von der die Medikamente entsprechend ihrer Häufigkeit im Folgenden aufgeführt sind [16]:

1. Diuretika,
2. Kalzium- und b-Andrenozeptorenblocker, ACE-Hemmer,
3. Antidepressiva (TCA/SSRI),
4. Antiasthmatika,
5. Antidiabetika,
6. Antibiotika/Zytostatika,

Grapefruitsaft in Verbindung mit oraler Gabe von Midazolam ist kontraindiziert

Bei der renalen Elimination auf der Ebene der glomerulären Filtration, der tubulär passiven Rückresorption sowie aktiven Sekretion sind zahlreiche Interaktionen bekannt

7. Protonenpumpeninhibitoren/H_2-Rezeptorantagonisten,
8. Steroide,
9. Analgetika.

Ein abruptes Absetzen der medikamentösen Dauertherapie in der perioperativen Phase kann nur in wenigen Fällen gefahrlos erfolgen [61] und führt andernfalls sogar zu einer Gefährdung des Patienten. Vielmehr sollte auf Substanzen verzichtet werden, die für eine Provokation beschriebener Medikamenteninteraktionen bekannt sind. Entsprechend den ASA-Empfehlungen ist hingegen die Einnahme pflanzlicher Heilmittel etwa 2 Wochen präoperativ auszuschleichen und abzusetzen [28]. Auch wenn ihr Nutzen ein gern diskutiertes Thema darstellt, scheint bei derzeit nicht eindeutiger Datenlage eine potenzielle Gefährdung der Patienten durch Interaktionen mit Anästhetika annehmbar. Fälle über kardiovaskuläre Instabilitäten, Gerinnungsstörungen und ausgeprägte Effekte der Sedierung sind in einer Übersichtsarbeit zusammengetragen worden [28]. Besonders hervorzuheben sind Baldrian, Echinacea, Gingko biloba, Johanneskraut, Ephedra (Ma Huang) und Kava (Rauschpfeffer). Für die Zukunft wäre zu überlegen, ob eine Installation computergestützter Systeme am Anästhesiearbeitsplatz, die den Arzt bei bestimmten Kombinationen warnen, eine Möglichkeit wäre, um die Arzneimittelsicherheit und -effektivität zu erhöhen.

Korrespondierender Autor
Dr. A. S. Milde

Klinik für Anaesthesiologie, Universitätsklinikum Heidelberg,
Im Neuenheimer Feld 110, 69120 Heidelberg
E-Mail: alexander_milde@med.uni-heidelberg.de

Literatur

1. Ahonen J, Olkkola KT, Salmenpera M et al. (1996) Effect of diltiazem on midazolam and alfentanil disposition in patients undergoing coronary artery bypass grafting. Anesthesiolgy 85:1246–1252
2. Ang-Lee MK, Moss J, Yuan CS (2001) Herbal medicines and perioperative care. JAMA 286:208–216
3. Andersen V, Pedersen N, Larsen NE et al. (2002) Intestinal first pass metabolism of midazolam in liver cirrhosis – effect of grapefruit juice. Br J Clin Pharmacol 54:120–124
4. Bailey DG, Spence M, Spence A et al. (1998) Grapefruit juice-drug interactions. Br J Clin Pharmacol 46:101
5. Baillard C, Gehan G, Reboul-Marty J et al. (2000) Residual curarization in the recovery room after vecuronium. Br J Anaesth 84:394–395
6. Berenbaum MC (1989) What is synergy? Pharmacol Rev 41:93–141
7. Berg H, Viby-Mogensen J, Roed J et al. (1997) Residual neuromuscular block is a risk factor for postoperative pulmonary complications. Acta Anaesthesiol Scand 41:1095–1103
8. Bodner RA, Lynch T, Lewis L et al. (1995) Serotonin syndrome. Neurology 45:219–223
9. Bouillon T, Bruhn J, Radu-Radulescu R et al. (2002) Non–steady state analysis of the pharmacokinetic interaction between propofol and remifentanil. Anesthesiology 97:1350–1362
10. Bovill JG (1997) Adverse drug interactions in anesthesia. J Clin Anesth 9:3S–13S
11. Bovill JG (2002) Drug interactions. IARS Review Course Lectures, pp 17–21
12. Breidenbach T, Hoffmann MW, Becker T et al. (2000) Drug interaction of St. John's wort with cyclosporine. Lancet 355:1912
13. Cammu G (2001) Interactions of neuromuscular blocking drugs. Acta Anaesth Belg 52:357–363
14. Coriat P, Richer C, Douraki T et al. (1994) Influence of chronic angiotensin-converting enzyme inhibition on anesthetic induction. Anesthesiology 81:299–307
15. Court MH, Duan SX, Hesse LM et al. (2001) Cytochrome p-450 2B6 is responsible for interindividual variability of propofol hydroxylation by human liver microsomes. Anesthesiology 94:110–119
16. Davis AW, Heavner JE (2002) Polypharmacy, age and scheduled surgery. J Clin Anesth 14:329–334
17. Dobrev D, Milde AS, Andreas K et al. (1999) The effect of verapamil and diltiazem on N-, P- and Q-Type calcium channels mediating dopamine release in rat striatum. Br J Pharmacol 127:576–582
18. Eichler A, Eiden U, Kessler P (2000) Aids und Anästhesie. Anaesthesist 49:1006–1017
19. Erkola O, Rautoma P, Meretoja OA (1996) Mivarurium when preceded by pancuronium becomes a long-acting muscle relaxant. Anesthesiology 84:562–565
20. Eschenhagen T (2000) Overview of drug interactions. Combining drugs correctly! MMW Fortschr Med 142:28–33
21. Favetta P, Degoute CS, Perdrix JP et al. (2002) Propofol metabolites in man following propofol induction and maintenance. Br J Anaesth 88:653–658
22. Feierman DE (2000) The effect of paracetamol (acetaminophen) on fentanyl metabolism in vitro. Acta Anaesth Scan 44:560–563
23. Feierman DE, Lasker JM (1996) Metabolism of fentanyl, a synthetic opioid analgesic, by human liver microsomes: role of CYP3A4. Drug Metab Dispos 24:932–939
24. Fuchs-Buder T, Mencke T (2001) Neuromuskuläres Monitoring. Anaesthesist 50:129–138
25. Goho C (2001) Oral midazolam-grapefruit juice interaction. Pediatr Dent 23:365–366
26. Grandison MK, Boudinot FD (2000) Age related changes in protein binding of drugs: implications for therapy. Clin Pharmacokinet 38:271–290
27. Graudins A, Dowsett RP, Liddle C (2002) The toxicity of antidepressant poisoning: is it changing? A comparative study of cyclic and newer serotonin-specific antidepressants. Emerg Med 14:440–446
28. Hodges PJ, Kam PC (2002) The perioperative implications of gerbal medicines. Anaesthesia 57:889–899
29. Janicki PK, James FHM, Erskine WAR et al. (1992) Propofol inhibits enzymatic degradation of alfentanil and sufentanil by isolated liver microsomes in vitro. Br J Anaesth 68:311–312
30. Kam PC, Chang GW (1997) Selective serotonin reuptake inhibitors. Pharmacology and clinical implications in anesthesia and critical care medicine. Anaesthesia 52:982–988
31. Kennedy JM, van Rij AM, Spears GF et al. (2000) Polypharmacy in a general surgical unit and consequences of drug withdrawal. Br J Clin Pharmacol 49:353–362
32. Kharasch ED, Hankins DC, Cox K (1999) Clinical isoflurane metabolism by cytochrome P450 2E1. Anesthesiolgy 90:766–771
33. Kharasch ED, Russell M, Mautz D et al. (1997) The role of cytochrome P450 3A4 in alfentanil clearance. Anesthesiolgy 87:36–50
34. Kharasch ED, Thummel KE, Mautz D et al. (1994) Clinical enflurane metabolism by cytochrome P450 2E1. J Clin Pharmacol Ther 55:434–440
35. Kharasch ED, Thummel KE (1993) Identification of cytochrome P450 2E1 as the predominant enzyme catalyzing human liver microsomal defluorination of sevoflurane, isoflurane and methoxyflurane. Anesthesiolgy 79:795–807
36. Kim DW, Joshi GP, White PF et al. (1996) Interactions between mivacurium, rocuronium, and vecuronium during general anesthesia. Anesth Analg 83:818–822
37. Kim KS, Chun YS, Chon SU et al. (1998) Neuromuscular interaction between cisatracurium and mivacurium, atracurium, vecuronium or rocuronium administered in combination. Anesthesiology 53:872–878

38. Kindler CH, Verotta D, Gray AT et al. (2000) Additive inhibition of nicotinic acetylcholine receptors by corticosteroids and the neuromuscular blocking drug vecuronium. Anesthesiology 92:821–832

39. Kisch-Wedel H, Thiel M (2002) Anästhesie bei allergischer Diathese. Anaesthesist 51:868–881

40. Kitteringham NR, Pirmohamed M, Park BK et al. (1998) The pharmacology of the cytochrome p450 enzyme system. Baillères Clin Anaesthesiol 12:191–211

41. Kotlyar M, Carson SW (1999) Effects of obesity on the cytochrome P450 enzyme system. Int J Clin Pharmacol Ther 37:8–19

42. Lagasse RS (2002) Anesthesia safety: model or myth? Anesthesiolgy 97:1609–1617

43. Lazarou J, Pomeranz BH, Corey PN (1998) Incidence of adverse drug reactions in hospitalized patients. JAMA 279:1200–1205

44. Lewis DF (2000) On the recognition of mammalian microsomal cytochrome p450 substrates and their characteristics. Biochem Pharmacol 60:293–306

45. Lohr JW, Willsky GR, Acara MA (1998) Renal drug metabolism. Pharmacol Rev 50:107–141

46. McDonald TF, Pelzer S, Trautwein W et al. (1994) Regulation and modulation of calcium channels in cardiac skeletal and smooth muscle cells. Physiol Rev 74:365–507

47. Meistelman C (2001) Update on neuromuscular pharmacology. Curr Opin Anaesthesiol 14:399–404

48. Merin RG (1987) Calcium channel blocking drugs and anesthetics: is the drug interaction beneficial or detrimental? Anesthesiolgy 66:111–113

49. Mertens MJ, Vuyk J, Olofsen E et al. (2001) Propofol alters the pharmacokinetics of alfentanil in healthy male volunteers. Anesthesiolgy 94:949–957

50. Miller ED, Longnecker DE, Peach MJ (1978) The regulatory function of the renin-angiotensin system during general anesthesia. Anesthesiology 48:399–403

51. Minto CF, Schnider TW, Short TG et al. (2000) Response surface model for anesthetic drug interactions. Anesthesiology 92:1603–1616

52. Nielsen-Kudsk JE, Buhl JS, Johannessen AC (1990) Verapamil-induced inhibition of theophylline elimination in healthy humans. Pharmacol Toxicol 66:101–103

53. Niemann CU, Stabernack C, Serkova N et al. (2002) Cyclosporine can increase isoflurane MAC. Anesth Analg 95:930–934

54. Nishiyama T, Misawa K, Yokoyama T et al. (2002) Effects of combining midazolam and barbiturate on the response to tracheal intubation: changes in autonomic nervous system. J Clin Anesth 14:344–348

55. Olkkola KT, Ahonen J (2001) Drug interactions. Curr Opin Anesth 14:411–416

56. Orme R, Leslie K, Umranikar A et al. (2002) Esmolol and anesthetic requirement for loss of responsiveness during propofol anesthesia. Anesth Analg 93:112–116

57. Paul M, Fokt RM, Kindler CH et al. (2002) Characterization of the interactions between volatile anesthetics and neuromuscular blockers at the muscle nicotinic acetylcholine receptor. Anesth Analg 95:362–367

58. Papp-Jámbor C, Jaschinksi U, Forst H (2002) Cytochrom-P$_{450}$-Enzyme und ihre Bedeutung für Medikamenteninteraktionen. Anaesthesist 51:2–15

59. Power BM, Pinder M, Hackett LP et al. (1995) Fatal serotonin syndrome following a combined overdose of moclobemide, clomipramine and fluoxetine. Anaesth Int Care 23:499–502

60. Rosow CE (1997) Anesthetic drug interaction: an overview. J Clin Anesth 9:27S–32S

61. Roth A, Angster R, Forst H (1999) Begleitmedikation. Anaesthesist 48:267–283

62. Ruschitzka F, Meier PJ, Turina M et al. (2000) Acute heart transplant rejection due to Saint John's wort. Lancet 355:548–549

63. Seagar M, Lëvëque C, Charvin N et al. (1999) Interactions between proteins implicated in exocytosis and voltage-gated calcium channels. Phil Trans R Soc Lond B 354:289–297

64. Sekerci S, Tulunay M (1996) Interactions of calcium channel blockers with non-depolarising muscle relaxants in vitro. Anaesthesia 51:140–144

65. Shapiro LE, Shear NH (2002) Drug interactions: proteins, pumps, and p-450s. J Am Acad Dermatol 47:467–484

66. Singh YN, Johnson A, Lulf LA et al. (1996) Study of in vitro and in vitro effects of isradipine in skeletal muscles and interaction with some drugs. Methods Find Exp Clin Pharmacol 18:499–506

67. Spracklin DK, Hankins DC, Fisher JM et al. (1997) Cytochrome P450 2E1 is the principal catalyst of human halothane metabolism in vitro. J Pharmacol Exp Ther 281:400–411

68. Stovner J, Oftedal N, Holmboe J (1975) The inhibition of cholinesterase by pancuronium. Br J Anaesth 47:949–954

69. Szmuk P, Ezri T. Chelly JE et al. (2000) The onset time of rocuronium is slowed by esmolol and accelerated by ephedrine. Anesth Analg 90:1217–1219

70. Tallarida RJ (2001) Drug synergism: its detection and applications. J Pharmacol Exp Ther 298:865–872

71. Vandemergel X, Beukinga I, Neve P (2000) Serotonin syndrome secondary to the use of sertraline and metoclopramide. Rev Med Brux 21:161–163

72. Veering BT, Burm AG, Feyen HM et al. (2002) Pharmacokinetics of bupivacaine during postoperative epidural infusion. Anesthesiolgy 96:1062–1069

73. Vercauteren MP, Meert TF, Hoffmann VH et al. (2001) Drug interactions in the epidural space. Acta Anaesthesiol Belg 52:437–443

74. Vuyk J (1997) Pharmacokinetic and pharmakodynamic interactions between opioids and propofol. J Clin Anesth 9:23S–26S

75. Wali FA (1986) Verapamil intensifies neuromuscular blockade produced by gallamine and pancuronium at the chick neuromuscular junction. Pharmacol Res Commun 18:529–541

76. Wali FA (1986) Interactions of nifedipine and diltiazem with muscle relaxants and reversal of neuromuscular blockade with edrophonium and neostigmine. J Pharmacol 17:244–53

77. Wood M (1991) Pharmacokinetic drug interactions in anaesthetic practice. Clin Pharmacokinet 21:285–307

78. Yatani A, Brown AM (1985) The calcium channel blocker nitrendipin blocks sodium channels in neonatal rat cardiac myocytes. Circ Res 56:868–875

aus: Der Anaesthesist 10/03, S. 965–989
DOI 10.1007/s00101-003-0550-7

K. Lewandowski · M. Lewandowski
Klinik für Anästhesiologie und operative Intensivmedizin, Universitätsklinikum Charité,
Medizinische Fakultät der Humboldt-Universität zu Berlin, Berlin

Scoring-Systeme auf der Intensivtherapiestation

Zusammenfassung

Scoring-Systeme sind sog. Schweregradklassifikationssysteme oder Punktsummensysteme, die darauf zielen, eine quantitative Aussage über den Schweregrad einer Erkrankung, ihre Prognose und deren Verlauf zu treffen. Darüber hinaus können sie zur Bewertung von Therapieverfahren, zur Qualitätskontrolle und -sicherung sowie zur ökonomischen Evaluation der Intensivtherapie eingesetzt werden. Wie alle Messverfahren unterliegen auch Scoring-Systeme verschiedenen Störeffekten und systematischen Fehlern, die dem Anwender geläufig sein sollten. Generell ist zu empfehlen, nur solche Systeme in der klinischen Praxis einzusetzen, die bezüglich ihrer Reliabilität, Validität und Praktikabilität gründlich evaluiert wurden und als geeignet gelten. Hierzu zählen die aktuellen Versionen des „APACHE", des „SAPS" und des „MPM". Trotz vieler entscheidender Fortschritte bei der Entwicklung, Überprüfung und Anwendung sind auch heute noch Scoring-Systeme im Einzelfall mit einer so großen Unsicherheit behaftet, dass sie als Entscheidungsgrundlage für den individuellen Patienten nicht geeignet sind. In vielen Fällen kann es nützlich sein, die oben genannten Scoring-Systeme zusammen mit einem oder mehreren der zahlreichen zur Verfügung stehenden „Organdysfunktionsscores" zu kombinieren, um das Ausmaß von Funktionsstörungen bestimmter Organe in Maß und Zahl zu fassen.

Schlüsselwörter

Scoring-Systeme · Intensivtherapie · APACHE · Organdysfunktion · Letalität

Scoring systems in the intensive care unit

Abstract

Scoring systems represent classification systems or point systems which have been designed for making quantitative statements regarding the severity of a disease, its prognosis, and its course. Furthermore, scores may serve the purposes of assessing therapies, of quality control and of quality assurance, and of an economic evaluation of intensive care. Like all measuring methods, scores are susceptible to failures and systematic mistakes. The clinical user should be well aware of these limitations. Generally, one would recommend only using scores which have been rigorously tested for their reliability, validity, and practicability. These include, but are not limited to, the updated versions of the APACHE, the SAPS, and the MPM. Although great strides have been made concerning development, verification, and clinical applicability, scores still exhibit a level of uncertainty which precludes their use in individual patients. Frequently, it may be of benefit to combine the more general scores with one or several organ dysfunction scores to determine the extent of functional impairment of specific organs. If, however, well-trained medical personnel apply tried and tested scoring systems, intensive care units will definitely gain a lot from it.

Keywords

Scoring systems · Intensive care · APACHE · Organ dysfunction · Mortality

Scoring-Systeme für die Intensivmedizin wurden Anfang der 80er-Jahre zunächst in den USA entwickelt. Es war ein wichtiges Anliegen, Schweregradklassifikationssysteme oder Punktsummensysteme zu entwickeln, um die in der klinischen Versorgung von Intensivtherapiepatienten, bei Gesprächen mit Patienten und Angehörigen und im Rahmen wissenschaftlicher Untersuchungen häufig notwendigen subjektiven ärztlichen Entscheidungen und Vorhersagen auf eine validisierbare, reliable, man könnte auch vereinfachend sagen, „objektive" Grundlage zu stellen. Scoring-Systeme werden u. a. genutzt für Vergleichsprüfungen (z. B. der standardisierten Letalitätsraten), zu Forschungszwecken (z. B. der Patientenstratifikation für klinische Studien) und um das klinische Management eines Patienten zu verfolgen (◻ Tabelle 1). Die Sinnhaftigkeit solcher oder ähnlicher Anwendungen wird heute von nahezu niemandem bestritten. Besonders vor dem Hintergrund der prekären Lage des Gesundheitssystems, die durch Mangel an personellen und materiellen Ressourcen bei gleichzeitiger zwingender Notwendigkeit zur Effizienzsteigerung und Kostenreduktion gekennzeichnet ist, erscheint die Anwendung eines oder mehrerer Scoring-Systeme auf Intensivtherapiestationen geradezu geboten. Die Autoren vertreten sogar die Auffassung, dass heute jede Intensivtherapiestation einen mehr „allgemein" ausgerichteten und zusätzlich einen organspezifischen Score etablieren und regelmäßig anwenden sollte.

> ### ❯ „It's tough to make predictions, especially about the future." (Lawrence Peter „Yogi" Berra, amerikanischer Baseball-Spieler, geb. 1925)

Demgegenüber ist jedoch festzustellen, dass nicht nur bei medizinischen Laien, sondern auch bei vielen Ärzten, ein ausgeprägtes Misstrauen gegenüber der Verwendung von Scoring-Systemen im klinischen Alltag vorherrscht. Es wird gelegentlich sogar befürchtet, dass nicht Ärzte nach bestem Wissen und Gewissen und nach ausführlichen Konsultationen mit Kollegen/-innen der behandelnden Disziplinen und nach Gesprächen mit dem Patienten und/oder den Angehörigen sich z. B. zum Verzicht auf eine Verlegung auf die Intensivtherapiestation, zu einer Therapiebegrenzung oder sogar einem Therapieabbruch entschließen, sondern, dass solche medizinisch und ethisch schwerwiegenden Entscheidungen von einem Computer (▶„**Todescomputer**") gefällt werden.

Möglicherweise ist ein Teil des Misstrauens auf mangelndes Wissen zurückzuführen, werden doch Ärzte nicht während ihres Studiums und meist auch nicht in den ersten Jahren ihrer Berufsausübung mit den Möglichkeiten und Grenzen von Scoring-Systemen vertraut gemacht. Zudem ist Spezialwissen erforderlich, um die bei der Scoreentwicklung, -anwendung und -validisierung etablierten statistischen Verfahren im Einzelfall nachvollziehen zu können. Es ist folglich das Ziel dieses Weiterbildungsartikels, den Leser mit den inhaltlichen und statistischen Verfahren der Scoreentwicklung und -validisierung vertraut zu machen, Möglichkeiten und Grenzen der Scoreentwicklung aufzuzeigen und einige der wichtigsten aus einer schier unüberblickbaren Zahl von heute verfügbaren Scores genauer vorzustellen.

Scoring-Systeme in der Intensivmedizin – allgemeine Überlegungen

Die wichtigsten Scoring-Systeme können anhand von Patientencharakteristika die therapieunabhängige Wahrscheinlichkeit zu sterben bzw. überleben abschätzen. Eine Anzahl einzelner, voneinander unabhängiger, jedoch patientenabhängiger Parameter wird auf eine einzelne Variable (den Scorewert) reduziert, die mit der Schwere der Erkrankung des Patienten assoziiert ist. Mithilfe der aktuellsten Scoring-Systeme (z. B. „acute physiology and chronic health evaluation III", APACHE III) erscheint es sogar denkbar, Entscheidungen über einzelne Patienten zu fällen, ein solches Vorgehen wird aber noch von den meisten Experten abgelehnt.

Unterschieden werden muss zwischen der ▶**Individualprognose**, welche die Wahrscheinlichkeit zu sterben/zu überleben für einen individuellen Patienten vorhersagt, und

Tabelle 1

Was können Scoring-Systeme?
Die Selektion für die Aufnahme auf die Intensivstation verbessern
Homogene Patientengruppen auswählen
Patientenklassifikation für Diagnostik, Monitoring und Therapie
Statistische Überlebenswahrscheinlichkeiten feststellen
Personalbedarf einschätzen
Bettenkapazität ausnutzen
Kosten-Nutzen-Verhältnis transparenter machen
Effizienzvergleiche für multizentrische Studien
Lerneffekt und Selbstkontrolle ermöglichen
Kriterien für Therapieabbruch definieren

der Einschätzung des Schweregrades der Erkrankung dient. Der ▶**Krankheitsschweregrad** muss im Falle einer Individualvorhersage erst mit mathematischen Methoden übersetzt werden in die Wahrscheinlichkeit zu sterben/zu überleben. Leider haben die zurzeit verwendeten Scoring-Systeme eine zu niedrige Sensitivität (d. h. Anteil korrekter Vorhersagen), um Individualprognosen zu erlauben; es ist lediglich möglich, eine Prognose für eine Gruppe von Patienten abzugeben. Eine sichere Vorhersage, ob ein individueller Patient stirbt oder überlebt, ist dagegen nicht möglich. Um zu verstehen, warum Scoring-Systeme das „Outcome" nicht genauer vorhersagen, ist es unerlässlich, sich mit der Mathematik, ihrer Entwicklung und den Fehlern ihrer Anwendung auseinander zu setzen.

▶ **Krankheitsschweregrad**

Eine sichere Vorhersage, ob ein individueller Patient stirbt oder überlebt, ist nicht möglich

Das mathematische Modell

Die ▶**multiple logistische Regressionsanalyse** ist das am häufigsten angewendete mathematische Verfahren bei der Scoreentwicklung. Dieses mathematische Modell basiert auf zwei Voraussetzungen, die jedoch beide bei den gebräuchlichsten Scoring-Systemen nicht erfüllt sind. Zum einen sollte die „Outcome"-Variable eine kontinuierliche, nicht eine dichotome wie „verstirbt" oder „überlebt" sein. Zum Zweiten sollte eine lineare Beziehung zwischen der abhängigen und den unabhängigen Variablen bestehen. Weil es sich bei der Letalität jedoch um eine dichotome Variable handelt, tendiert der Verlauf der Sterbewahrscheinlichkeiten gegen den Prädiktor (z. B. der „Simplified Acute Physiology Score II", SAPS-II-Wert) zu einer sigmoiden Kurve. Dies gilt für die meisten Modelle und schließt den APACHE-III-Score [17], den SAPS-II-Score [20] und das „Mortality Prediction Model II" (MPM II) [23] ein.

▶ **Multiple logistische Regressionsanalyse**

Die Datenbank

Unter einer Datenbank versteht man eine Zusammenfassung von Datenbeständen, auf deren einzelne Elemente nach unterschiedlichen Kriterien zugegriffen werden kann. Dabei kann jede organisierte Ablage von Daten als Datenbank verstanden werden. Die Scoreentwicklung basiert auf einer Datenbank mit Patientendaten. Von der Qualität dieser Daten hängt die Aussagefähigkeit des Scores ab. Hat die Datenbank Mängel, basiert sie auf zu geringen Patientenzahlen, oder sind die üblichen Krankheitsbilder nicht adäquat vertreten (eingeschränkter „Case-Mix"), wird der daraus entwickelte Score an Aussagekraft einbüßen. Insbesondere, wenn Daten nur von einer einzigen Intensivtherapiestation stammen, sind hier Einschränkungen wahrscheinlich. Die drei am häufigsten angewendeten Scoring-Systeme APACHE III [17], SAPS II [20] und MPM II [23] wurden anhand von großen Patientenzahlen aus verschiedenen Institutionen entwickelt.

Von der Qualität der Datenbank hängt die Aussagefähigkeit eines Scores ab

Am häufigsten angewendeten Scoring-Systeme: APACHE III, SAPS II und MPM II

Vorhersage

Die übliche Vorhersagevariable der Scores ist die Wahrscheinlichkeit des Überlebens bei Krankenhausentlassung. Da bis zur Entlassung eines Patienten aus dem Krankenhaus oft viel Zeit vergeht, ist der Scoring-Wert bei Aufnahme auf die Intensivtherapiestation oft schwer in Verbindung zu bringen mit dem Überleben bei Krankenhausentlassung. Wenn nicht ein erneutes Scoring während des Aufenthaltes auf der Intensivtherapiesta-

Die übliche Vorhersagevariable der Scores ist die Wahrscheinlichkeit des Überlebens bei Krankenhausentlassung

tion durchgeführt wird, gehen z. B. neue Organdysfunktionen, die sich erst später im Verlauf der Erkrankung entwickeln, nicht mehr in den Score ein. Des Weiteren muss betont werden, dass andere „Outcome"-Variablen wie funktioneller Status oder Lebensqualität ebenfalls wichtig sind, aber häufig nicht berücksichtigt werden.

Prädiktorvariablen

Die Variablen, die in den Score eingehen, sind üblicherweise eine Kombination von demographischen Angaben, akute und chronische Diagnosen, Abweichungen physiologischer Werte und vorangegangene therapeutische Maßnahmen. Welche Variablen im Einzelnen dann in den Score eingehen, hängt von subjektiven Faktoren, aber auch wissenschaftlichen Erkenntnissen ab. Ein Expertenteam versucht in einem ▶**Konsensusgespräch** die Variablen auszuwählen, welche nach subjektiver Meinung einen entscheidenden Effekt auf das „Outcome" haben. Im gleichen Schritt empfehlen sich jedoch auch Variablen, die in wissenschaftlichen Voruntersuchungen einen signifikanten Effekt auf das „Outcome" gezeigt haben. Hat man sich dann auf einen Satz Variablen geeinigt, wird das logistische Verfahren angewendet. Üblicherweise bedient man sich der sog. ▶**Rückwärtselimination**. Das mathematische Modell eliminiert alle Variablen, die statistisch keinen oder nur minimalen Effekt auf die Wahrscheinlichkeit zu sterben/zu überleben haben.

Die Scores basieren auf einem unterschiedlich großen Satz von prädiktiven Variablen. Einflussfaktoren, die nur indirekten Effekt auf das „Outcome" haben, wurden bisher in keinem dieser Scores berücksichtigt. Zum Beispiel gibt es Hinweise, dass die Anwesenheit eines Intensivmediziners auf der Station [4] und die Organisationsform „geschlossene Intensivtherapiestation" („closed ICU") [6] das „Outcome" verbessern. Des Weiteren schließen die mathematischen Modelle alle Variablen mit geringem Einfluss auf das „Outcome" aus. Die Elimination der Variablen mit geringem Einfluss wird für die geringe Sensitivität der Scores verantwortlich gemacht; dadurch ist keine Individualentscheidung möglich.

Es gibt neue Ansätze wie das artifizielle neurale Netzwerk [7] und andere artifizielle intelligente Methoden [13], welche die mathematischen Probleme der multiplen logistischen Regressionsanalyse überwinden könnten.

Datenerhebung

Die Auswahl der erhobenen Daten ist nicht nur wichtig für die Erstellung eines Scores, sie ist ebenfalls essenziell für seine spätere Anwendung. Bei der Auswahl der Variablen für den Score spielt die Definition der Auswahlkriterien eine Rolle. Besonders klinische Zeichen unterliegen einem Interpretationsspielraum, und selbst so scheinbar einfach zu erfassende kontinuierliche Variablen, wie z. B. Größe oder Gewicht, sind abhängig von der angewendeten Messmethode. Ein effektives Scoring-System basiert auf einer umschriebenen Anzahl leicht erhebbarer Daten, die akkurat und konsistent aufgenommen werden können. Idealerweise ergeben sich keine Unterschiede in der Datenerhebung, wenn diese manuell oder automatisch erhoben werden, und es findet sich keine Inter- und Intra-Untersucher-Variabilität.

Doch leider sind diese Voraussetzungen nicht für jeden Score erfüllt. So können z. B. erhebliche Unterschiede in der Wahrscheinlichkeit zu sterben/zu überleben ausgemacht werden, wenn man die manuelle Dateneingabe mit der automatisierten Datenerhebung vergleicht. Man fand höhere Werte für den Schweregrad der Erkrankung und damit eine ungünstigere Prognose, wenn die Daten über ein automatisches System eingegeben wurden [5]. Die vorhergesagte Letalität stieg um 15% für den APACHE II, um 25% für den SAPS II und um 24% für den MPM-Score gegenüber der manuellen Dateneingabe. Verzerrungen können sich gleichermaßen ergeben, wenn Daten fehlen oder die Datenerhebung unmöglich ist (z. B. die Erhebung der „Glasgow Coma Scale" bei sedierten Patienten). Ebenso ist die Festlegung auf eine Diagnose für einen Patienten oft schwierig, weil Patienten auf Intensivtherapiestationen oft eine Vielzahl von Diagnosen aufweisen.

Marginalien:

▶ **Konsensusgespräch**

▶ **Rückwärtselimination**

Die Elimination der Variablen mit geringem Einfluss wird für die geringe Sensitivität der Scores verantwortlich gemacht

Ein effektives Scoring-System basiert auf einer umschriebenen Anzahl leicht erhebbarer Daten

Die Verlässlichkeit der Datenerhebung kann anhand der Inter- und Intra-Untersucher-Variabilität eingeschätzt werden. Die ▶**Inter-Untersucher-Variabilität** prüft, ob mehrere Untersucher zum gleichen Ergebnis kommen, die ▶**Intra-Untersucher-Variabilität** gibt an, ob derselbe Untersucher mehrfach zum gleichen Ergebnis gelangt. Für das SAPS-II-Modell liegen die Korrelationskoeffizienten zwischen 0,81 und 0,95 (die perfekte Übereinstimmung wäre 1,0) [20]. Im statistischen Sinne ist dies also eine gute Übereinstimmung. Schon bereits geringfügige Variationen in der Datenerhebung der physiologischen Parameter des APACHE-II-Scores führen jedoch zu signifikanten Veränderungen der standardisierten Letalitätsrate [12].

Die besten Ergebnisse eines Schweregradscores werden immer dann erzielt, wenn das untersuchte Patientenkollektiv gut mit dem Kollektiv, anhand dessen der Score entwickelt wurde, übereinstimmt. Jedoch erlauben auch in diesem Fall die Werte für Sensitivität und Spezifität keine Individualprognosen.

Validisierung

Validisierung meint die Bewertung und Überprüfung eines Scoring-Systems hinsichtlich seiner Fähigkeit, auch wirklich den Sachverhalt einzuschätzen, den es vorgibt einzuschätzen. Solch eine Überprüfung ist notwendig für alle Scoring-Systeme, um mögliche Verzerrungen zu entdecken, die sich bei der Auswertung der Ausgangsstichprobe ergeben haben und um eine optimale Leistungsfähigkeit zu garantieren. Zuerst sollte die Leistung des neuen Scores in der Datenbank, die zu seiner Entwicklung gedient hat, mithilfe geeigneter statistischer Verfahren (s. unten) untersucht werden. Dann sollte die Leistungsfähigkeit des Scores anhand einer neuen Datenbasis aus derselben Institution geprüft werden. Im 3. Schritt wird das Modell an einer Datenbank aus einer anderen Institution getestet. Dann folgt der 4. Schritt, in dem man die Leistungsfähigkeit des Scores mit dem besten zurzeit gültigen „Goldstandard" vergleicht. Nicht zuletzt muss das Modell eine klinisch relevante Anwendung haben.

Statistische Evaluierung

Die Kalibration und Diskrimination sind ein Maß für die Genauigkeit eines Scoring-Systems. Die ▶**Kalibration** misst den Anteil an Übereinstimmung zwischen der erwarteten und der aktuellen Anzahl von Verstorbenen über die gesamte Spannbreite der Wahrscheinlichkeiten zu sterben. Bei einem guten Score reicht es nicht aus, dass die Letalität mit zunehmender Wahrscheinlichkeit der Risikoeinschätzung steigt, es muss auch die erwartete Anzahl der Verstorbenen mit der beobachteten übereinstimmen. Mit anderen Worten, „good fit" muss augenfällig sein. Die Kalibration der Gruppe mit dem höchsten Sterberisiko ist für eine individuelle Prognose von besonderem Interesse. So ist die Kalibration des APACHE II besser als die des APACHE III und des MPM, obwohl das APACHE-II-System die aktuelle Letalität überschätzt [1]. Solche Nachteile stimmen nachdenklich, wenn man gezwungen ist, über eine Therapiebegrenzung oder einen Therapieabbruch nachzudenken.

Die ▶**Diskrimination** misst die Fähigkeit eines Scoring-Systems, zwischen Überlebenden und Verstorbenen zu unterscheiden, wobei Vorhersagen über die Letalität problematisch sind, da sie in Wahrscheinlichkeiten zwischen 0 und 1 angegeben werden, obwohl die aktuelle Alternative nur Tod oder Überleben ist. Mit der „Receiver Operating Characteristic"- (ROC-)Kurve kann die Diskrimination des Modells über eine weite Spannbreite von Entscheidungsgrenzwerten erhoben werden. Zur Erstellung der ▶**ROC-Kurve** wird die Sensitivität (oder richtig positive Rate) auf der y-Achse gegen die falsch positive Rate (=1-Spezifität) auf der x-Achse aufgetragen. Die Fläche unter der ROC-Kurve gibt die Wahrscheinlichkeit eines zufällig ausgewählten Verstorbenen an, dass er einen höheren prädiktiven Scorewert hat als ein zufällig ausgewählter Überlebender.

Ein Scoring-System benötigt eine gute Diskrimination, wenn es die später Versterbenden identifizieren soll, und eine gute Kalibration, wenn das Ziel ist, standardisierte

Die Verlässlichkeit der Datenerhebung kann anhand der Inter- und Intra-Untersucher-Variabilität eingeschätzt werden

▶ **Inter-Untersucher-Variabilität**
▶ **Intra-Untersucher-Variabilität**

Das untersuchte Patientenkollektiv muss gut mit dem Kollektiv, anhand dessen der Score entwickelt wurde, übereinstimmen

Validisierung: Bewertung und Überprüfung eines Scoring-Systems hinsichtlich seiner Fähigkeit, den Sachverhalt einzuschätzen, den es vorgibt einzuschätzen

▶ **Kalibration**

Die Kalibration und Diskrimination sind Parameter der Genauigkeit eines Scoring-Systems

▶ **Diskrimination**

▶ **ROC-Kurve**

Die wichtigsten Scores zur Bestimmung des Krankheitsschweregrads und zur Risikoeinschätzung

Score/Jahr der Publikation	Variablen	Score	Erhoben wann?	Definition der Variablen	Score validisiert
APACHE [18]/1981	34 physiologische Variablen, die 7 physiologische Systeme beschreiben Gesundheitszustand bei Aufnahme	0–4 A–D	Schlechtester Wert in den ersten 32 h nach Aufnahme	Konsensusverfahren auf der Basis einer Literaturrecherche	582 Aufnahmen auf die Intensivstation, hatten Punktwerte zwischen 0 und 50. Ab dem mittleren Range von 15–20 Punkten führt jeder weitere Punkt zu einer Letalitätssteigerung von 2%. Patienten mit >31 Punkten hatten eine Letalitätsprognose von über 70%
APACHE II [16]/1985	12 physiologische Variablen; Alterspunkte; Gesundheitszustand bei Aufnahme eingeschränkt und nichtoperative oder notfallchirurgische Indikation zur Verlegung auf die Intensivtherapiestation oder elektive Chirurgie; 50 diagnostische Kategorien	0–4 0–6 5 2 β-Koeffizient	Schlechtester Wert in den ersten 24 h nach Aufnahme	Konsensusverfahren auf der Basis des APACHE-Scores. Multiple logistische Regressionsanalyse	5.815 Patienten von 13 Krankenhäusern. Mit zunehmendem APACHE-II-Score steigt die Letalität. Patienten mit mehr als 35 Punkten haben eine 84%ige Letalitätsprognose Die Letalität ist abhängig von der Diagnose des Patienten
APACHE III [17]/1991	17 physiologische Variablen inklusive des Glasgow Coma Scores Alterspunkte Begleiterkrankung bei Aufnahme (nicht bei Patienten mit elektiver Chirurgie) 78 diagnostische Kategorien	0–48 0–24 0–23 β-Koeffizient	Schlechtester Wert in den ersten 24 h nach Aufnahme	Auswahl der Variablen auf der Basis des APACHE-II-Scores. Multiple logistische Regressionsanalyse	17.440 Patienten von 40 Krankenhäusern. Prognose des Patienten abhängig von der diagnostischen Kategorie, die einer Referenzdatenbank entnommen werden muss (kostenpflichtig)
SAPS [21]/1984	14 physiologische Variablen einschließlich Alter und Glasgow Coma Score	0–4	Schlechtester Wert in den ersten 24 h nach Aufnahme	Statistische Analyse der 34 physiologischen Variablen des APACHE-Scores	679 Patienten aus 8 Intensivtherapiestationen. Die Letalitätsraten für die gemessenen SAPS-Punktzahlen können einer Tabelle entnommen werden
SAPS II [20]/1993	12 physiologische Variablen Alter Art der Zuweisung auf die Intensivtherapiestation 3 Variablen zur Grunderkrankung der Patienten Von 37 gesammelten Variablen wurden 17 in den Score eingeschlossen	0–26 0–18 0–8 0–17	Schlechtester Wert in den ersten 24 h nach Aufnahme	Konsensusverfahren der Studienkoordinatoren Statistische Analyse der Variablen. Multiple logistische Regressionsanalyse	13.152 Patienten von 137 Intensivtherapiestationen (65% dienten als Entwicklungsdatensatz, 35% als Validisierungsdatensatz) Prognose unabhängig von der Diagnose des Patienten
MPM [24]/1985	7 Variablen bei Aufnahme auf die Intensivstation 7 Variablen 24 h nach Aufnahme	β-Koeffizienten	Wert bei Aufnahme und nach 24 h	Variablenselektion erfolgt mit rein statistischen Methoden. Multiple logistische Regressionsanalyse	755 Patienten, Prognose basiert nur auf objektiven Kriterien
MPM II [23]/1993	MPM_0 II enthält 15 Variablen MPM_{24} II enthält 13 Variablen Es ist nicht nötig, die Hauptdiagnose des Patienten anzugeben	β-Koeffizienten	Wert bei Aufnahme und nach 24 h	Variablenselektion erfolgt mit rein statistischen Methoden. Multiple logistische Regressionsanalyse	19.124 Patienten aus 139 Krankenhäusern, 12.610 Patienten für die Modellentwicklung, 6.514 Patienten für die Validisierung

Tabelle 2 (Fortsetzung)

Die wichtigsten Scores zur Bestimmung des Krankheitsschweregrads und zur Risikoeinschätzung					
Score/Jahr der Publikation	**Variablen**	**Score**	**Erhoben wann?**	**Definition der Variablen**	**Score validisiert**
MPM II [22]/1994	MPM$_{48}$ II und MPM$_{72}$ II enthalten dieselben Variablen und β-Koeffizienten wie der MPM$_{24}$ II, sie unterscheiden sich lediglich im konstanten Term der Regressionsgleichung	β-Koeffizienten	Wert nach 48 h und 72 h	Variablenselektion erfolgt mit rein statistischen Methoden. Multiple logistische Regressionsanalyse	6.290 Patienten
TISS [8]/1974	57 therapeutische Maßnahmen Berechnung eines Patientenpunkte-pro-Pflegekraft-Index möglich	1–4	Maximaler Wert der letzten 24 h	Konsensusverfahren von Ärzten und Pflegepersonal	Nicht berichtet
Überarbeiteter TISS [15]/1983	76 therapeutische Maßnahmen Berechnung eines Patientenpunkte-pro-Pflegekraft-Index möglich	1–4	Maximaler Wert der letzten 24 h	Konsensusverfahren von Ärzten und Pflegepersonal	100 Patienten
TISS-28 [29]/1996	28 therapeutische Maßnahmen	1–8	Maximaler Wert der letzten 24 h	Variablenreduktion des TISS-76 mit komplexen statistischen Methoden	Interne Validisierung anhand von 10.000 Patientendaten aus einer Datenbank, prospektive klinische Validisierung an 903 Patienten von 22 Intensivstationen

Letalitätsraten und andere Maße der Leistung des Systems, die auf Letalitätsvorhersagen basieren, zu erheben. Leider haben generelle „Outcome"-Scores eine gute Diskrimination aber eine schlechte Kalibration. Obwohl die prädiktiven Modelle eine gute Diskrimination für Patientengruppen aufweisen, können sie schlecht Vorhersagen für einen einzelnen Patienten machen [26]. Eine mögliche Erklärung ist die Heterogenität der Gruppe der kritisch kranken Patienten, die auf eine Intensivtherapiestation verlegt werden. Sie benötigt Modelle, die per definitionem wenig sensitiv für einzelne Patientengruppen sind. Zum Beispiel sind die in Amerika und Europa entwickelten Modelle weniger effektiv in Indien, wo es mehr Malariafälle gibt [28]. Unterschiede in der Verteilung von Diagnosen sind eine wichtige, aber schwierige Variable, die es zu quantifizieren gilt. Unterschiede in der Qualität der Therapie und Interaktionen höherer Ordnung können mit einfachen regressiven Modellen nicht erfasst werden. So konnte man feststellen, dass die Entlassung von der Intensivtherapiestation bei Nacht [11], der Umfang der medizinischen Versorgung vor Entlassung [30] und die Krankenhausaufnahme am Wochenende [2] einen Einfluss auf das Überleben haben. Diese Unterschiede beeinflussen die Krankenhausletalität, und wenn sie nicht in das Modell aufgenommen werden, ist die Leistungsfähigkeit des Modells eingeschränkt.

> Die prädiktiven Modelle weisen eine gute Diskrimination für Patientengruppen auf, können aber schlecht Vorhersagen für einen einzelnen Patienten machen

Ebenso muss eine Anpassung der Scores an den medizinischen Fortschritt erfolgen, sind doch die Koeffizienten in den Vorhersagegleichungen nun über eine Dekade alt. Während dieser Zeit konnten Veränderungen in der Verteilung der Diagnosen und Fortschritte in der Therapie festgestellt werden, die noch nicht in die Scores eingegangen sind.

> Die Koeffizienten der Vorhersagegleichungen sind über eine Dekade alt

Scores zur Bestimmung des Krankheitsschweregrads und zur Risikoeinschätzung

In ▸ **Tabelle 2** sind die Scores zur Bestimmung des Krankheitsschweregrads und zur Risikoeinschätzung aufgeführt.

Der APACHE-Score wurde in seiner ersten Version 1981 von Knaus et al. [18] publiziert und ist seitdem zu einem der am meisten verwendeten ▶ **Scoring-Systeme für den Krankheitsschweregrad** avanciert.

Urversion

Der APACHE-Score in seiner Urversion besteht aus 2 Teilen: einem physiologischen Score mit 34 möglichen Variablen, der den Schweregrad der akuten Erkrankung erfassen soll, und einer Evaluierung des allgemeinen Gesundheitszustandes vor der akuten Erkrankung. Der Score sollte idealerweise innerhalb der ersten 32 h nach Aufnahme erhoben werden. Für jede der 34 physiologischen Variablen wird nach Tabelle auf einer Skala zwischen 0 und 4 ein Wert vergeben, und die Summe dieser Werte macht den Gesamtscorewert aus. Je höher der Scorewert, desto schwerer die Erkrankung des Patienten. Der Gesundheitsstatus vor Erkrankung wird anamnestisch für die 6 zurückliegenden Monate erhoben und in 4 Kategorien A–D eingeteilt. So ist der komplette Wert für den APACHE-Score eine Punktzahl, kombiniert mit einer Kategorie A–D, also z. B. 33D oder 13A, welche eine unterschiedlich schwere Erkrankung repräsentieren. Der Score wurde anhand von 582 Patienten, die auf Intensivstationen behandelt wurden, erhoben. Mit steigenden Scorewerten stieg auch die Krankenhausletalität. Patienten mit >31 Punkten hatten eine 70%ige Wahrscheinlichkeit zu sterben. Der ursprüngliche APACHE-Score ist komplex und eine multizentrische Validisierung wurde nie durchgeführt.

APACHE-II-Score

In seiner überarbeiteten Version wurde daraufhin der APACHE-II-Score [16] im Jahre 1985 vorgestellt. Die Zahl der physiologischen Variablen wurde drastisch von 34 auf 12 reduziert. Parameter, die auf einer subjektiven klinischen Einschätzung beruhen, wurden eliminiert. Der kleinste Satz an Variablen, der sowohl die Erkrankungsschwere repräsentiert, als auch einer multivariaten Statistik standhält, war in diesem Fall 12. Es wird im Score der schlechteste Wert während der ersten 24 h auf der Intensivtherapiestation erfasst. Von erheblicher Bedeutung für den Scorewert ist es, dass unbedingt alle 12 Parameter erfasst werden müssen. Weil das Alter und schwere chronische Grunderkrankungen eine Beeinträchtigung der physiologischen Reserve darstellen, wurden diese in den APACHE-II-Score eingeschlossen. Die Bewertung der chronischen Gesundheitsevaluation in den Kategorien A–D wurde beibehalten. Eingang in den Score fanden auch die Parameter „elektive chirurgische Aufnahme" (2 Punkte) und „nichtoperative Aufnahme" oder „Aufnahme wegen einer chirurgischen Notfallindikation" (5 Punkte).

Der Maximalwert für den APACHE-II-Score ist 71, jedoch wurde noch nie ein Scorewert über 55 gefunden. Der APACHE-II-Score wurde anhand einer Datenbasis von 5.815 Patienten aus 13 Krankenhäusern in den USA validiert. Es konnte gezeigt werden, dass mit zunehmendem APACHE-II-Score die Letalität ansteigt. Das Risiko zu sterben variiert mit der Diagnose. Zum Beispiel hat ein Patient mit einem kongestiven Herzversagen mit einem APACHE-II-Score-Wert von 10–19 eine geringere Krankenhausletalität als ein Patient mit septischem Schock mit der gleichen Punktzahl.

Der APACHE-II-Score erlaubt die Prädiktion des Risikos zu sterben mittels der Formel:

$\ln(R/1{-}R) = A + B_i X_i$ (wobei R das Risiko zu sterben darstellt) <=>
$\ln(R/1{-}R) = -3{,}517 + (\text{APACHE-II-Score} \times 0{,}146) + (0{,}603,$ nur bei Notfall-Chirurgie)
$+ (\text{Gewicht der diagnostischen Kategorie}).$

Ein Beispiel: Ein Patient wird mit einem nichtkardiogenen pulmonalen Ödem eingewiesen und hat 15 APACHE-II-Punkte. Er hat folgendes geschätztes Risiko:

$\ln(R/1{-}R) = -3{,}517 + 15 \times 0{,}146 + 0 \times 0{,}603 - 0{,}251 = -1{,}578 \Leftrightarrow (R/1{-}R) = 0{,}206 \Leftrightarrow R = 0{,}17$ oder 17%.

▶ **Scoring-System für den Krankheitsschweregrad**

Die Zahl der physiologischen Variablen wurde von 34 auf 12 reduziert

Der APACHE II mit 12 Variablen hat mit 0,863 vs. 0,851 eine bessere erklärende Güte (Power, Fläche unter der ROC-Kurve) als der APACHE-Score mit 34 Variablen. Der APACHE-II-Score soll möglichst frühzeitig nach Aufnahme auf die Station erhoben werden, um ihn unabhängig von Therapiemaßnahmen zu machen.

APACHE-III-Score

Im Jahr 1991 schließlich stellten Knaus et al. [17] den APACHE-III-Score vor. Der APACHE-III-Score wurde entwickelt, um die Mängel des APACHE-II-Scores anzugehen. Zum einen basiert das APACHE-II-System auf Daten, die noch aus den Jahren 1979–1982 stammen. Man geht davon aus, dass diese Daten nicht mehr repräsentativ für die moderne Intensivmedizin sind. Weiterhin sind in der Datenbasis des APACHE-II-Scores chirurgische und Traumapatienten unterrepräsentiert, ein Mangel, der im APACHE-III-Score ausgeräumt wurde. Ebenfalls werden heute Patienten anders selektiert, wenn es um die Verlegung auf eine Intensivtherapiestation geht. Die 50 diagnostischen Kategorien des APACHE-II-Scores repräsentieren nicht ausreichend die Vielzahl der Bedingungen, die heutzutage zu einer Aufnahme auf die Intensivtherapiestation führen. Zusammengefasst kann man also sagen, der APACHE-II-Score ist veraltet.

Der APACHE-III-Score wurde mit objektiven statistischen Methoden an einer erweiterten, aktuellen Datenbasis entwickelt (17.440 Patienten aus 40 US-amerikanischen Krankenhäusern), die Selektion und Gewichtung der physiologischen Parameter wurde reevaluiert. Es wurden Variablen ergänzt, welche die Patientenselektion für die Aufnahme auf die Intensivtherapiestation erfassen und die Behandlungszeit vor einem Intensivtherapiestationsaufenthalt erheben. Die Anzahl der Diagnosen, die zum Intensivtherapiestationsaufenthalt führten, wurde auf 78 erweitert. Des Weiteren wurden 20 physiologische Variablen ausgewählt, von denen 17 später in den Score eingehen, welche die Schwere der Erkrankung angeben. Der APACHE-III-Score wurde validiert, seit seiner Publikation 1991 aktualisiert und in regelmäßigen Abständen revalidiert. Aus diesen Gründen ist der APACHE III weitaus akkurater als der APACHE II, wenn es darum geht, für eine Gruppe von Patienten eine Wahrscheinlichkeit zu sterben vorherzusagen. Der APACHE III hat mit 0,88 eine bessere erklärende Güte (Power, Fläche unter der ROC-Kurve) als der APACHE-II-Score.

Wie wird der APACHE-III-Score berechnet?

1. Zunächst wird der Patient einer der 78 Krankheitskategorien zugeordnet.
2. Wurde der Patient von einer nichtoperativen oder operative Station verlegt? War es ein Notfall?
3. Jetzt erfolgt eine Berechnung des APACHE-III-Score-Wertes für die 17 physiologischen Parameter. In den APACHE III gehen die jeweils schlechtesten Werte während der ersten 24 h auf der Intensivtherapiestation ein. Nun werden zusätzlich die Punkte für das Alter und die Begleiterkrankungen vergeben. Fehlende Parameter erhalten 0 Punkte. Ist ein Patient sediert oder relaxiert und kann der „Glasgow Coma Score" nicht erhoben werden, wird dieser als normal angesehen. Der Wert resultiert aus der Addition der drei Gruppen von Variablen (physiologische Parameter, Alter, chronische Gesundheitsevaluation) und ergibt eine Zahl zwischen 0 und 299.
4. Der APACHE III besteht aus 2 Optionen: zum einen aus dem Scorewert und zum Zweiten aus einer Reihe von prädiktiven Gleichungen, die mit einer Referenzdatenbank verbunden sind. Über diese Referenzdatenbank können Aussagen über das Risiko zu sterben auch für einzelne Patienten gemacht werden.

Für die Berechnung des Risikos der Krankenhaussterblichkeit benötigt man die ▶ **Regressionskoeffizienten** für die Krankheitskategorie und Informationen darüber, wo die Behandlung vor Überweisung auf die Intensivtherapiestation stattfand. Die Regressionskoeffizienten zur Berechnung können von den Autoren entgeldlich angefordert werden. Die Anschaffung des kompletten APACHE-III-Systems gilt allerdings als relativ kostenintensiv.

Der APACHE II mit 12 Variablen hat eine bessere erklärende Güte als der APACHE-Score mit 34 Variablen. Der APACHE-II-Score soll frühzeitig nach Aufnahme auf die Station erhoben werden, um ihn unabhängig von Therapiemaßnahmen zu machen

Der APACHE-III-Score wurde validiert, seit seiner Publikation 1991 aktualisiert und in regelmäßigen Abständen revalidiert

▶ Regressionskoeffizienten

Der SAPS („Simplified Acute Physiology Score")

Urversion

Im Jahre 1984 publizierten Le Gall et al. [21] die Urversion des „Simplified Acute Physiology Score", SAPS, für die ▶ **Schweregradklassifikation von Intensivtherapiepatienten**. Der SAPS wird berechnet auf der Basis von 14 Variablen (einschließlich des Alters), die innerhalb der ersten 24 h des Aufenthaltes auf der Intensivtherapiestation erhoben werden. Werden Mehrfachmessungen vorgenommen, wird jeweils der schlechteste Wert verwendet. Alle Variablen werden mit Punkten in einer Spannbreite von 0–4 belegt. Ein fester Wert von 3 Punkten wird vergeben, wenn die Patienten maschinell beatmet sind. Der SAPS wurde in einem Kollektiv von 679 Patienten von 8 französischen Intensivtherapiestationen getestet. Es ergab sich eine gute Korrelation zwischen der Sterblichkeit auf der Intensivtherapiestation und den SAPS-Punktwerten. Der SAPS kann wegen der reduzierten Anzahl der Variablen gegenüber dem APACHE-Score sehr schnell erhoben werden und hat trotzdem eine ähnliche Güte wie der APACHE-Score (identische ROC-Kurve).

SAPS II

Eine neue Version des SAPS wurde als SAPS II 1993 von Le Gall et al. [20] vorgestellt. Der neue Score sollte für eine große Stichprobe von Intensivtherapiepatienten validiert werden, und eine ▶ **Risikoevaluation für die Krankenhaussterblichkeit** sollte vorgelegt werden. Wurden die Variablen des SAPS noch von einer Expertenkommission ermittelt, werden beim SAPS II statistische Verfahren zur Selektion und Gewichtung der Variablen angewendet. Ebenso wird das Risiko zu sterben mittels einer ▶ **multiplen logistischen Regressionsanalyse** ermittelt. Die Datenbank zur Entwicklung des Scores umfasste 13.152 Patienten von 137 Intensivtherapiestationen aus 12 Ländern. Fünfundsechzig Prozent der Datenbank wurde zur Entwicklung des Scores verwendet, die verbleibenden 35% zur Validierung. Es wurden 37 Variablen erhoben, 17 davon gingen letztendlich in den Score ein, davon sind 12 physiologische Variablen, Alter, Typ der Überweisung auf die Intensivtherapiestation (geplant chirurgisch, ungeplant chirurgisch, medizinisch) und 3 Variablen, die Angaben zur Grunderkrankung erfassen (Aids, metastasierender Tumor, hämatologische Malignität). Die Punktzahl für die Variablen variiert von 0–3 (Temperatur) bis 0–26 (▶ **Glasgow Coma Scale**). Es ist keine arterielle Blutgasanalyse notwendig, wenn die Patienten nicht maschinell beatmet werden. Die Glasgow Coma Scale wird für sedierte Patienten erhoben, indem man den Wert vor Beginn einer Sedierung zuordnet.

Die Kalkulation der Wahrscheinlichkeit der Krankenhausmortalität erfolgt nach der Formel:

$$\text{logit} = \beta_0 + \beta_1(\text{SAPSII - Score}) + \beta_2\,[\ln(\text{SAPSII - Score} + 1)\,]$$
$$= -7{,}7631 + 0{,}0737(\text{SAPSII - Score}) + 0{,}9971[\ln(\text{SAPS II - Score} + 1)\,]$$

Dieses Logit kann in eine Wahrscheinlichkeit im Krankenhaus zu sterben umgerechnet werden:

$$P(y = 1\,/\,\text{logit}) = e^{\text{logit}}\,/\,1 + e^{\text{logit}}$$

wobei P die Wahrscheinlichkeit und e die mathematische Konstante 2,7182818 angibt. Die statistische Güte, repräsentiert durch die Fläche unter der ROC-Kurve, liegt bei 0,88 im Datensatz zur Scoreentwicklung und 0,86 im Validierungsdatensatz. Dies sind sehr gute Werte für die Diskrimination des Scores. Der SAPS II stellt eine signifikante Verbesserung gegenüber dem SAPS dar.

Der MPM („Mortality Probability Models")

Urversion

Der MPM in seiner ursprünglichen Form aus dem Jahre 1985 [24] wurde primär entwickelt um die Krankenhaussterblichkeit einer Patientengruppe einzuschätzen. Der MPM basiert auf einer multiplen logistischen Regressionsanalyse an 755 Patienten. Der Unterschied zu den anderen, zeitgleich entwickelten Modellen APACHE und SAPS ist, dass der MPM die Variablen von Anfang an mit statistischen Methoden selektiert und auf eine Expertenkommission verzichtet. Das Ergebnis des MPM wird als Wahrscheinlichkeit, nicht als Scorewert geliefert. Für die praktische Anwendung gibt es ▶**zwei MPM-Modelle**, eines basiert auf Daten, die bei Aufnahme auf die Intensivtherapiestation erhoben werden, das zweite erfasst die Werte nach 24 h Intensivtherapie. Beide Modelle bestehen aus je nur 7 Variablen, und die Vorhersage einer Krankenhaussterblichkeit kann mit folgender Formel errechnet werden:

$$P(y=1/X_1, X_2,\ldots,X_k)=e^{(\beta_0+\beta_1X_1+\beta_2X_2+\ldots+\beta_kX_k)}/1+e^{(\beta_0+\beta_1X_1+\beta_2X_2+\ldots+\beta_kX_k)}$$

Eine Beispielrechnung findet sich auf Seite 523 in [24]. Der Grad einer möglichen Bewusstseinstrübung eines Patienten hat in beiden Zeit-Modellen des MPM einen großen prädiktiven Einfluss auf das „Outcome".

MPM II

Im Jahre 1993 legten Lemeshow et al. [23] die gründlich überarbeitete Version des MPM, den sog. MPM II, vor. Die Daten für die Überarbeitung des MPM wurden auf 6 Intensivtherapiestationen in 4 Lehrkrankenhäusern und in 137 Intensivtherapiestationen aus 12 Ländern erhoben. Eine Gruppe von 12.610 Patienten diente zur Modellentwicklung und 6.514 Patienten zur Validierung des Scores. Das überarbeitete Modell soll mit einem Mindestmaß an Variablen akkurat die Letalität einer Patientengruppe vorhersagen. In das Modell sollen nur klar definierte und verlässliche Begriffe eingehen und nicht so unspezifische Angaben wie „Hauptdiagnose, die zur Aufnahme auf die Intensivtherapiestation führt". Variablen, die nicht in der Routineversorgung der Patienten erhoben werden, sollen möglichst nicht in den Score aufgenommen werden.

Der ▶MPM_0 II, der direkt bei Aufnahme auf die Intensivtherapiestation erhoben wird, besteht aus 15 Variablen. Jede dieser Variablen war statistisch signifikant assoziiert mit der Krankenhaussterblichkeit. Koma oder tiefer Stupor und akutes Nierenversagen stellen die Variablen mit dem größten Einfluss auf die Krankenhausletalität dar. Jede der Variablen hat ein relatives Risiko (Odds Ratio) von 4,4, was bedeutet, dass ein Patient, der eine dieser Bedingungen aufweist, ein 4,4fach höheres Letalitätsrisiko hat als ein Patient ohne diese Konditionen. Die Berechnung des MPM_0 II ist einfach. Man berechnet das Logit $g(x)=\beta_0+\beta_1x_1+\beta_2x_2+\ldots+\beta_kx_k$ und transferiert das Logit in eine Wahrscheinlichkeit im Krankenhaus zu sterben:

$$P(Krankenhaussterblichkeit)=e^{g(x)}/[1+e^{g(x)}]$$

Ein Berechnungsbeispiel für den MPM_0 II findet sich in [23] auf Seite 2482. Die Diskrimination oder Güte der Anpassung, gemessen als Fläche unter der ROC-Kurve liegt bei 0,837 für den MPM_0 II. Die Kalibration des Scores ist ebenfalls ausgezeichnet.

Das ▶MPM_{24} II-Modell wurde entwickelt, um Patienten einzuschätzen, die länger als 24 h auf der Intensivtherapiestation verbleiben. Die Gruppe der Patienten, die für mindestens 24 h auf der Intensivtherapiestation verbleibt, unterscheidet sich erheblich von den Patientengruppen, die vorher versterben oder vor Ablauf der 24 h von der Intensivtherapiestation entlassen werden. Zum Beispiel liegt die Krankenhaussterblichkeit von Patienten, die vor Ablauf von 24 h lebend von der Intensivtherapiestation entlassen werden, mit nur 3% erheblich niedriger als die Sterblichkeit von 21,8% bei den Patienten, die noch auf der Intensivtherapiestation verbleiben müssen. Der MPM_{24} II wurde an einer Datenbasis von 10.357 Patienten entwickelt, die Methode war im Wesentlichen die gleiche wie für den MPM_0 II-Score. Der MPM_{24} II enthält 5 Variablen aus dem MPM_0 II und 8 Variablen, die 24 h nach Aufnahme auf die Intensivtherapiestation erhoben werden müssen. Wie beim MPM_0 II waren Koma oder tiefer Stupor an der 24-h-Grenze hochgradig prädiktiv für die Krankenhaussterblichkeit. Patienten, die komatös oder stupurös waren, hatten eine 5,4fach erhöhte Wahrscheinlichkeit, im Krankenhaus zu sterben.

Der MPM selektiert die Variablen von Anfang an mit statistischen Methoden

▶ **2 MPM-Modelle**

Der Grad einer möglichen Bewusstseinstrübung hat in beiden Zeit-Modellen des MPM einen großen prädiktiven Einfluss auf das „Outcome"

▶ MPM_0 II

Koma oder tiefer Stupor und akutes Nierenversagen stellen die Variablen mit dem größten Einfluss auf die Krankenhausletalität dar

▶ MPM_{24} II

Koma oder tiefer Stupor an der 24-h-Grenze sind hochgradig prädiktiv für die Krankenhaussterblichkeit

Der MPM$_0$ II ist der einzige Score, in den keine Behandlungsentscheidungen eingehen

Der MPM wurde zur Qualitätssicherung auf Intensivtherapiestationen entwickelt

▶ **MPM$_{48}$ II**
▶ **MPM$_{72}$ II**

Der MPM-II-Score ist der einzige der generellen Scoring-Systeme, der für das sequenzielle Testen nach 24, 48 und 72 validiert ist

Die Schwere der Erkrankung wird an dem therapeutischen Aufwand gemessen

Die ROC-Kurvenanalyse zeigt an, dass der MPM$_{24}$ II gut zwischen Patienten, die überleben und denen, die sterben, diskriminiert (ROC-Wert 0,844). Ebenso finden sich gute Werte für die Kalibration des Tests.

Beide MPM II-Scores enthalten nur relativ wenige Variablen, was die Scores einfach in der Anwendung macht und Fehlerquellen weitgehend ausschließt. Alle Variablen sind klar und objektiv definiert, und die meisten werden bei der Routineversorgung eines Patienten automatisch erhoben. Fehlen Werte, so wird der Normalwert angenommen.

Der MPM$_0$ II ist der einzige Score, in den keine Behandlungsentscheidungen eingehen, da der Patient gleich bei Aufnahme auf die Intensivtherapiestation evaluiert wird. Ist ein Patient erst einmal 24 h auf der Intensivtherapiestation, kann ein Therapieeffekt nicht mehr ausgeschlossen werden. MPM$_0$ II und MPM$_{24}$ II enthalten einige Diagnosen als Variablen, weil diese Bedingungen einen Einfluss auf die Krankenhaussterblichkeit haben, jedoch müssen die Anwender sich nicht für eine Hauptdiagnose für den Patienten entscheiden, um das Modell anzuwenden. Ein Modell für jede mögliche Hauptdiagnose zu entwickeln würde bedeuten, dass die Modelle auf einer sehr geringen Anzahl von Patienten basieren und die Validierungsgruppe nochmals kleiner ist.

Es bleibt zu beweisen, ob solch ein individueller Score einem allgemeineren Score, wie dem MPM II überlegen ist. Der MPM wurde zur Qualitätssicherung auf Intensivtherapiestationen entwickelt, und es ist nicht angesagt, diesen Score einfach für Untergruppen von Patienten mit spezifischen Diagnosen zu verwenden. Ebenso sind Individualprognosen höchst bedenklich, dies gilt besonders, wenn einem Patienten aufgrund der berechneten Wahrscheinlichkeit zu sterben die Aufnahme auf die Intensivtherapiestation verweigert werden soll. Alle Scores, der APACHE, der SAPS und der MPM, basieren auf Datenbanken von Patienten, die tatsächlich eine Intensivtherapie erhalten haben. Die berechneten Wahrscheinlichkeiten sind damit Schätzungen der Wahrscheinlichkeit eines Patienten, im Krankenhaus trotz Intensivtherapie zu versterben.

Der ▶**MPM$_{48}$ II** und ▶**MPM$_{72}$ II** wurden 1994 ergänzt [22]. Es handelt sich dabei um Modelle, die nach 48- bzw. 72-stündigem Intensivstationsaufenthalt eine Prognose der Krankenhausletalität ermöglichen. Für die Entwicklung des Scores wurden 2 Datenbanken kombiniert. Der Score wurde entwickelt anhand von Daten von 6 Intensivtherapiestationen aus den USA, die bei Aufnahme auf die Intensivstation und nach 24, 48 sowie 72 h erhoben wurden. Die Modellentwicklung und Validierung erfolgte an einem Datensatz von insgesamt 6.290 Patienten. Von diesen Patienten waren nach 48 h noch 3.023, nach 72 h noch 2.233 Patienten auf der Intensivstation. Diese Patientengruppen wurden in einen Datensatz zur Entwicklung des Scores und einen Datensatz zur Validierung des Scores aufgeteilt. Wendet man den MPM$_{24}$ II-Score nach 48 h auf die Patienten an, so zeigte sich, dass dieses Modell ungeeignet zur Prognose ist. Eine Adaptation wurde erst erreicht, nachdem die konstante Variable β_0 an das neue Modell angepasst wurde. Es wurden also für die Prognose nach 48 und 72 h die gleichen demografischen und physiologischen Variablen wie für den MPM$_{24}$ II-Score verwendet, lediglich die konstante Variable variiert. Die β_0-Variable für den MPM$_{24}$ II-Score beträgt -5,64592, für den MPM$_{48}$ II -5,39153 und für den MPM$_{72}$ II -5,23840. Die Berechnung des Scorewertes für den MPM$_{48}$ II und MPM$_{72}$ II ist die gleiche wie beim MPM$_{24}$ II nur mit jeweils anderem β_0. Verbessert sich ein Patient über die folgenden 48 und 72 h nicht in seinen durch den Score erfassten Parametern, fällt die Wahrscheinlichkeit zu Überleben kontinuierlich ab. Der MPM-II-Score ist also der einzige der generellen Scoring-Systeme, der für das sequenzielle Testen nach 24, 48 und 72 validiert ist.

Der TISS („Therapeutic Intervention Scoring System")

Urversion

Der TISS-Score [8] bietet einen grundsätzlich anderen Ansatz als die bisher vorgestellten Scoring-Systeme. Die Schwere der Erkrankung wird an dem therapeutischen Aufwand gemessen, der einem einzelnen Patienten zukommt. Dem Score liegt die Annahme zugrunde, dass mit zunehmendem Schweregrad der Erkrankung der therapeutische Aufwand zunimmt. Die verschiedenen therapeutischen Optionen, 57 an der Zahl, die in den Score eingehen, werden mit Punkten von 1–4 belegt. Der Score wird innerhalb der ersten 24 h nach der Aufnahme auf die entsprechende Station erhoben und die Punktzahlen aller Interventionen werden summiert. Der Score ist nicht auf Intensivtherapiestationen beschränkt, die Urversion wurde auf 7 Intensivtherapiestationen und 5 Allgemeinstationen erhoben. Zusätzlich zu dem TISS-Wert wird die Ausstattung der Station mit Krankenpflegepersonal ausgewertet. Multipliziert man die Anzahl der Patientenpunkte mit der „Patienten-pro-Pflegepersonal-Rate", resultiert ein neuer Index, der ▶**„Patientenpunkte-pro-Pflegepersonal-Index"**. Die Autoren glauben, dass dieser Index neue Einsichten in die Abläufe der Pflege verschafft und Bereiche mit hohem psychologischem Stress, mit vielen Entscheidungen und mit der Notwendigkeit für Kriseninterventionen identifiziert. Der Patientenpunkte-pro-Pflegekraft-Index konnte zeigen, dass die Bereiche mit hohem Index den höchsten Grad an wechselnden Pflegekräften hat, während niedrige Indizes auf Konstanz im Pflegepersonal hinweisen. Der originale TISS wurde nicht statistisch evaluiert. Es wurde lediglich eine Übereinstimmung der Scorewerte mit der damals üblichen Einteilung der Patienten in 4 Behandlungsgruppen gefunden (Gruppe I: Patienten, die nach einem chirurgischen Eingriff keiner intensivmedizinischen Therapie bedürfen – 5 TISS-Punkte, Gruppe II: physiologisch stabile Patienten, die eine Überwachung benötigen – 11 TISS-Punkte, Gruppe III: physiologisch stabile Patienten, die eine Intensivtherapie benötigen – 23 TISS-Punkte und Gruppe IV: physiologisch instabile Patienten, die eine Intensivtherapie benötigen – 43 TISS-Punkte). Die Autoren konnten zeigen, dass mit zunehmendem TISS-Wert die Kosten der Therapie ansteigen. Sie ermittelten Kosten von 10 US\$ pro TISS-Punkt (Berechnungsgleichung: US\$=10×TISS+54). Die Anwendung des TISS setzt nicht zuletzt voraus, dass die (Intensiv-)Therapie einem klinischen Standard angepasst sein soll und der Schwere der Erkrankung des Patienten angemessen sein muss. Besonders bei unerfahrenen Ärzten oder bei Institutionen, die nicht das volle Spektrum der Therapieoptionen zur Verfügung haben, ist mit Einschränkungen der Aussagefähigkeit des TISS zu rechnen. Der größte Nutzen des TISS ist zweifellos der Vergleich von Therapien zwischen 2 Institutionen und somit kann der Score zur Qualitätssicherung eingesetzt werden.

TISS-76

Der TISS wurde weltweit zur Bestimmung des Krankheitsschweregrades, zur Erhebung des Pflegepersonal-Patient-Quotienten und zur Abschätzung von benötigten Intensivpflegebetten genutzt, bevor 1983 eine Aktualisierung erschien [15]. Die Autoren unterzogen den bisher verwendeten TISS einer gründlichen Revision, sie fügten Kriterien hinzu und löschten andere, um der Entwicklung der Intensivmedizin in fast 10 Jahren Tribut zu zollen. Der überarbeitete TISS besteht aus nun ▶**76 Variablen**. Wichtig ist es, die Daten um dieselbe Zeit eines jeden Tages zu erheben. Die TISS-Interventionen werden dann gewertet, wenn sie in den letzten 24 h angewendet wurden. Wird der Patient von der Intensivtherapiestation entlassen, empfiehlt sich die Erhebung eines Entlassungsscores, der die letzten 8 h vor Entlassung reflektiert. Der TISS-Wert sollte fallen, sobald sich der Patient von der Erkrankung erholt. Erhält ein Patient innerhalb der 24 h mehrere Interventionen einer Kategorie (z. B. maschinelle Ventilation, IMV, CPAP), so wird nur die mit der höchsten Punktzahl bedachte Maßnahme gewertet. Der TISS kann zur Evaluation der Qualität der Intensivmedizin verwendet werden, indem unter anderem die Gesamtzahl aller TISS-Punkte der behandelten Patienten auf der Station ermittelt wird.

TISS-28

Im Jahre 1996 wurde eine vereinfachte Version des TISS, der TISS-28, mit nur 28 Variablen vorgestellt [29]. Der TISS-28 wurde entwickelt auf der Basis einer Datenbank von 10.000 Aufzeichnungen des TISS-76. Die Autoren konnten mit Hilfe eines komplexen statistischen Verfahrens die Anzahl der Variablen von 76 auf 28 reduzieren. Daten von 22 holländischen Intensivstationen dienten zur Validierung des reduzierten Scores. Wäh-

Score/Jahr der Publikation	Variablen	Score	Erhoben wann?	Definition der Variablen	Score validisiert
	Die wichtigsten Organdysfunktionsscores und organspezifischen Scoring-Systeme				
SOFA [34]/1998	6 Organsysteme: respiratorisches System, Koagulation, Leber, kardiovaskuläres System, Glasgow Coma Score, Niere	0–4	Schlechtester Wert innerhalb von 24-h-Intervallen	Konsensusverfahren	1.449 Patienten von 40 Intensivstationen; Das Risiko zu sterben steigt, wenn ein kardiovaskuläres, ein neurologisches oder ein Nierenversagen vorliegt Hohe SOFA-Score-Werte sind verbunden mit einer höheren Letalität
MODS [25]/1995	Organsysteme: respiratorisches System, Niere, Leber, kardiovaskuläres System, hämatologisches System, Glasgow Coma Score	0–4	Bei Aufnahme auf die Intensivstation oder über den gesamten Intensivaufenthalt	Auf der Basis einer Literaturrecherche wurden geeignete Variablen ermittelt	692 Patienten von einer Intensivstation, die Hälfte der Patienten diente der Scoreentwicklung, die 2. Hälfte der Scorevalidierung; die ICU-Letalität steigt mit der Zahl der Scorepunkte an; die Letalität steigt mit der Anzahl der versagenden Organsysteme
LOD [19]/1996	12 Variablen für 6 Organsysteme: Glasgow Coma Score, kardiovaskuläres System, Niere, pulmonales System, hämatologisches System, Leber	0–5	Schlechtester Wert während der ersten 24 h auf der Intensivstation	Variablenselektion mit rein statistischen Methoden; multiple logistische Regressionsanalyse	14.745 Patienten von 137 Intensivstationen; 80% der Patientendaten dienten als Entwicklungsdatensatz, 20% als Validierungsdatensatz; mit steigendem LOD-Score steigt die Wahrscheinlichkeit, im Krankenhaus zu sterben
LIS [27]/1988	4 Komponenten werden beurteilt: Thoraxröntgenbild, Hypoxämie, PEEP, Compliance des respiratorischen Systems	0–4	Beurteilung zu verschiedenen Zeitpunkten des Intensivaufenthalts	Literaturrecherche bisheriger ARDS-Definitionen; von der Autorengruppe vorgeschlagene Variablen	Nicht berichtet
GCS [31]/1974	Augenöffnung, verbale Antwort und motorische Antwort werden anhand einer Tabelle erhoben	3–15	Stündlich oder tageweise	Von der Autorengruppe vorgeschlagene Variablen	Der GCS hat Eingang in die „großen" Scores wie den APACHE- und den SAPS-Score gefunden, und es konnte gezeigt werden, dass niedrigere GCS-Werte mit einem eindeutig schlechteren „Outcome" des Patienten verbunden sind

rend einer 4-wöchigen Zeitspanne wurden sowohl TISS-76 als auch TISS-28 in dem Patientenkollektiv 1-mal am Tag erhoben. Bei Insgesamt 1.820 Patienten konnte sowohl der TISS-28 als auch der TISS-76 erhoben werden. Die Korrelation zwischen TISS-28 und TISS-76 war mit einem r^2 von 0,86 hoch, d. h., der TISS-28 kann 86% der Variation des TISS-76 erklären. Das bedeutet, dass der TISS-28 und der TISS-76 nahezu identisch sind.

Der TISS-28-Score ist ein Maß für den pflegerischen Aufwand

Der TISS-28-Score ist gleichzeitig ein Maß für den pflegerischen Aufwand. Anhand einer einwöchigen Stichprobe („work sampling") wurden die TISS-Punkte pro Patient und Krankenpflegepersonal je 8-h-Schicht festgestellt. Das „work sampling" bestand aus 10.079 Registrierungen von pflegerischen Aktivitäten, von denen 5.530 mit den TISS-

28-Erhebungen erfasst werden konnten. Eine repräsentative Pflegekraft leistet eine Arbeitslast von 46 TISS-28-Punkten pro Schicht. Je mehr TISS-Punkte die Patienten hatten, desto längere Zeit sind die Pflegekräfte mit den unterschiedlichen pflegerischen Aktivitäten befasst. Der größte Anfall von Arbeit liegt in den Abendstunden und nicht etwa während des Tages oder nachts.

Organdysfunktionsscores

Die zugrunde liegende Idee von Organdysfunktionsscores (◼ Tabelle 3) ist, dass das Vorhandensein und das Ausmaß einer Organdysfunktion das „Outcome" beeinflusst. Spezielle Organdysfunktionsscores geben detailliertere Informationen über die physiologischen Veränderungen, als dies ein „allgemeiner" Schweregradscore kann. Organdysfunktionsscores quantifizieren die physiologischen Veränderungen des kardiovaskulären, des pulmonalen, des renalen, des hepatischen, des hämatologischen und des zentralen Nervensystems.

Die folgenden Organdysfunktionsscores wurden bisher entwickelt: der SOFA-Score („Sequential Organ Failure Assessment") [34], der MODS („Multiple Organ Dysfunction Score") [25] und das LOD- („Logistic Organ Dysfunction"-)System [19]. Alle diese Scores, der MODS, das LOD-System und der SOFA-Score berechnen einen Gesamtwert. Das LOD-System erfasst die Organdysfunktion mit dem schlechtesten Wert an Tag 1 des Aufenthaltes auf der Intensivtherapiestation, während MODS den schlechtesten Wert während der gesamten Zeit des Aufenthaltes auf der Intensivtherapiestation festhält. Der SOFA-Score wird jeden Tag berechnet.

Im Interesse der Vorhersage eines bestimmten „Outcome" berechnen der MODS, SOFA-Score und das LOD-System eine Statistik, die mit der Letalität korreliert. Die Entwicklung eines Organdysfunktionsscores entspricht derjenigen eines Schweregradscores. Dementsprechend haben die Organdysfunktionsscores die gleichen Limitierungen, wie die Schweregradscores. Ein potenzieller Vorteil der Organdysfunktionsscores ist ihre sequenzielle Erhebung über mehrere Tage. Multiple Organdysfunktionen entwickeln sich über einen gewissen Zeitraum, und ihre Entwicklung und Persistenz ist verbunden mit einer schlechten Überlebensrate. Der SOFA-Score ist der einzige Score, der spezifisch für sequenzielles Testen entwickelt wurde, obwohl das LOD-System in ähnlicher Weise verwendet wurde [14]. Bisher wurde jedoch die prädiktive Kraft nicht für alle Organdysfunktionsscores formal geprüft. Es ist daher zweifelhaft, ob diese Scores eine verlässliche Individualprognose im Hinblick auf das Überleben eines Multiorgandysfunktionssyndroms machen können. Ein Vorteil des sequenziellen Testens ist, dass in wiederholte Erhebungen das Ansprechen des Patienten auf therapeutische Maßnahmen eingeht. Reagiert ein Patient nicht auf therapeutische Maßnahmen, kann das entscheidend für den Entzug der maximalen Intensivtherapie werden.

Der SOFA-Score („Sequential Organ Failure Assessment")

Die übliche „Outcome"-Variable von klinischen Studien ist bisher immer die Letalität eines Patientenkollektivs gewesen, obwohl es für viele Therapieoptionen schwer ist, deren Einfluss auf die Sterblichkeit nachzuweisen. Betrachtet man zunächst aber nur die Organsysteme, so können in vielen Fällen günstige Effekte einer Therapie auf einzelne Organsysteme gezeigt werden. Des Weiteren können Organdysfunktionen den Aufenthalt auf der Intensivtherapiestation erheblich in die Länge ziehen und damit Kosten verursachen. Nicht zuletzt kann ein Score, der einzelne Organdysfunktionen erfasst, dabei helfen, die Krankheitsprozesse, die zur Organdysfunktion führen, besser zu verstehen. Die allgemeinen Scoring-Systeme belegen die Organdysfunktionen meist nur mit einer dichotomen Variable (Organdysfunktion vorhanden, nicht vorhanden), welche die Abstufungen und Schweregrade der Organdysfunktionen ignoriert. Des Weiteren handelt es sich bei einer Organdysfunktion um einen zeitlichen Entwicklungsprozess, dieser sollte in einem Score Berücksichtigung finden. Nicht zuletzt sollte die Beschreibung einer Organdysfunktion auf einfachen, spezifischen Variablen basieren, die rou-

Das Ausmaß einer Organdysfunktion beeinflusst das „Outcome"

MODS, SOFA-Score und das LOD-System berechnen eine Statistik, die mit der Letalität korreliert

Der SOFA-Score ist der einzige Score, der spezifisch für sequenzielles Testen entwickelt wurde

Ein Vorteil des sequenziellen Testens ist, dass in wiederholte Erhebungen das Ansprechen des Patienten auf therapeutische Maßnahmen eingeht

Ein Score, der einzelne Organdysfunktionen erfasst, kann dabei helfen, die Krankheitsprozesse, die zur Organdysfunktion führen, besser zu verstehen

tinemäßig bei der Therapie eines Patienten erhoben werden. Idealerweise stehen dazu einfache, unabhängige Labordaten zur Verfügung. Weil Therapieoptionen in verschiedenen Krankenhäusern uneinheitlich gehandhabt werden, sollten diese keinen Niederschlag in dem Score finden. Diese Grundvoraussetzungen im Gedächtnis entwickelte eine Gruppe von Intensivmedizinern im Konsensverfahren den SOFA-Score [34]. Der Score ist zusammengesetzt aus 6 Organsystemen (respiratorisches System, Gerinnungssystem, Leber, kardiovaskuläres System, zentrales Nervensystem und Niere), denen Punktzahlen von 0–4 je nach dem Ausmaß der Dysfunktion zugeordnet werden. Der Score wurde entwickelt anhand der Daten von 1.449 kritisch kranken Patienten auf 40 Intensivtherapiestationen. Die Daten für den Score werden für jeweils 24 h gesammelt, und der jeweils schlechteste Wert in dieser Zeitspanne geht in den Score ein. Bei Aufnahme auf die Intensivtherapiestation hatte die Mehrzahl der Patienten einen niedrigen SOFA-Score. Die später Verstorbenen hatten im Mittel höhere Scorewerte (d. h. ausgeprägtere Organdysfunktionen) als die Überlebenden, während der Zeitverlauf der Scorewerte bei Überlebenden und Verstorbenen weitgehend parallel verlief. Eine ▶**Cox-Regression** („Cox Proportional Hazard Analysis", eine Sonderform der multiplen linearen Regressionsanalyse) ergab, dass eine kardiovaskuläre, ein neurologische und eine Nierendysfunktion (in dieser Reihenfolge) ein höheres Risiko zu sterben zur Folge haben. Insgesamt 544 Patienten wurden über 1 Woche auf der Intensivtherapiestation behandelt. Diese Patienten hatten höhere Scorewerte für die respiratorische, kardiovaskuläre und neurologische Organdysfunktion, als die anderen Patienten. Die Letalitätsrate stieg mit der Anzahl der Organdysfunktionen, die bei Aufnahme auf die Intensivtherapiestation erhoben wurden. Lagen mehr als 3 Organdysfunktionen vor, stieg die Sterblichkeit auf über 80%. Mit zunehmendem SOFA-Score nahm ebenfalls die Letalität der Patienten zu, ein SOFA-Score von über 15 impliziert eine Letalität von über 90% (Sensitivität 31%, Spezifität 99%, korrekte Klassifikation 84%).

Patienten mit einer Infektion hatten Organdysfunktionen mit einem höheren Scorewert als nichtinfektiöse Patienten; dies galt für alle Organsysteme. Dies unterstützt den weithin akzeptierten Zusammenhang zwischen Sepsis und Multiorgandysfunktionssyndrom. Dennoch konnten die Autoren kein Muster an Organdysfunktionen isolieren, das typisch für infektiöse oder septische Patienten ist.

Was kann der SOFA-Score leisten? Er kann in klinischen Studien Patienten sinnvoll charakterisieren, wobei mehr und mehr akzeptiert wird, dass die Letalität nicht als einzige „Outcome"-Variable fungiert, sondern das Vorhandensein von Organdysfunktionen ebenfalls eine Rolle spielt. Zum Zweiten kann der Score nutzbringend eingesetzt werden, um Gruppen von Patienten für klinische und epidemiologische Studien zu charakterisieren. Zum Dritten, kann der Score angewendet werden, um den Zeitverlauf von Organdysfunktionen für individuelle Patienten zu erfassen. Diese Analyse kann hilfreich sein, wenn es darum geht, die Muster der Organdysfunktionen zu erfassen und ein tieferes Verständnis der komplexen pathophysiologischen Zusammenhänge zu erhalten.

Der MODS („Multiple Organ Dysfunction Score")

Das Multiorgandysfunktionssyndrom ist entscheidend mitverantwortlich für Morbidität und Letalität auf Intensivtherapiestationen. In den Vereinigten Staaten entwickelt sich das Multiorgandysfunktionssyndrom bei 15% aller Patienten, die auf die Intensivtherapiestation verlegt werden [33], ist verantwortlich für 80% der Todesfälle auf der Intensivtherapiestation [10] und verursacht mehr als 100.000 US$ an Kosten pro Patient [9]. Mit dem MODS sollte ein Score entwickelt werden, der den Schweregrad des Multiorgandysfunktionssyndroms als „Outcome"-Kriterium bei einer schweren Erkrankung misst, die auf einer Intensivtherapiestation behandelt wird [25]. Die Autoren führten zunächst eine formale Literaturrecherche durch, um zu erfahren, wie Organdysfunktion oder -versagen in früheren Studien behandelt wurden. Dieser Prozess diente dazu, diejenigen Organdysfunktionen mit ihren spezifischen definierenden Variablen

---

Margin notes:

▶ **Cox-Regression**

Die Letalitätsrate stieg mit der Anzahl der Organdysfunktionen

Der MODS misst den Schweregrad des Multiorgandysfunktionssyndroms als „Outcome"-Kriterium bei einer schweren Erkrankung

zu identifizieren, welche dann endgültig in den Score eingehen. Idealerweise sollten die Variablen, die den Score ausmachen, einfach, routinemäßig und reproduzierbar gemessen werden und vor allem auch leicht in heterogenen Gruppen von Intensivtherapiepatienten zu erheben sein. Bevorzugt wurden Variablen, die aus objektiven klinischen Daten oder Labordaten bestehen, von subjektiven klinischen Daten oder Therapiemaßnahmen wurde Abstand genommen. Die Variable soll eine umfassende Reflexion der physiologischen Funktion in dem betreffenden Organsystem darstellen und sollte spezifisch für das System sein. Des Weiteren sollte die ideale Variable akute, möglicherweise reversible Einflüsse auf das Organsystem von chronischen Effekten einer primären Grunderkrankung unterscheiden können. Nicht zuletzt sollte die Variable unbeeinflusst von transienten Abnormalitäten oder Therapieentscheidungen sein. Von der Verwendung dichotomer Variablen wurde beim MODS abgesehen. Die Organdysfunktionen sollten als kontinuierliche Variablen definiert werden.

Der Score wurde an einem Patientenkollektiv von 692 chirurgischen Patienten evaluiert. Dabei dienten die Daten von 336 Patienten der Entwicklung des Scores, die Daten der verbleibenden 356 Patienten dienten der Validisierung des Scores. Der Score evaluiert 6 Organsysteme (respiratorisches System, Niere, Leber, kardiovaskuläres System, hämatologisches System und den Glasgow Coma Score). Die ansteigende Abnormalität einer Variable wird auf einer Skala von 0–4 gemessen. Die Variablen sind weitgehend identisch mit denen des SOFA-Scores, es wird jedoch beim MODS der Wert größter Abnormalität während des gesamten Aufenthaltes auf der Intensivtherapiestation gemessen und nicht wie beim SOFA-Score ein 24-stündiger Wert.

Beim MODS wird der Wert größter Abnormalität während des gesamten Aufenthaltes auf der Intensivtherapiestation gemessen

Der MODS kann jedoch auch genutzt werden, um eine Letalitätsprognose abzugeben, indem er am Anfang des Aufenthaltes auf der Intensivtherapiestation berechnet wird. Die Autoren fanden, dass eine erhöhte Letalität auf der Intensivtherapiestation mit einem zunehmend schlechteren PaO_2/FiO_2 korreliert. Das Gleiche gilt für Serumbilirubin, Blutdruck-adjustierte Herzfrequenz (Herzfrequenz x zentralvenöser Druck/mittlerer arterieller Druck), Thrombozytenzahl und die Glasgow Coma Scale (GCS). Niedrige GCS-Werte und damit eine ausgeprägtere Abnormalität gehen einher mit einer erhöhten Letalität. Obwohl die gastrointestinale Dysfunktion in 22 von 30 klinischen Studien als wichtige Organdysfunktion genannt wurde, fand sie keinen Eingang in den MODS, da kein geeigneter kontinuierlicher Deskriptor gefunden werden konnte.

Aus den einzelnen Scorewerten für jedes Organsystem wird durch Summierung ein Gesamtscore-Wert errechnet. Ein höherer Gesamtscore-Wert korreliert mit einer erhöhten Letalität. Man fand Letalitätsraten von 100% bei einem Scorewert über 20. In einer multiplen Regressionsanalyse wurde geprüft, welche Organdysfunktionen einen signifikanten Einfluss auf das „Outcome" haben. Hierbei fanden die Autoren, dass die neurologische Komponente des Scores (Glasgow Coma Scale) den größten Effekt auf das „Outcome" hat, während eine Leberdysfunktion keinen statistisch signifikanten Einfluss hat. Die Fläche unter der ROC-Kurve beträgt 0,94 für den Entwicklungsdatensatz und 0,93 für den Validisierungsdatensatz und zeigt damit eine exzellente Leistungsfähigkeit für den Score an. Klassifiziert man das Vorhandensein einer Organdysfunktion als dichotome Variable (d. h. bei einem Scorewert von 3 oder 4 liegt eine Organdysfunktion vor), so konnten die Autoren feststellen, dass mit zunehmender Zahl von Organdysfunktionen die Letalität von 1% (keine Organdysfunktion) bis auf 67% bei 6 Organdysfunktionen ansteigt.

Ein höherer Gesamtscore-Wert korreliert mit einer erhöhten Letalität

Die neurologische Komponente des Scores (Glasgow Coma Scale) hat den größten Effekt auf das „Outcome"

Da die Daten des MODS über die gesamte Zeit des Aufenthaltes auf der Intensivtherapiestation gesammelt werden, ist es von besonderem Interesse, wann sich die Organdysfunktionen entwickeln. Die Autoren fanden heraus, dass sich die Organdysfunktionen im Allgemeinen frühzeitig während des Aufenthaltes auf der Intensivtherapiestation ausprägen. So kommt es nach 1,8 Tagen zur Entwicklung eines respiratorischen Versagens, gefolgt vom hämatologischen Versagen nach 2,9 Tagen. Zuletzt bildet sich eine Leberdysfunktion nach im Mittel 4,7 Tagen aus. Berechnet man den MODS direkt bei Aufnahme und dann für den Verlauf des Aufenthaltes auf der Intensivtherapiestation kann man Rückschlüsse darüber erhalten, welche Organdysfunktionen sich während des Aufenthaltes auf der Intensivtherapiestation entwickeln. Die Autoren stellten fest,

Organdysfunktionen entwickeln sich im Allgemeinen frühzeitig während des Aufenthaltes auf der Intensivtherapiestation

dass die Letalität auf der Intensivtherapiestation von der Organdysfunktion bei Aufnahme sehr stark beeinflusst ist. Ebenso hatten Verstorbene während des weiteren Aufenthaltes auf der Intensivtherapiestation mehr Organdysfunktionen entwickelt als Überlebende. Eine Regressionsanalyse ergab, dass die Entwicklung von Organdysfunktionen nach Aufnahme auf die Intensivtherapiestation ein Prädiktor für das „Outcome" ist.

Das LOD-System („Logistic Organ Dysfunction System")

Ziel der Entwicklung des LOD-Systems [19] war es, ein objektiv hergeleitetes Klassifikationssystem für Organdysfunktionen zu entwickeln, das auf den Methoden der multiplen logistischen Regressionsanalyse beruht. Das LOD-Modell kann den Scorewert in eine Wahrscheinlichkeit zu sterben umrechnen. Der Score wurde anhand der Datenbank zur Erstellung des SAPS-II-Scores entwickelt. Daten von 14.745 Patienten von 137 Intensivtherapiestationen aus 12 Ländern wurden erhoben. Zur Entwicklung des Scores wurden 80% der Daten verwertet, die restlichen 20% dienten der Validierung des Scores. Das System besteht aus ▶ **12 Variablen für 6 Organsysteme** (neurologisches System, kardiovaskuläres System, Niere, pulmonales System, hämatologisches System und hepatisches System). Es wurde der jeweils schlechteste Wert während der ersten 24 h auf der Intensivtherapiestation erfasst. Der neurologische Status, gemessen mit der Glasgow Coma Scale, wurde bei sedierten Patienten erhoben, indem der Wert vor Beginn der Sedierung erfasst wurde. Wurde eine Variable nicht gemessen, so wurde der Normalwert angenommen. In einer initialen, komplexen statistischen Analyse wurden die Schweregradniveaus für die Variablen ermittelt. Die ermittelten Niveaus rangieren in den Kategorien 0, 1, 3, 5 je nach Abweichung vom Normwert. Die Schweregradniveaus sind die ▶ **LOD-System-Punkte,** die für die 6 Organsysteme vergeben werden. Der LOD-Score wird durch Summierung der Punkte für jeden Parameter ermittelt und kann im Bereich von 0–22 Punkten liegen. Ein LOD-System Punktwert von 0 zeigt an, dass keine Organdysfunktion vorliegt, ein Score von 1 zeigt die leichteste Dysfunktion eines Organs an, ein Score von 22 Punkten, zeigt den schwersten Grad der Dysfunktion aller 6 Organsysteme an. Auf der Basis der LOD-System-Punkte wurde ein logistisches Regressionsverfahren durchgeführt, das es erlaubt, ausgehend von der Schwere der Organdysfunktion, eine Wahrscheinlichkeit im Krankenhaus zu sterben zu schätzen. Das Verfahren ergab folgende Funktion: Logit=−3,4043+0,4173 (LOD-Score). Das Logit kann dann umgerechnet werden, in die Wahrscheinlichkeit im Krankenhaus zu sterben: P (Y=1 l Logit)=$e^{-3,4043+0,4173 \ (\text{LOD-Score})}$/[1+$e^{-3,4043+0,4173 \ (\text{LOD-Score})}$]. Die Güte der Anpassung des Scores, d. h. die Übereinstimmung zwischen der erwarteten und beobachteten Mortalität, sowie die Fläche unter der ROC-Kurve (0,843) sind beide exzellent. Das LOD-System ist einfach in der Anwendung, man ermittelt nur die LOD-System Punkte anhand einer Tabelle und kann dann die Wahrscheinlichkeit zu sterben ebenfalls aus einer Tabelle ablesen, welche die Autoren in ihrer Originalpublikation angeben. Die steilsten Anstiege in der Wahrscheinlichkeit, im Krankenhaus zu versterben, finden sich für die LOD-System-Punktzahlen von 5–11. Jeder LOD-Punkt erhöht das Risiko um 10%. Für einen LOD-Score von 12 oder mehr liegt das Risiko bei über 80% und steigt mit jedem weiteren Punkt nur noch leicht an. Ein LOD-Score von 22 ist mit einer 99,7%igen Wahrscheinlichkeit zu sterben verbunden. Das LOD-System ist nur für die Erhebung in den ersten 24 h des Intensivaufenthaltes validiert. Sollte es für sequenzielles Testen verwendet werden, muss es erneut für diese Anwendung validiert werden.

Organspezifische Scoring-Systeme

Neben den allgemeinen Scores und den Organdysfunktionsscores sind auch Scores für einzelne Organsysteme (◘ Tabelle 3) entwickelt worden. Ihre Entwicklung geht darauf zurück, dass man die Stadien der Erkrankung eines Organs für klinische Studien definieren will, und somit ein einheitliches Klassifikationssystem schafft. Die Evaluation neuer Therapien kann nicht erfolgreich sein, wenn man nicht vergleichbare Patientenkollektive rekrutiert, die definierte Kriterien des Krankheitsschweregrades erfüllen.

Allgemeine Scoring-Systeme können das nicht leisten, wenn es sich spezifisch um nur ein erkranktes Organsystem handelt. Es gibt eine Vielzahl von Scores, die sich nur auf ein Organ konzentrieren, es kann deshalb hier nur beispielhaft auf eine Auswahl eingegangen werden.

Der LIS („Lung Injury Score")

Der LIS wurde von Murray et al. [27] entwickelt, um das Krankheitsbild des akuten Lungenversagens des Erwachsenen (ARDS) einheitlich zu definieren und Schweregrade zu klassifizieren. Das Scoring-System definiert ▶ **4 Parameter**, an denen der Schweregrad des ARDS gemessen wird: den Röntgenthorax-Score, den Hypoxämie-Score, den PEEP-Score (nur bei maschinell ventilierten Patienten) und den Score für die Compliance des thorakopulmonalen respiratorischen Systems (nur, falls verfügbar). Innerhalb eines jeden dieser 2–4 Parameter werden von 0–4 Scoring-Punkte vergeben, je nach Abweichung des Parameters von der Normalität. Am Ende wird ein Gesamtscore berechnet, indem alle Scorewerte addiert werden und durch die Anzahl der gewerteten Parameter geteilt werden. Ein Gesamtscore von 0 gibt an, das keine Lungenschädigung vorliegt, bei einem Gesamtscorewert von 0,1–2,5 sprechen die Autoren von einer milden bis moderaten Lungenschädigung, und ab einem Gesamtscorewert von >2,5 handelt es sich um eine schwere Lungenschädigung, ein sog. ARDS.

Die Autoren entwickelten den Score auf der Basis einer Literaturrecherche bisheriger ARDS-Definitionen. Sie wählten die Parameter aus, die am wahrscheinlichsten Eingang in eine Definition des ARDS finden sollten. Es wurde kein statistisches Verfahren angewendet. Ebenso wurde der Score bisher nicht validiert. Bis zur Publikation der Definition der „American-European Consensus Conference on ARDS" [3] wurde der LIS, der auch oft als ▶ **„Murray-Score"** bezeichnet wird, relativ häufig zur ARDS-Klassifikation verwendet. Seit der Entwicklung der amerikanisch-europäischen Definition hat das Interesse an dem Score allerdings etwas nachgelassen, er wird jedoch immer noch zur Patientenklassifikation in klinischen Studien angewendet.

Der Glasgow Coma Score (GCS)

Im Jahr 1974 stellten Teasdale und Jennett [31] den sog. „Glasgow Coma Score" (dieser wird in der Literatur auch als „Glasgow Coma Scale" bezeichnet) vor, der die Tiefe und Dauer einer eingeschränkten Bewusstseinslage oder eines Komas erfassen soll. Um allgemeine Akzeptanz zu erreichen, wollten die Autoren einen Score entwickeln, der in der Praxis leicht anwendbar ist und vom Personal ohne spezielles Training erhoben werden kann. Der Score macht keinen Versuch, die Begriffe Bewusstseinstrübung oder Koma eindeutig zu definieren. Stattdessen liefert er ein Konzept, die unterschiedlichen Bewusstseinszustände, denen man in der klinischen Praxis begegnet, zu beschreiben. Der Score misst ▶ **3 unabhängige Aspekte**, welche die eingeschränkte Bewusstseinslage beschreiben: die motorische Antwort des Patienten, die verbale Leistung und die Augenöffnung. Diese 3 Parameter können schnell durch den Arzt oder das Krankenpflegepersonal erhoben und in eine einfache Tabelle eingetragen werden. Die motorische Antwort des Patienten ist eingeteilt in die 5 Untergruppen „befolgt Aufforderung", „Abwehrbewegungen", „Beugesynergien", „Strecksynergien" und „keine Antwort". Die verbale Leistung des Patienten wird eingeteilt in 5 Untergruppen „orientiert", „verwirrt", „Wortsalat", „unverständliche Laute" und „keine Antwort". Die Augenöffnung schließlich wird in die Gruppen „spontan", „auf Anruf", „auf Schmerz" und „keine Antwort" klassifiziert.

In der praktischen Anwendung hat sich der Score bewährt, wenn verschiedene Personen den Score für das gleiche Patientenkollektiv erheben, findet sich eine gute Übereinstimmung der erfassten Daten. Der originale Glasgow Coma Score vergibt noch keine Punkte für die einzelnen Kategorien. Punktzahlen von 1–6 wurden später hinzugefügt, ebenso wurde die Kategorie „Abwehrbewegungen" in die Untergruppen „gezielte Abwehrbewegungen" und „ungezielte Abwehrbewegungen" unterteilt [32]. Es können

▶ **4 Parameter**

▶ **„Murray-Score"**

Der Glasgow Coma Score erfasst die Tiefe und Dauer einer eingeschränkten Bewusstseinslage oder eines Komas

Der Glasgow Coma Score beschreibt die unterschiedlichen Bewusstseinszustände, denen man in der klinischen Praxis begegnet
▶ **3 unabhängige Aspekte**

| Tabelle 4 | |
| --- | |
| **Was können Scoring-Systeme nicht?** |
| Einflüsse von Komplikationen, Therapie und personellem Einsatz auf die Therapie vorausbestimmen |
| In mittleren Punktbereichen die Überlebenschancen bestimmen |
| Versterbende von Überlebenden trennen |
| Die Limitationen der Momentaufnahme aller Risikoeinstufungen eliminieren |
| Subjektivität des Programmierers aus der Computersoftware eliminieren |
| Patienten mit (laut Score) infauster Prognose überleben dennoch |
| Erfahrung des Arztes ersetzen |

Tabelle 5
Inhärente Schwächen von Scoring-Systemen
Statistische Schwächen
Modelle sind nicht perfekt
Unterschiedliche Krankheiten sind nicht genügend berücksichtigt
„Versterben" ist nicht der einzig interessante „Outcome"-Parameter
Intensivmedizinische Erkrankungen unterliegen dynamischen Prozessen
Komplexität der Modelle → Abwehrhaltung bei Ärzten und Angehörigen
Wie soll mit den Ergebnissen verfahren werden?

Der GCS erlaubt über die Dauer eines Komas genau zu dokumentieren, wie lange die verschiedenen Level der Bewusstseinstrübung bestanden haben

mit dem erweiterten GCS von 3 (schlechtester Wert) bis 15 Punkte (bester Wert) vergeben werden. Der GCS erlaubt über die Dauer eines Komas genau zu dokumentieren, wie lange die verschiedenen Level der Bewusstseinstrübung bestanden haben. Er kann stündlich, aber auch tageweise erfasst werden. Der Glasgow Coma Score hat Eingang in die „großen" Scores wie den APACHE- und den SAPS-Score gefunden, und es konnte gezeigt werden, dass niedrigere GCS-Werte mit einem eindeutig schlechteren „Outcome" des Patienten verbunden sind.

Fazit für die Praxis

Scoring-Systeme haben unzweifelhaft sehr viel dazu beigetragen, dass wir kritische Erkrankungen und ihre Therapie besser verstehen. Darüber hinaus können sie zur Bewertung von Therapieverfahren, zur Qualitätskontrolle und -sicherung sowie zur ökonomischen Evaluation der Intensivtherapie eingesetzt werden. Scoring-Systeme können aber nicht zu einer Individualprognose herangezogen werden. Dies ist auf Mängel in Design und Anwendung der Systeme zurückzuführen. Weiterhin sollte jeder Arzt mit den Limitierungen (◘ Tabelle 4) und inhärenten Schwächen (◘ Tabelle 5) der von ihm angewendeten Scores vertraut sein. Es erscheint sinnvoll, auf jeder Intensivstation ein etabliertes allgemeines Scoring-System zusammen mit einem Organdysfunktionsscore regelmäßig anzuwenden. Berücksichtigt man die zahlreichen Vorteile und Einsichten, die aus der regelmäßigen und gewissenhaften Anwendung resultieren, so lässt sich der überschaubare zusätzliche Arbeitsaufwand unseres Erachtens sehr gut rechtfertigen. Sehr hilfreich ist die Internetadresse der französischen Anästhesie-Gesellschaft, auf der alle erwähnten Scores online erhoben werden können: www.sfar.org/scores2/scores2.html. Alle hier vorgestellten Scoring-Systeme können auch vom Pflegepersonal erhoben und dokumentiert werden. Eine vorherige gründliche Schulung ist hierfür eine unverzichtbare Voraussetzung.

Korrespondierender Autor
Priv.-Doz. Dr. K. Lewandowski

Klinik für Anästhesiologie und operative Intensivmedizin, Universitätsklinikum Charité,
Medizinische Fakultät der Humboldt-Universität zu Berlin, Campus Virchow-Klinikum,
Augustenburger Platz 1, 13353 Berlin
E-Mail: klaus.lewandowski@charite.de

Literatur

1. Beck DH, Smith GB, Taylor BL (2002) The impact of low-risk intensive care unit admissions on mortality probabilities by SAPS II, APACHE II and APACHE III. Anaesthesia 57:21–26
2. Bell CM, Redelmeier DA (2001) Mortality among patients admitted to hospitals on weekends as compared with weekdays. N Engl J Med 345:663–668
3. Bernard GR, Artigas A, Brigham KL et al. (1994) Report of the American-European consensus conference on ARDS: definitions, mechanisms, relevant outcomes and clinical trial coordination. Intensive Care Med 20:225–232
4. Blunt MC, Burchett KR (2000) Out-of-hours consultant cover and case-mix adjusted mortality in intensive care. Lancet 356:735–736
5. Bosman RJ, Oudemans van Straaten HM, Zandstra DF (1998) The use of intensive care information systems alters outcome prediction. Intensive Care Med 24:953–958
6. Carson SS, Stocking C, Podsadecki T et al. (1996) Effects of organizational change in the medical intensive care unit of a teaching hospital: a comparison of 'open' and 'closed' formats. JAMA 276:322–328
7. Clermont G, Angus DC, DiRusso SM et al. (2001) Predicting hospital mortality for patients in the intensive care unit: a comparison of artificial neural networks with logistic regression models. Crit Care Med 29:291–296
8. Cullen DJ, Civetta JM, Briggs BA, Ferrara LC (1974) Therapeutic intervention scoring system: a method for quantitative comparison of patient care. Crit Care Med 2:57–60
9. De Camp MM, Demling RH (1988) Posttraumatic multisystem organ failure. JAMA 260:530–534
10. Deitch EA (1992) Multiple organ failure: pathophysiology and potential future therapy. Ann Surg 216:117–134
11. Goldfrad C, Rowan K (2000) Consequences of discharges from intensive care at night. Lancet 355:1138–1142
12. Goldhill DR, Withington PS (1996) Mortality predicted by APACHE II. The effect of changes in physiological values and post-ICU hospital mortality. Anaesthesia 51:719–723
13. Hanson CW, Marshall BE (2001) Artificial intelligence applications in the intensive care unit. Crit Care Med 29:427–435
14. Hutchinson C, Craig S, Ridley S (2000) Sequential organ scoring as a measure of effectiveness of critical care. Anaesthesia 55:1149–1154
15. Keene AR, Cullen DJ (1983) Therapeutic Intervention Scoring System: Update 1983. Crit Care Med 11:1–3
16. Knaus WA, Draper EA, Wagner DP, Zimmerman JE (1985) APACHE II: a severity of disease classification system. Crit Care Med 13:818–829
17. Knaus WA, Wagner DP, Draper EA et al. (1991) The APACHE III prognostic system: risk prediction of hospital mortality for critically ill hospitalized adults. Chest 100:1619–1636
18. Knaus WA, Zimmerman JE, Wagner DP et al. (1981) APACHE-acute physiology and chronic health evaluation: a physiologically based classification system. Crit Care Med 9:591–597
19. Le Gall JR, Klar J, Lemeshow S et al. (1996) ICU Scoring Group. The Logistic Organ Dysfunction System: a new way to assess organ dysfunction in the intensive care unit. JAMA 276:802–810
20. Le Gall JR, Lemeshow S, Saulnier F (1993) A new Simplified Acute Physiology Score (SAPS II) based on a European/North American multicenter study. JAMA 270:2957–2963
21. Le Gall J-R, Loirat P, Alperovitch A et al. (1984) A simplified acute physiology score for ICU patients. Crit Care Med 12:975–977
22. Lemeshow S, Klar J, Teres D et al. (1994) Mortality probability models for patients in the intensive care unit for 48 or 72 hours: a prospective, multicenter study. Crit Care Med 22:1351–1358
23. Lemeshow S, Teres D, Klar J et al. (1993) Mortality Probability Models (MPM II) based on an international cohort of intensive care unit patients. JAMA 270:2478–2486
24. Lemeshow S, Teres D, Pastides H et al. (1985) A method for predicting survival and mortality of ICU patients using objectively derived weights. Crit Care Med 13:519–525
25. Marshall JC, Cook DJ, Christou NV et al. (1995) Multiple organ dysfunction score: a reliable descriptor of a complex clinical outcome. Crit Care Med 23:1638–1652
26. Moreno R, Miranda DR, Fidler V, Van Schilfgaarde R (1998) Evaluation of two outcome prediction models on an independent database. Crit Care Med 26:50–61
27. Murray JF, Matthay MA, Luce JM, Flick MR (1988) An expanded definition of the adult respiratory distress syndrome. Am Rev Respir Dis 138:720–723
28. Parikh CR, Karnad DR (1999) Quality, cost, and outcome of intensive care in a public hospital in Bombay, India. Crit Care Med 27:1754–1759
29. Reis Miranda D, de Rijk A, Schaufeli W (1996) Simplified therapeutic intervention scoring system: the TISS-28 items. Results from a multicenter study. Crit Care Med 24:64–73
30. Smith L, Orts CM, O'Neil I et al. (1999) TISS and mortality after discharge from intensive care. Intensive Care Med 25:1061–1065
31. Teasdale G, Jennett B (1974) Assessment of coma and impaired consciousness. Lancet 2:81–84
32. Teasdale G, Murray G, Parker L, Jennett B (1979) Adding up the Glasgow coma score. Acta Neurochir Suppl 28:13–16
33. Tran DD, Groeneveld ABJ, van der Meulen J et al. (1990) Age, chronic disease, sepsis, organ system failure, and mortality in a medical intensive care unit. Crit Care Med 18:474–479
34. Vincent JL, de Mendonca A, Cantraine F et al. (1998) Use of the SOFA score to assess the incidence of organ dysfunction/failure in intensive care units: results of a multicenter, prospective study. Crit Care Med 26:1793–1800

aus: Der Anaesthesist 11/03, S. 1073–1084
DOI 10.1007/s00101-003-0596-6

R.-T. Kiefer · A. Ploppa · H.-J. Dieterich
Abteilung für Anästhesiologie und Intensivmedizin, Universitätsklinikum Tübingen

Aortokavales Kompressionssyndrom

Zusammenfassung

Das aortokavale Kompressionssyndrom (AKK) ist eine typische Komplikation der Spätschwangerschaft, obwohl ein Auftreten ab der 16. SSW möglich ist. Spannbreite und Schweregrad der auftretenden Symptome reichen von unspezifischen Beschwerden bis zu ausgeprägter mütterlicher Hypotonie, Bewusstlosigkeit, Kreislaufzusammenbruch und konsekutiver vitaler Gefährdung des Kindes. Ein AKK wird meist durch Einnahme der Rückenlage ausgelöst. Dadurch sind viele diagnostische und therapeutische Maßnahmen der modernen Geburtshilfe mit einem hohen Risiko behaftet. Für den Anästhesisten wird das AKK bei der Sectio caesarea besonders relevant, da in dieser Situation mehrere Risikofaktoren aufeinander treffen. Ziel dieses Artikels ist, einen Überblick über diese schwangerschaftstypische Komplikation zu geben. Neben der Pathophysiologie werden Risikofaktoren und anästhesiologische Maßnahmen dargestellt, die das Auftreten des AKK begünstigen können. Im 2. Teil des Artikels werden prophylaktische Maßnahmen und therapeutische Optionen erörtert und ein klinisch praktikabler Entscheidungsalgorithmus vorgestellt.

Schlüsselwörter

Aortokavales Kompressionssyndrom · Mütterliche Hypotonie · Geburtshilfe · Regionalanästhesie · Komplikationen

Aortocaval compression syndrome

Abstract

Aortocaval compression syndrome (supine hypotensive syndrome) represents a common complication mainly of late pregnancy, although the syndrome has been described to occur as early as 16 weeks of gestation. The nature and severity of symptoms range from unspecific complaints to severe maternal hypotension, loss of consciousness, cardiovascular collapse, and consecutive fetal depression. Predominantly, the syndrome is provoked by placing the parturient supine. Since supine positioning is required for diverse diagnostic and therapeutic procedures in obstetrics, these involve increased risk of aortocaval compression. For the anesthetist, cesarean section is most relevant, because of the coincidence of several risk factors. The following article begins by reviewing the pathophysiology of the syndrome, known risk factors and anesthesiological procedures that predispose to the syndrome. The second part is concerned with prophylactic measures and therapeutic options, together with the discussion of a clinically practicable algorithm.

Keywords

Aortocaval compression syndrome · Supine hypotensive syndrome · Obstetrics · Regional anesthesia · Complications

Historischer Rückblick

Althorp berichtete 1931 erstmals von einer Patientin in der 34. SSW, die in Rückenlage vor einer klinischen Untersuchung Schwindel, Dyspnoe, Blässe, Zyanose, Bewusstlosigkeit und ein „lebloses Erscheinungsbild" bot. Periphere Pulse waren nicht mehr tastbar, die Herzgeräusche waren leise und tachykard, die Pupillenreaktion jedoch prompt. Nach der Gabe von Kampfer und Koffein erlangte die Patientin das Bewusstsein wieder und erholte sich rasch. Auffallend war, dass diese Patientin in Ruhephasen und im Schlaf die Rückenlage spontan vermied. Unter erneuter Rückenlagerung wiederholte sich die Symptomatik und wurde von Blutdruckabfällen begleitet. Durch Seitenlage, manuelles Anheben des Uterus oder 45° Oberkörperhochlage verschwanden die Symptome. Nach der Geburt waren die Symptome ebenfalls nicht mehr nachweisbar.

Althorp schloss daraus, dass diese „Insuffizienz des Herzens" nur dann auftrat, wenn der gravide Uterus Druck auf die hintere Bauchwand ausüben konnte und folgerte, dass entweder eine pathologische Anhebung des Zwerchfells, ein Verschluss der V. cava oder ein utero-kardialer neurogener Reflex für das Geschehen verantwortlich sein könnten.

Inzidenz

Die ▶ **Inzidenz** des aortokavalen Kompressionssyndroms (AKK, „supine hypotensive syndrome", „supine hypotension") wird mit 2,5–20,6% der Schwangerschaften angegeben, ▶ **schwere Verläufe**, definiert durch eine Abnahme des systolischen Drucks >40%, werden mit 3,6–8,3% Häufigkeit beschrieben. Diese Variationsbreite beruht auf dem Fehlen einer allgemein verbindlichen Definition mit einheitlichen Zuordnungskriterien [8].

Definition

Eine einfache und der Klinik angepasste Definition des AKK wurde 1967 von Kato et al. (zitiert nach Kinsella u. Lohmann [8]) erstellt und unterscheidet eine ▶ **leichte, eine moderate Form und eine schwere Form** des AKK. Die Zuordnungskriterien vereinen einerseits den Schweregrad der hämodynamischen Beeinträchtigung und andererseits die klinische Symptomatik (◻ Tabelle 1).

Symptomatik

Im Vordergrund stehen ▶ **kardiopulmonale Symptome** wie Hypotonie und Kreislaufzentralisation mit peripher abgeschwächten Pulsen bis zur Pulslosigkeit, Orthopnoe, Dyspnoe, Tachypnoe (bis zur Cheyne-Stokes-Atmung), blasse, kalte, zyanotische und feuchte Haut. Zudem können ▶ **vegetative Symptome** wie Übelkeit und Erbrechen auftreten.

Die ▶ **neurologische Symptomatik** beinhaltet Sehstörungen, Tinnitus, Kopfschmerzen und Krämpfe oder Taubheits- und Schwächegefühl sowie Parästhesien in den Beinen. Auch ▶ **unspezifische Zeichen** wie mangelnde Konzentrationsfähigkeit, Benommenheit, initiale Agitation gefolgt von Vigilanzminderung bis hin zum Bewusstseinsverlust können auftreten.

▶ **Schmerzen** werden oft im Thorax, Rücken oder Abdomen beschrieben und von dem Wunsch der Schwangeren begleitet, die Knie und Hüfte anzubeugen oder ihre Lage zu verändern.

Erste Symptome treten nach Rückenlagerung mit einer Latenz von 3–10 min, selten nach bis zu 30 min auf. Sie können der manifesten Hypotonie entweder vorausgehen oder auf diese folgen. Ein einheitlicher Verlauf existiert nicht. Das AKK kann auch völlig unvermittelt ohne Prodromalsymptomatik mit plötzlicher Bewusstlosigkeit auftreten [8].

Differenzialdiagnosen

Differenzialdiagnostisch abzugrenzen sind Krankheitsbilder mit ähnlichen Symptomen, die sich aber durch spezifische Therapiestrategien unterscheiden.

Tabelle 1

Definition des AKK

Form	Symptome
Leichte Form	Blutdruckabfall >30 mmHg oder
	Systolischer Blutdruck <80 mmHg
	Subjektive Symptome: noch tolerabel
Moderate Form	Blutdruckabfall >30 mmHg oder
	Systolischer Blutdruck <80 mmHg
	Subjektive Symptome: unerträglich
Schwere Form	Schocksymptomatik

Tabelle 2

Differenzialdiagnosen des AKK

Mütterliche kardiale Erkrankungen
Herzfehler
Arrhythmien
Kardiomyopathien
Herzinsuffizienz
Myokarditis
Pathologien des Uterus
Uterusinversion
Uterusruptur
Schockzustände
Neurogen
Traumatische Geburt
Uterusinversion
Septisch
Pyelonephritis
Endometritis
Chorionamnionitis
Amnioninfektsyndrom

Anomalien der Plazenta
Plazenta praevia
Vorzeitige Plazentalösung
Plazenta percreta
Anomalien der Umbilikalgefäße
Vasa praevia
Insertio velamentosa
Embolische Geschehen
Thrombembolie
Fruchtwasserembolie
Luftembolie

Pathophysiologie

In Abhängigkeit von der mütterlichen Lage kommt es zur ▶ **Kompression der V. cava inferior** und der Aorta abdominalis durch den graviden Uterus. Die daraus resultierende Beeinträchtigung der mütterlichen Hämodynamik kann je nach Ausprägung zur Verminderung der utero-plazentaren Perfusion und einer konsekutiven Gefährdung des Kindes führen.

▶ **Lageabhängige Kompression der V. cava inferior sowie Aorta abdominalis**
Konsekutive Gefährdung des Kindes möglich

Venöses Stromgebiet

Angiographische Studien zeigten, dass es in ▶ **Rückenlage** bei einem Großteil der Schwangeren zu einem bis zu vollständigen Verschluss der V. cava inferior und im distalen Gefäßbett zu einem Druckanstieg kommt. Dies kann bereits ab der 13.–16. SSW, also bereits bei noch kleinem Fetus und Uterus, auftreten. Da in ▶ **Linksseitenlage** lediglich eine partielle Obstruktion der V. cava auftritt, können über ▶ **Kollateralkreisläufe** noch ein suffizienter venöser Rückstrom und damit ausreichende kardiale Füllungsdrücke und Auswurfleistung aufrechterhalten werden. Die Kollateralkreisläufe ermöglichen einen venösen Rückstrom durch eine Umverteilung des Bluts auf die vertebralen venösen Plexus und paraspinalen Venen, die in die V. azygos münden. Die Ovarialvenen, die einen Teil des venösen Abflusses des Uterus darstellen, tragen ebenfalls zum Umgehungskreislauf bei.

▶ **Rückenlage: Verschluss der V. cava inferior**

▶ **Linksseitenlage: Partielle Obstruktion der V. cava inferior**
▶ **Kollateralkreisläufe: Vertebraler venöser Plexus Paraspinale Vene Ovarialvene**

In Rückenlage dagegen können die Kollateralkreisläufe den venösen Rückstrom zum Herzen nicht vollständig kompensieren. Konsekutiv kommt es über den Abfall von Füllungsdruck und Auswurfleistung im rechten Vorhof und Ventrikel zum Abfall des Füllungsdrucks im linken Herz und damit zum Abfall des Schlagvolumens und des Herzzeitvolumens. Reflektorisch kann eine kompensatorische Tachykardie auftreten. Wird der venöse Rückstrom jedoch abrupt und kritisch vermindert, ist auch das Auftreten einer Bradykardie möglich [4;8].

Arterielles Stromgebiet

In Linksseitenlage ist die Aorta von einer Obstruktion kaum betroffen, während in Halbseitenlage ein ▶ **Abfall des Perfusionsdrucks** im nachgeschalteten Gefäßbett bei 40% der Schwangeren beobachtet werden kann. Dieser ist in Rückenlage am stärksten ausgeprägt. Trotz des Druckabfalls kann die Perfusion im uteroplazentaren Stromgebiet besser aufrechterhalten werden als in den unteren Extremitäten, da durch den besseren venösen Abfluss im uteroplazentaren Stromgebiet der arteriovenöse Druckgradient größer ist.

Bei vielen Schwangeren ist kompensatorisch ein Druckanstieg in der oberen Körperhälfte zu beobachten, der durch eine Erhöhung des systemischen Widerstands erklärt wird.

Obwohl diese Phänomene bei der Mehrzahl der Schwangeren nachweisbar sind, entsteht ein manifestes AKK nur dann, wenn die hämodynamischen Veränderungen durch das kardiovaskuläre System nicht mehr kompensiert werden können. Wesentliche ▶ **Einflussfaktoren** sind Variabilität und Kapazität der Kollateralkreisläufe sowie der Volumenstatus der Mutter [4, 8].

Uteroplazentares Stromgebiet

Eine ausreichende uteroplazentare Perfusion ist für das Wohlergehen des Kindes entscheidend . Da der uteroplazentare Kreislauf über keine wirksame Autoregulation verfügt, hängt die Perfusion direkt von der mütterlichen Hämodynamik ab. Beim Auftreten eines AKK führen mehrere Mechanismen, die sich gegenseitig potenzieren können, zur ▶ **Einschränkung der uteroplazentaren Perfusion:**

1. Die Kompression der Aorta führt zu einem verminderten arteriellen uteroplazentaren Perfusionsdruck.
2. Nach Kompression des venösen Abstroms kommt es zum sukzessiven Druckanstieg im venösen Schenkel und einer Verminderung des arteriellen uterinen Perfusionsdrucks.
3. Mütterliche stressbedingte Katecholaminausschüttung hat eine Vasokonstriktion im uteroplazentaren Kreislauf zur Folge.

Geburtsbezogene Faktoren

Während der Geburt kommt es unter Wehen, durch Uteruskontraktionen, zum Anstieg des uterinen transmuralen Drucks und damit zu einem Abfall der uteroplazentaren Perfusion. Dieser Effekt nimmt mit Fortschreiten der Geburt und steigender Wehendauer und -frequenz [4] kontinuierlich zu.

Demgegenüber verringert sich unter fortschreitender Geburt die Inzidenz eines AKK, v. a. durch eine zunehmende Assoziation des kindlichen Kopfs mit dem mütterlichen Becken und der damit verbundenen Verringerung der nach dorsal gerichteten mechanischen Kräfte durch den graviden Uterus. Zusätzlich trägt der Blasensprung mit Verlust eines Großteils des Fruchtwassers weiter zur Reduktion der mechanischen Kompressionskräfte bei.

Gefährdung des Kindes

Die fetale Gefährdung resultiert aus einer kritischen Einschränkung der Sauerstoffversorgung, deren Schwere maßgeblich vom Grad der Abnahme des uterinen Blutflusses und der Dauer der Minderperfusion bestimmt wird. Persistiert eine schwere mütterliche Hypotension über mehr als 5 min, muss mit einer kindlichen Gefährdung gerechnet werden [5].

Während die kindliche Situation unter der Geburt über eine fetale Blutgasanalyse direkt beurteilt werden kann, fehlt diese Möglichkeit bei noch intakter Fruchtblase und während der Schwangerschaft. Der einzige klinische Parameter stellt die ▶ **Ableitung der kindlichen Herztöne mittels Kardiotokogramm (CTG)** dar. Während mütterlicher Rückenlage zeigen sich vermehrt pathologische Herztöne im CTG. Vor allem das Auftreten später Dezelerationen als Zeichen einer fetalen Hypoxie ist in Rückenlage 5-mal häufiger als in Seitenlage [2, 6]. Postpartal äußert sich dies in einer verminderten Sauerstoffsättigung des Kindes und schlechteren Apgar-Werten.

Die Ableitung eines CTG gehört zwar heute zum Standardmonitoring, allerdings treten Zeichen wie späte Dezelerationen erst auf, wenn das kindliche Wohlergehen bereits beeinträchtigt ist. Da die dopplersonographische Beurteilung des uteroplazentaren Blutflusses in der klinischen Routineüberwachung noch nicht praktikabel ist, fehlen bislang Parameter zur Früherkennung der kindlichen Gefährdung. Die alleinige Abschätzung einer potenziellen kindlichen Gefährdung über mütterliche Kreislaufparameter muss als unzureichend angesehen werden, da wie oben beschrieben, verschiedene Faktoren zur Verminderung des uteroplazentaren Blutflusses beitragen und zu einer Diskrepanz zwischen mütterlicher Hämodynamik und kindlichem Wohlergehen führen.

Dem Anästhesisten verbleibt daher zur Früherkennung der kindlichen Gefährdung nur die Kombination aus Anamnese, vorbestehenden Pathologien, klinischem Verlauf und nicht zuletzt seiner klinischen Erfahrung.

Prädiktoren

Ein Zusammenhang mit Größe, Gewicht, Bauchumfang, Lebensalter, Vorerkrankungen der Schwangeren oder verschiedenen Provokationsmanövern konnte bisher nicht gezeigt werden. Der einzige, wenn auch unzuverlässige Prädiktor scheint eine plötzliche Veränderung der mütterlichen Herzfrequenz in Form von Tachykardie, seltener Bradykardie nach Einnahme der Rückenlage zu sein [8].

Risikofaktoren

Bislang identifizierte Risikofaktoren lassen sich in mütterliche, kindliche und iatrogene Faktoren unterteilen (◨ Tabelle 3).

Mütterliche Faktoren. Eine Verstärkung der mechanischen Kompressionskräfte durch einen überproportional großen Uterus (Makrosomie, Mehrlingsschwangerschaft, Hydramnion) oder pathologische anatomische Strukturen im Uterus (z. B. Uterus bicornus, Myome) und Abdomen (z. B. große Ovarialzysten) erhöhen das Risiko für das Auftreten eines AKK. Multiparität wird als Risikofaktor angesehen, da hier Integrität und Stärke der abdominellen Muskulatur geschwächt und damit die den Uterus unterstützenden Funktionen vermindert sind.

Kindliche Faktoren. Größe und Präsentation des Kindes sowie Fehllagen führen zu einer erhöhten Inzidenz des AKK.

Iatrogene Faktoren. Im natürlichen Schwangerschaftsverlauf vermeiden die meisten Schwangeren spontan und unbewusst die Rückenlage. Mills u. Chaffe [11] zeigten, dass Schwangere ab der 30. SSW bevorzugt in Linksseiten-, seltener Rechtsseitenlage, aber nur in 2% auf dem Rücken schlafen . Auch unter unbeeinflusster Spontangeburt nehmen Gebärende spontan nur sehr selten die Rückenlage ein.

Das AKK wird meist erst nach der Krankenhausaufnahme in der Spätschwangerschaft manifest, da in der modernen Geburtshilfe bei vielen diagnostischen oder therapeutischen Interventionen Rückenlage erforderlich ist. Zusätzlich wird der Schwan-

Schwere mütterliche Hypotension >5 min: kindliche Gefährdung

▶ **Ableitung der kindlichen Herztöne mittels Kardiotokogramm (CTG)**
Zeichen fetaler Hypoxie – späte Dezelerationen im CTG

Keine Parameter zur Früherkennung

Abschätzung einer potenziellen kindlichen Gefährdung allein über mütterlichen Kreislaufparameter unzureichend

Plötzliche Veränderung der mütterlichen Herzfrequenz unzuverlässiger Prädiktor

In moderner Geburtshilfe bei vielen diagnostischen oder therapeutischen Interventionen Rückenlage erforderlich

Risikofaktoren des AKK

Mütterliche Faktoren	Überproportional großer Uterus
	Mehrlingsschwangerschaften
	Hydramnion
	Pathologische Strukturen in Abdomen oder Uterus (z. B. Uterus bicornus, Myome, Ovarialzysten, Tumoren)
	Multipara
	Volumenmangel
Kindliche Faktoren	Größe des Kindes (Makrosomie)
	Einstellungs- und Lageanomalien
	Beckenendlage
	Schulterpräsentation
	Querlage
Iatrogene Faktoren	Diagnostische und therapeutische Maßnahmen in Rückenlage
	Unausgeglichener Volumenmangel
	Anästhesiologische Maßnahmen
	Sympathikolyse
	Negative Inotropie
	Periphere Vasodilation

geren hier oft die Möglichkeit genommen, ihre Lage selbst zu verändern. Gerade in Steinschnittlagerung wird das AKK durch Verringerung oder Aufhebung der Lendenlordose begünstigt.

Anästhesiologische Maßnahmen

Alle Anästhesieverfahren beeinflussen die Inzidenz und den Schweregrad des AKK. Sie führen zu einer peripheren ▶ **Vasodilatation** und damit zu einer Verminderung des venösen Rückstroms und konsekutiv des Herzzeitvolumens. Ein Volumenmangel kann diesen Abfall des Herzzeitvolumens zusätzlich verstärken. Eine ▶ **motorische Blockade** infolge Regionalanästhesie oder Einsatz von Relaxanzien führt zu einer Beeinträchtigung der den Uterus unterstützenden abdominellen Muskulatur. Dadurch kommt es in Rückenlage zu einer ▶ **verstärkten mechanischen Kompression** der mütterlichen großen Gefäße [15].

Durch die Kombination von Anästhesie und Rückenlagerung können die bei vielen Schwangeren zuvor noch kompensierten hämodynamischen Veränderungen entgleisen. Auf diese Weise kann sich ein bislang asymptomatisches AKK kritisch potenzieren und zu einem hämodynamisch relevanten und symptomatischen AKK führen.

Die klinische Schwierigkeit besteht darin, eine anästhesiebedingte von einer Hypotonie durch aortokavale Kompression zu unterscheiden, zumal sich beide gegenseitig addieren können. Ist diese Differenzierung initial nicht möglich, sollte unverzüglich die symptomatische Therapie (Volumengabe, Vasopressoren) eingeleitet werden. Während eine anästhesiebedingte Hypotonie in der Regel innerhalb weniger Minuten auf diese symptomatische Therapie anspricht, ist dies beim AKK und bei Mischformen nicht in diesem Ausmaß zu erwarten.

Das Nicht- oder nur inadäquate Ansprechen auf eine symptomatische Therapie sollte als richtungsweisend für ein AKK und drohende kindliche Gefährdung bei persistierender Hypotonie interpretiert werden.

Regionalanästhesie

Periphere Blockaden
Ein direkter Zusammenhang zwischen den in der Geburtshilfe gebräuchlichen peripheren Blockaden, z. B. der Pudendusblockade, und Inzidenz sowie Schweregrad des AKK besteht nicht.

▶ **Vasodilatation**

▶ **Motorische Blockade**

▶ **Verstärkte mechanische Kompression**

Durch Kombination von Anästhesie und Rückenlagerung hämodynamisch relevantes und symptomatisches AKK möglich

Tabelle 4

Prophylaktische Maßnahmen	
Prämedikation	Symptome in Rückenlage?
	Schwindel
	Übelkeit
	Benommenheit
	Bewusstes/unbewusstes Vermeiden der Rückenlage?
	Schlafposition?
	Position beim Liegen?
Lagerung	Linkslaterale Kippung des Operationstisches (mindestens 20°)
	Lagerungskissen, -keil (mindestens 20°)
Volumenstatus	Ausgleich eines Volumenmangels

Rückenmarknahe Blockaden

Spinalanästhesie. Bei der Spinalanästhesie ist die ▶ **Hypotonie** mit 83–90% die häufigste Komplikation bei Sectio caesarea [13,14,15]. Ursächlich sind schnelles Einsetzen und hohe Ausbreitung der Sympathikolyse sowie die ausgeprägte motorische Blockade.

Periduralanästhesie. Unter ▶ **Periduralanästhesie** zur Sectio tritt die Hypotonie insgesamt seltener auf als unter Spinalanästhesie. Die beschriebene Inzidenz variiert, je nach Definition der Hypotonie und getroffener Prophylaxen, zwischen 5 und 80% [2]. Durch die bessere Steuerbarkeit der Blockadeausdehnung und die sich langsamer entwickelnde sympathische und motorische Blockade verbleibt eine längere Zeit für das Greifen von physiologischen Kompensationsmechanismen und therapeutischen Maßnahmen.

Geburtshilfliche Regionalanalgesie

Da für die geburtshilfliche Analgesie eine möglichst geringe motorische Blockade angestrebt wird und bereits vergleichsweise niedrige Lokalanästhetikakonzentrationen und -volumina eine suffiziente Analgesie ermöglichen, ist hier die Rate relevanter Hypotonien deutlich geringer. Zusätzlich führte die Weiterentwicklung der geburtshilflichen Regionalanalgesie durch Reduktion von Lokalanästhetikavolumina und -konzentrationen sowie durch Kombination mit Opioiden zu einer weiteren Verminderung der hämodynamischen Nebenwirkungen. Gerade bei der intrathekalen Opioidanalgesie sind Hypotonien seltener und milder als unter Periduralanästhesie [15].

Da die Schwangere nach Anlage der geburtshilflichen Analgesie meist selbst bald wieder eine bequeme Lagerung einnehmen kann und sollte, ist hier das Risiko für ein relevantes AKK seltener als unter Anästhesie zur Sectio caesarea.

Allgemeinanästhesie

Die Abnahme des Herzzeitvolumens und arteriellen Blutdrucks ist bei den Induktionsanästhetika v. a. auf die periphere Vasodilatation und die negativ inotrope Wirkung am Herz zurückzuführen.

Management des aortokavalen Kompressionssyndroms

Prophylaktische Maßnahmen

Prämedikationsvisite

Symptome wie Schwindel, Übelkeit, Benommenheit oder Schwarzwerden vor Augen unter Rückenlage sollten explizit erfragt werden. Auch das bewusste oder unbewusste Vermeiden der Rückenlage ist ein entscheidender Hinweis. Selbst unter Zeitdruck sollte eine kurze gezielte Nachfrage nach diesen Symptomen erfolgen (▫ Tabelle 4).

▶ **Spinalanästhesie: Hypotonie 83–90%**

▶ **Periduralanästhesie**

Seltener Hypotonie, da bessere Steuerbarkeit und langsamere sympathische und motorische Blockade

Intrathekale Opioidanalgesie: Hypotonien seltener und milder als unter Periduralanästhesie.

AKK seltener als unter Anästhesie zur Sectio caesarea

Lagerung

Die wichtigste prophylaktische Maßnahme ist eine linkslaterale Kippung des Operationstisches um mindestens 20°. Ist dies, wie bei vielen Kreisbetten, nicht möglich, muss das rechte Becken der Schwangeren durch ein ▶ **Kissen** oder einen ▶ **Lagerungskeil** (z. B. Crawford Wedge) um mindestens 20° angehoben werden. Lagerungen mit nur geringer Rechts- oder Linkskippung zwischen 5° und 12,5° führen zu keiner signifikanten Verbesserung des Herzzeitvolumens im Vergleich zur Rückenlage. Erst eine linkslaterale Kippung des Operationstisches um mehr als 15° kann wirksam zur Vermeidung des AKK beitragen [9]. Im klinischen Alltag wird dabei jedoch der Grad der Tischkippung sehr häufig überschätzt. In einer Untersuchung war nur 1 von 16 Anästhesisten in der Lage, den Grad der Tischkippung richtig einzuschätzen; während 10 die Kippung um mehr als 10° überschätzten [7].

Volumenstatus

Ein ausgeglichener Volumenstatus ist ein wesentlicher Teil der prophylaktischen Maßnahmen. Da ein Volumenmangel einerseits ein AKK begünstigt, andererseits die anästhesiebedingte Hypotonie verstärkt, muss eine effektive Prophylaxe in der Kombination von Ausgleich eines Volumendefizits und Lagerungsmaßnahmen bestehen.

Eine prophylaktische Volumengabe vor rückenmarknahen Anästhesien, insbesondere der Spinalanästhesie, wird im Gegensatz dazu bislang kontrovers diskutiert. Die meisten Studien zeigten nach prophylaktischer Volumengabe keine signifikante Verringerung der Inzidenz von Hypotonien, aber eine signifikante Steigerung des uterinen Blutflusses. Betrachtet man das fetale Wohlergehen und nicht die mütterliche Hypotonie als Zielkriterium, scheint somit die prophylaktische Volumengabe sinnvoll [10]. Es existieren allerdings unter diesem Gesichtspunkt bislang keine gesicherten Daten zur Menge und Art der zu verabreichenden Lösungen (Kristalloide vs. Kolloide).

Einige Autoren empfehlen die prophylaktische Gabe eines ▶ **Vasopressors** kurz vor Applikation des Lokalanästhetikums zur Spinalanästhesie. Auf diese Weise scheinen sich zwar schwere mütterliche Hypotonien wirksam vermeiden zu lassen, allerdings wurde auch ein gehäuftes Auftreten fetaler Azidosen diskutiert [15].

Therapeutische Optionen

Die einzigste ▶ **kausale Therapie** ist die konsequente Aufhebung der Rückenlage durch frühzeitigen Lagerungswechsel zur vollständigen Linksseitenlage oder zum aufrechten Stehen. Je nach klinischer Situation muss entschieden werden, ob dies sinnvoll und möglich ist und ob auf diese Weise Zeit gewonnen werden kann, um das weitere Vorgehen ohne akute Gefährdung von Patientin und Kind zu planen. Ist ein Lagerungswechsel nicht möglich oder sinnvoll, müssen unverzüglich erweiterte Lagerungsmaßnahmen und eine symptomatische Therapie begonnen werden.

Erweiterte Lagerungsmaßnahmen

Ist eine Kippung um 20° ineffektiv, kann eine ▶ **Steigerung der Linkskippung** bis zu 40° zu einer weiteren Entlastung der V. cava und der Aorta abdominalis führen. In einzelnen Fällen wurde, nach gescheiterter Linkskippung, eine Kippung des Tisches zur rechten Seite hin als effektiv beschrieben. Ursache hierfür kann die Verlagerung der großen Gefäße nach rechts bei sinistrovertiertem Uterus sein.

Bei weiterhin persistierenden Symptomen sollten zusätzlich ein manuelles Anheben und Linksverlagern des graviden Uterus „▶ **manual left uterine displacement**" durchgeführt werden, um so eine wirksame Entlastung der mütterlichen Gefäße zu erreichen.

Symptomatische Therapie

Neben diesen Maßnahmen gehören ▶ **Sauerstoffgabe**, ▶ **Volumengabe** und Einsatz von ▶ **Vasopressoren** im klinischen Alltag zur Standardtherapie, auch wenn ihre Effektivität in der Therapie des schweren AKK bislang nicht gesichert ist. Unter der Vorstellung

▶ **Kissen**
▶ **Lagerungskeil**

Linkslaterale Kippung des Operationstisches erst ab mehr als 15° wirksam

Cave: Richtige Einschätzung der Tischkippung!

Effektive Prophylaxe durch Kombination von Volumendefizitausgleich und Lagerungsmaßnahmen

Prophylaktische Volumengabe führt zu signifikanter Steigerung des uterinen Blutflusses

▶ **Vasopressor**

▶ **Kausale Therapie: Konsequente Aufhebung der Rückenlage**

▶ **Steigerung der Linkskippung**

▶ **Manual left uterine displacement**

▶ **Sauerstoffgabe**
▶ **Volumengabe**
▶ **Vasopressor**

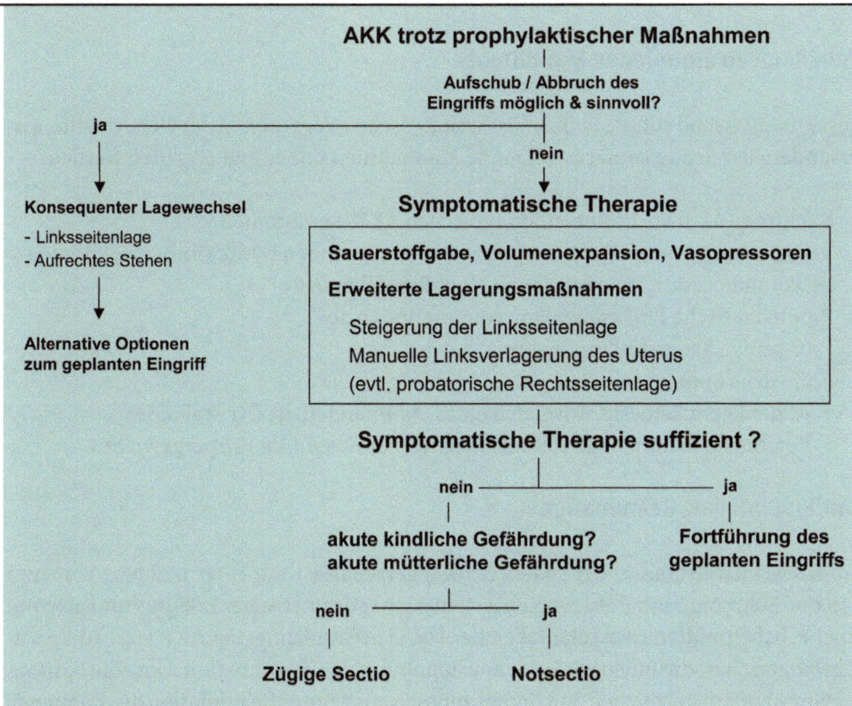

Abb. 1 ▲ Möglicher Entscheidungsalgorithmus bei Auftreten oder Persistenz eines AKK trotz ergriffener prophylaktischer Maßnahmen

eines nur unvollständigen Verschlusses der unteren Hohlvene erscheint dieses Vorgehen als sinnvoll, um einer fortschreitenden Hypotonie durch intravasale Volumenexpansion und Steigerung des venösen Rückstroms entgegenzuwirken. In der klinischen Situation, gerade unter Regional- oder Allgemeinanästhesie, ist es außerdem kaum möglich, eine anästhesiebedingte Hypotonie valide vom Auftritt eines AKK abzugrenzen.

Selbstverständlich ist eine effektive Volumentherapie an das Vorhandensein ▶ **großlumiger venöser Zugänge** gebunden, die in einer entsprechenden klinischen Situation rechtzeitig angelegt werden müssen (▫ **Abb. 1**).

Klinische Abwägungen

Bereits vor Beginn der anästhesiologischen Maßnahmen muss Klarheit über die Art und die Dringlichkeit des geplanten Eingriffs bestehen. Es sollte geklärt sein, ob nach Beginn der anästhesiologischen Maßnahmen, sofern praktikabel, noch eine konsequente Aufhebung der Rückenlage möglich und sinnvoll ist. Während im Rahmen der geburtshilflichen Analgesie ein konsequenter Lagerungswechsel problemlos durchführbar ist, steht diese Option bei der Sectio caesarea nur selten zur Verfügung, da dies mit einem Abbruch des Eingriffs gleichzusetzen wäre. Ob überhaupt sinnvolle Alternativen zur Kaiserschnittentbindung, wie die vaginale Geburt, als Option zur Verfügung stehen, muss daher bekannt sein.

Klinisch besteht die größte Schwierigkeit darin, eine gut beherrschbare Hypotonie von einem schweren AKK zu trennen. Tritt trotz Prophylaxe eine schwere Hypotonie ein, sollten unverzüglich erweiterte Lagerungsmaßnahmen, die manuelle Linksverlagerung des Uterus und eine symptomatische Therapie durchgeführt werden. Scheitern auch diese Maßnahmen, muss (gemeinsam mit dem Operateur) schnell entschieden werden, ob ein Abbruch des Eingriffs möglich und klinisch sinnvoll ist. Ist dies nicht der Fall, sollte der Kaiserschnitt so schnell als möglich durchgeführt werden. In Fällen schwerster unbeherrschbarer Hypotonie, d. h. bei akuter Gefährdung von Mutter und/oder Kind, kann es dabei erforderlich sein, unverzüglich die ▶ **Indikation zur Notsectio** zu stellen.

Zwingend ist in solchen Situationen, sich genau über die Zeitspanne der mütterlichen Hypotonie bewusst zu sein, da diese den wesentlichen klinischen Parameter zur Abschätzung einer potenziellen kindlichen Gefährdung darstellt.

▶ **Großlumige venöse Zugänge**

Schwierigkeit, gut beherrschbare Hypotonie von schwerem AKK zu unterscheiden

Schwere Hypotonie: unverzüglich erweiterte Lagerungsmaßnahmen, manuelle Linksverlagerung des Uterus und symptomatische Therapie vornehmen!
Wenn möglich: Frühzeitiger Eingriffabbruch!

▶ **Indikation zur Notsectio**

Unbedingt zu ergreifende Maßnahmen

Zusammenfassend sollten beim anästhesiologischen Vorgehen in der Geburtshilfe, insbesondere der Sectio caesarea, folgende Maßnahmen unbedingt ergriffen werden.

1. Nachfrage nach vorbestehenden typischen AKK-Symptomen
2. Vorbereitung eventueller therapeutischer Maßnahmen (Druckinfusion; kolloidaler Volumenersatz, Vasopressoren, Notfallmedikamente)
3. Prophylaktische Linksseitenlage von mindesten 20°
4. Frühzeitige Sauerstoffapplikation
5. Prähydrierung:
   - Allgemeinanästhesie: Ausgleich eines Volumendefizits (Kristalloide)
   - Regionalanästhesie: kristalloide Lösungen, 10–15 ml/kg Körpergewicht

Kardiopulmonale Reanimation

Ein Kreislaufstillstand in der späten Schwangerschaft ist mit einer Inzidenz von etwa 1:30.000 Schwangerschaften zwar ein seltenes, aber dramatisches Ereignis und geht mit einer ► **hohen mütterlichen Letalität** einher. Dabei beeinträchtigt das AKK v. a. in der Spätschwangerschaft die Effektivität der kardiopulmonalen Reanimation. Um eine optimale Hämodynamik erreichen zu können, müssen auch unter Reanimationsbedingungen effektive Lagerungsmaßnahmen, wie linkslaterale Lagerung durch Keile oder Kissen oder auf den Oberschenkeln eines knienden Helfers (human wedge) und manuelle linkslaterale Uterusverlagerung durchgeführt werden [12]. Ist eine Kippung des Betts oder Tisches möglich, sollte eine linkslaterale Kippung um mehr als 20° erfolgen, um eine wirksame Aufhebung der AKK und eine effektive maximale Kraftentwicklung zur Thoraxkompression zu ermöglichen. Von der American Heart Association wird empfohlen, bei Schwangeren mit Herzstillstand den Standardprotokollen der kardiopulmonalen Reanimation unter Durchführung der oben beschriebenen Lagerungsmaßnahmen zu folgen [1].

Fazit für die Praxis

Das AKK ist eine typische Komplikation der Spätschwangerschaft, bei der in bis zu 8% mit schweren Verläufen gerechnet werden muss. Obwohl in der Literatur und auch in der klinischen Praxis den mütterlichen Symptomen die größte Beachtung geschenkt wird, liegt die eigentliche Problematik in einer unbemerkten Gefährdung des Kindes. Diese korreliert nur teilweise mit der mütterlichen Kreislaufsituation und kann bereits bei noch akzeptablen mütterlichen Kreislaufverhältnissen auftreten.

Der Anästhesist wird mit diesem Syndrom häufig in Situationen konfrontiert, in denen das Auftreten desselben durch Rückenlagerung der Schwangeren provoziert und durch anästhesiologische Maßnahmen begünstigt oder die Schwere des Syndroms zudem noch verstärkt wird. Auch unter Zeitdruck muss sich der Anästhesist rechtzeitig über ein mögliches AKK mit potenzieller mütterlicher und/oder kindlicher Gefährdung bewusst werden. Da keine verlässlichen Parameter zur Früherkennung einer kindlichen Gefährdung existieren, gilt es v. a., diese in der klinischen Situation frühzeitig zu antizipieren und rechtzeitig therapeutische Maßnahmen zu ergreifen. Besteht dennoch ein AKK weiter, muss der Anästhesist, um eine mütterliche und kindliche Gefährdung abzuwenden, über einen effizienten Entscheidungsalgorithmus verfügen.

Korrespondierender Autor

Dr. R.-T. Kiefer

Abteilung für Anästhesiologie und Intensivmedizin, Universitätsklinikum Tübingen, Hoppe-Seyler-Straße 3, 72076 Tübingen
E-Mail: thomas.kiefer@uni-tuebingen.de

► **Hohe mütterliche Letalität**

Unter Reanimationsbedingungen effektive Lagerungsmaßnahmen unverzichtbar

Literatur

1. American Heart Association (1997) Special resuscitation situations. In: Cummins RO (ed) Advanced cardiac life support. American Heart Association, Dallas, Texas, pp 11-1–11-19
2. Brizgys RV, Dailey PA, Shnider SM, Kotelko DM, Levinson G (1987) The incidence and neonatal effects of maternal hypotension during epidural anesthesia for cesarean section. Anesthesiology 67: 782–786
3. Campbell L, Klocke RA (2001) Update in nonpulmonary critical care. Implications for the pregnant patient. Am J Respir Crit Care Med 163: 1051–1054
4. Chestnut DH (1994) Obstetric anesthesia. Principles and practice. Mosby, St Louis
5. Gomar C, Fernandez C (2000) Epidural analgesia-anaesthesia in obstetrics. Eur J Anaesthesiol 17: 542–558
6. Humphrey M, Hounslow D, Morgan S (1973) The influence of maternal posture at birth on the fetus. J Obstet Gynaecol Br Commonw 80: 1075–1080
7. Jones SJ, Kinsella SM, Donald FA (2003) Comparison of measured and estimated angles of table tilt at caesarean section. Br J Anaesth 90: 86–87
8. Kinsella SM, Lohmann G (1994) Supine hypotensive syndrome. Obstet Gynecol 83: 774–788
9. Kinsella SM, Whitwam JG, Spencer JAD (1992) Reducing aortocaval compression: how much tilt is enough? BMJ 305: 539–540
10. Marcus MAE, Van Aken H (2000) Is blood pressure the best parameter to evaluate volume preload in obstetric anaesthesie. Curr Opin Anaesthesiol 13: 251–252
11. Mills GH, Chaffe AG (1994) Sleeping positions adopted by pregnant women of more than 30 weeks gestation. Anesthesia 49: 249–250
12. Rees SGO, Thurlow JA, Gardner IC, Scrutton JL, Kinsella SM (2002) Maternal cardiovascular consequences of positioning after spinal anesthesia for cesarean section: left 15° table tilt vs. laft lateral. Anaesthesia 57: 15–21
13. Rocke DA, Rout CC (1995) Volume preloading, spinal hypotension and caesarean section. Br J Anaesth 75: 257–259
14. Rout CC, Rocke DA (1999) Spinal hypotension associated with caesarean section. Anesthesiology 91: 1565–1567
15. Stamer UM, Wulf H (2001) Complications of obstetric anesthesia. Curr Opin Anaesthesiol 14: 317–322

aus: Der Anaesthesist 12/03, S. 1179–1190
DOI 10.1007/s00101-003-0612-x

R. Dettmeyer[1] · A. Reber[2] · [1] Institut für Rechtsmedizin, Bonn · [2] Spital Zollikerberg, Zollikerberg

Exitus letalis

Anästhesiologische und medizinrechtliche Aspekte

Zusammenfassung

Als relativ seltenes Ereignis wirft der „Exitus in tabula" eine Reihe von speziellen medizinrechtlichen Fragen auf, welche in diesem Artikel diskutiert werden. Beim „Exitus letalis" ist mit höherer Wahrscheinlichkeit ein Behandlungsfehlervorwurf zu befürchten, weil in diesem Falle für medizinische Laien die Annahme eines Behandlungsfehlers vermeintlich näher liegt als bei sonstigen Todesfällen im Krankenhaus. Fragen der Aufklärungspflicht und Verantwortlichkeit werden diskutiert. Wichtige Aspekte wie adäquate Kommunikation mit den Hinterbliebenen, transparente chronologische Dokumentation der Todesumstände, Fragen zur Todesbescheinigung und Obduktion zur Klärung der Todesursache, Klärung des Behandlungsvorwurfes, Schweigepflicht und Information der Haftpflichtversicherungsgesellschaft werden durchleuchtet. Im speziellen wird auf den „Exitus in tabula" eines Zeugen Jehovas eingegangen.

Schlüsselwörter

Anästhesie · Tod · Aufklärungspflicht · Medizinrechtliche Fragen · Behandlungsvorwurf · Mortalität

Death on the operating table.
Anaesthetic and medicolegal aspects and considerations

Abstract

Since death on the operating table is a relatively rare incident, it raises a number of special medicolegal questions that are discussed in this article. One of the major concerns for medical personnel is being accused of malpractice during treatment, as it is an obvious presumption on the part of laymen that death was directly related to the medical treatment as compared with other in-hospital deaths. Questions such as who is responsible for the issues of informed consent and liability are discussed. Other important aspects such as communication with the bereaved, transparent chronological documentation of the death circumstances, questions regarding certification of death, questions arising from the autopsy done to determine the reason for the death, questions about malpractice, legal requirements concerning confidential medical communication and information about what must be sent to the professional indemnity insurance company are elucidated. There is also some special information presented for cases that involve the deaths of Jehovah's Witnesses.

Keywords

Anaesthesia · Death · Informed consent · Medicolegal · Malpractice · Mortality

Relevanz des Themas

Die Mehrzahl aller durch eine Operation, ein diagnostisches Verfahren oder eine Anästhesie bedingten oder assoziierten Zwischenfälle verlaufen ohne bleibende Konsequenzen. Dennoch ist bei ca. 1% dieser Patienten mit potenziell bleibenden Schäden oder vital bedrohlichen Schädigungen zu rechnen.

▶ **Anästhesiologische Mortalität**

Die ▶ **anästhesiologische Mortalität** nahm in den letzten Jahrzehnten deutlich ab. Während sie zu Beginn der 50er-Jahre 37 pro 100.000 Anästhesien betrug, reduzierte sie sich 1987 auf ca. 0,54 pro 100.000 Anästhesien [2]. Diese Entwicklung brach auch in den letzten 15 Jahren nicht ab [17], bedingt durch Verbesserung der Voruntersuchung, ständig verbesserte Technologien, die Einführung neuer Anästhesieverfahren und fortgeschrittener Qualifikation der Anästhesisten, den Einsatz ausgeklügelter chirurgischer Techniken, eine Intensivierung der intra- und postanästhesiologischen Überwachung und nicht zuletzt dank verbesserter Kenntnis über pathophysiologische und pharmakologische Zusammenhänge. Dennoch birgt gerade dieser Fortschritt auch Gefahren in sich. Die heutigen Kosteneinsparungen im Gesundheitswesen führen dazu, dass – vor allem in der Nacht und an Wochenenden – auch in großen Kliniken für Notfälle nicht mehr immer genügend Personal mit optimaler Fachkompetenz zur Verfügung steht. Der zunehmend seltene Umgang mit kritischen Ereignissen (auch bedingt durch die Reduktion der Arbeitszeiten und somit zwangsläufig auch der klinischen Erfahrung) reduziert die Erfahrung im Risiko- und Ereignismanagement. Möglichkeiten eines kritischen Zwischenfalls werden u. U. gar nicht mehr in Erwägung gezogen, bzw. die Assoziation zu vorangegangenen, ähnlich gearteten Situationen fehlt [15]. Perioperative Todesfälle sollen nicht einfach zur Kenntnis genommen und als „Schicksalsschlag" gewertet werden, sondern ihre Ursachen sollen erfasst und analysiert werden können [14].

▶ **„Exitus in tabula"**
Für medizinische Laien liegt die Annahme eines Behandlungsfehlers vermeintlich näher als bei sonstigen Todesfällen im Krankenhaus.
Plötzliche Todesfälle in zeitlicher Nähe zu einem Arztbesuch bzw. in unmittelbarem Anschluss an eine ärztliche Maßnahme bergen ein höheres Risiko für ein juristisches Nachspiel in sich als sonstige Todesfälle

Als relativ seltenes Ereignis wirft der ▶ **„Exitus in tabula"** eine Reihe von speziellen medizinrechtlichen Fragen auf, dies insbesondere weil für medizinische Laien die Annahme eines Behandlungsfehlers vermeintlich näher liegt als bei sonstigen Todesfällen im Krankenhaus. Studien zu Art und Häufigkeit von Behandlungsfehlervorwürfen konnten zeigen, dass plötzliche Todesfälle in zeitlicher Nähe zu einem Arztbesuch bzw. in unmittelbarem Anschluss an eine ärztliche Maßnahme ein weitaus höheres Risiko für ein juristisches Nachspiel in sich bergen als sonstige Todesfälle [11]. Beim „Exitus in tabula" sehen sich die behandelnden Ärzte mit einer Reihe von Fragen konfrontiert. Auch wenn ein Behandlungsfehler nicht offensichtlich vorliegt, ein Behandlungsvorwurf aber erhoben wird, ist die ▶ **Frage der Verantwortlichkeit** zu stellen. Der Anästhesist ist, solange er die Betreuung des Patienten übernommen hat, für die anästhesiologischen Komplikationen zuständig. Die „Vereinbarung über die Zusammenarbeit bei der operativen Patientenversorgung" zwischen dem Berufsverband Deutscher Anästhesisten und dem Berufsverband Deutscher Chirurgen regelt die Verantwortlichkeiten für die präoperative Phase, die Lagerung, die Planung und Durchführung des Operationsprogramms und die Aufteilung in der postoperativen Phase sehr genau [26]. Der Anästhesist übernimmt auch die Verantwortung für den Patienten bis zur Rückverlegung auf die Allgemeinstation, wenn in dem betreffenden Krankenhaus nicht eine abweichende Regelung getroffen ist. Sind auch nach der Rückverlegung noch Komplikationen zu erwarten, dann muss eine adäquate Überwachung durch den Operateur in Absprache mit dem Anästhesisten gewährleistet sein [26].

▶ **Frage der Verantwortlichkeit**
Die „Vereinbarung über die Zusammenarbeit bei der operativen Patientenversorgung" zwischen dem Berufsverband Deutscher Anästhesisten und dem Berufsverband Deutscher Chirurgen regelt die Verantwortlichkeiten

Aufklärung des Patienten über potenziell letale Risiken

Operateur und Anästhesist haben ihr konkretes Vorgehen zur Vermeidung jedes zusätzlichen Risikos im Einzelfall abzustimmen, zunächst ist jedoch jeder für sein Arbeitsgebiet aufklärungspflichtig [8]. Soweit ein aufklärungspflichtiges Risiko sich derart akut realisieren kann, dass es zum „Exitus in tabula" kommen könnte, gilt nach der Rechtsprechung des Bundesgerichtshofes der Grundsatz, dass immer auch über das schwerste in Betracht kommende Risiko des ärztlichen Eingriffs aufzuklären ist [7]. Dies gilt unabhängig von der statistischen Wahrscheinlichkeit bzw. Unwahrscheinlich-

Soweit ein aufklärungspflichtiges Risiko sich derart akut realisieren kann, dass es zum „Exitus in tabula" kommen könnte, gilt, dass immer auch über das schwerste in Betracht kommende Risiko aufzuklären ist

keit eines letalen Zwischenfalls, insbesondere ist über sog. ▶ **„eingriffstypische Risiken"** immer aufzuklären. Die Frage der Vorhersehbarkeit einer Komplikation ist auch bei retrospektiver Betrachtung etwa durch einen medizinischen Fachgutachter immer zu beurteilen aus der Sicht des aufklärungspflichtigen Arztes in der Situation ex ante.

Im Falle eines „Exitus in tabula" und unterstellter medizinischer Therapie lege artis wird eine der ersten Fragen aus juristischer Sicht dahin gehen, ob der Patient im Bewusstsein des gegebenen Risikos in den ärztlichen Eingriff eingewilligt hat. Die dann überaus bedeutsam werdende Qualität und Quantität der vorherigen ärztlichen Aufklärung sollten als solches umfänglich dokumentiert sein und die dem Patienten mitgeteilten ausführlichen Informationen enthalten. Die Dokumentation von ärztlicher Seite, es habe sich ein leider nicht immer zuverlässig vermeidbares letales Risiko realisiert, über dessen möglichen, wenn auch unwahrscheinlichen Eintritt der Patient zuvor ausführlich informiert wurde, sollte – und sei es als Wahrscheinlichkeitsdiagnose oder Verdachtsdiagnose – nach jedem Fall von „Exitus in tabula" erfolgen.

Ausstellen der Todesbescheinigung

Das Ausstellen der obligaten Todesbescheinigung durch die behandelnden Ärzte ruft im Falle späterer Vorwürfe leicht den Verdacht hervor, die Angaben in der Todesbescheinigung könnten „geschönt" sein, dies insbesondere, wenn eine Objektivierung der Todesursache durch eine Obduktion unterblieben ist. Es ist daher zu empfehlen, bei Fällen von „Exitus in tabula" einen unbeteiligten Arzt zum Ausstellen der Todesbescheinigung heranzuziehen. Dabei sollte darauf geachtet werden, dass dieser Arzt nicht in einem unmittelbar weisungsgebundenen Verhältnis zu den behandelnden Ärzten steht. Beim „Exitus in tabula" liegt die Annahme eines „nicht-natürlichen Todes" (dazu unten) regelmäßig doch recht nahe, sodass jeder herangezogene externe Arzt wohl zu einer entsprechenden Angabe in der ungeklärten Todesbescheinigung tendieren wird, zumindest aber wird die Angabe einer „Todesart" erfolgen. Keinesfalls darf trotz gegenteiliger Anhaltspunkte ein „natürlicher Tod" bescheinigt werden. Ein anderes Verhalten könnte verstanden werden als Strafvereitelung bzw. versuchte Strafvereitelung gemäß § 258 Abs.1+4 StGB [23].[1]

Festlegung der Todesart

Bei dem Begriff „Todesart" handelt es ich um einen juristisch zu verstehenden Terminus, der auf den Todesbescheinigungen der Bundesländer angegeben werden muss als „natürlich" oder „nicht-natürlich", in einigen Bundesländern kann „ungeklärt" (Schweiz: „unklar") angekreuzt werden. Gängig sind folgende Definitionen bzw. Definitionsversuche:

— ▶ **Natürlicher Tod**: ein Tod aus krankhafter Ursache, der völlig unabhängig von rechtlich bedeutsamen äußeren Faktoren eingetreten ist.
— ▶ **Nicht-natürlicher Tod**: ein Todesfall, der auf ein von außen verursachtes, ausgelöstes oder beeinflusstes Geschehen zurückzuführen ist.

Beispiel 1: Letale Dissektion der A. coronaria sinistra bei Stent-Implantation

Unmittelbar nach Anlage eines Stents kam es bei einem 58-jährigen Patienten mit koronarer Dreigefäßerkrankung zu einer akuten Dissektion der A. coronaria sinistra und therapierefraktärem Kammerflimmern. Über diese seltene, aber mögliche Komplikation war der Patient zuvor aufgeklärt worden.

Da in diesem Beispiel der Patient ohne den ärztlichen Eingriff nicht zum gegebenen Zeitpunkt verstorben wäre, liegt ein nicht-natürlicher Tod vor (dazu auch Bei-

▶ **Eingriffstypische Risiken**

Qualität und Quantität der ärztlichen Aufklärung sollten umfänglich dokumentiert sein

Bei Fällen von „Exitus in tabula" sollte ein unbeteiligter Arzt zum Ausstellen der Todesbescheinigung herangezogen werden

▶ **Natürlicher Tod**

▶ **Nicht-natürlicher Tod**

---

[1] Paragraphenangaben beziehen sich auf bundesdeutsche Gesetze, die juristische bzw. gesetzgeberische Problematik stellt sich jedoch im schweizerischen Bundes- bzw. Kantonsrecht ebenso wie in Österreich in gleicher Weise.

spiel 3). Das Unbehagen Außenstehender bzw. „der Juristen" rührt in solchen Fällen aber daher, dass mit der Angabe in der Todesbescheinigung der diese Bescheinigung ausstellende Arzt, der häufig zugleich der behandelnde Arzt ist, selbst darüber entscheidet, ob Anhaltspunkte für einen Behandlungsfehler vorliegen.

Andere Formulierungen lauten: Ein „nicht-natürlicher Tod" ist anzugeben bei Anhaltspunkten für einen Tod durch Selbstmord, Unfall, durch eine rechtswidrige Tat im Sinne des § 11 Abs. 1 Nr. 5 Strafgesetzbuch (StGB) oder sonst bei einem durch Einwirkungen von außen herbeigeführten Tod. Nach diesem Verständnis vom Begriff des „nicht-natürlichen Todes" kann ein „Exitus in tabula" als ein „von außen ausgelöstes Geschehen" betrachtet werden. Dies muss aber nicht der Fall sein, wie Beispiel 2 zeigt.

Beispiel 2: Zweizeitige Ruptur eines Aortenaneurysmas

Ein Patient erleidet eine zweizeitige Ruptur eines Aortenaneurysma. Er gelangt zur Operation des Aneurysmas rechtzeitig in den Operationssaal. Dort kommt es jedoch mit Beginn der Operation zu einer weiteren transmuralen Ruptur der Aortenwand. Trotz aller Maßnahmen verstirbt der Patient im hämorrhagisch-hypovolämischen Schock.

Hier ist Anlass der Operation ein bereits begonnenes akutes Krankheitsgeschehen. Der ärztliche Eingriff als solches kann nicht als Rupturursache angesehen werden. Der Patient wäre auch ohne Operation zum gegebenen Zeitpunkt gestorben. Es liegt ein natürlicher Tod vor.

Beispiel 3 Letale Blutung nach Punktion eines malignen Lungentumors

Im Rahmen eines diagnostischen Eingriffs wurde ein gut vaskularisierter Lungentumor endoskopisch biopsiert, und es kam zu einer massiven letalen Blutung in den Respirationstrakt. Über diese seltene Nebenwirkung war der Patient zuvor ordnungsgemäß aufgeklärt worden.

Die Todesursache war unstreitig, nicht aber die Todesart:

- ▶ **Ansicht der Mediziner:** Die tumorbedingte Blutung sei selbstverständlich auf dem Boden der Grunderkrankung – Lungenmetastase eines Malignoms – erfolgt, mithin Folge einer vorbestehenden inneren Erkrankung, es liege also ein „natürlicher Tod" (Todesart: natürlich) vor. Dies umso mehr, als der ärztliche Eingriff in jeder Hinsicht entsprechend den Regeln der ärztlichen Kunst durchgeführt worden sei.

▶ **Ansicht der Juristen:** Die Juristen stellten die Frage, ob der Patient ohne den ärztlichen Eingriff, die Punktion des Lungentumors, auch zum gegebenen Zeitpunkt gestorben wäre oder ob der Patient nicht sonst trotz seines Tumorleidens noch (relativ) lange gelebt hätte. Danach sei zuzugestehen, dass der Patient jedenfalls ohne die endoskopische Tumorbiopsie nicht am Eingriffstag auf dem Operationstisch verstorben wäre. Da der ärztliche Eingriff, die Bronchoskopie mit Punktion, somit als von außen einwirkendes Ereignis zum gegebenen Zeitpunkt zum Tode geführt habe, liege ein nicht-natürlicher Tod vor. Darüber hinaus wird argumentiert, es könne nicht angehen, dass die behandelnden Ärzte selbst darüber befinden, ob ihnen ein Behandlungsfehler unterlaufen ist. Der geschilderte Fall wurde nie gerichtlich entschieden.

Eine unklare Todesart soll immer dann angegeben werden, wenn dem Leichenschauarzt eine Entscheidung zwischen einer „natürlichen" und einer „nicht-natürlichen" Todesart nicht möglich ist. Eine Legaldefinition der Begriffe „natürlicher Tod" oder „nicht-natürlicher Tod", gibt es nicht [10]. Die Angabe eines „nicht-natürlichen Todes" führt automatisch zur Einschaltung der Polizei- und Gemeindebehörden, diese sind gemäß § 159 Abs.1 deutschen Strafprozessordnung (StPO) zur sofortigen Anzeige an die Staatsanwaltschaft oder an das Amtsgericht verpflichtet. Die automatische Meldung an die Polizei über die Gemeindebehörde nach Kenntnis von der Angabe „nicht-natürlicher Tod" im nicht-vertraulichen Teil der Todesbescheinigung erfolgt allerdings zeitlich verzögert, da

▶ Ansicht der Mediziner

▶ Ansicht der Juristen

die Todesbescheinigung erst überbracht werden muss. Als „nicht-natürlicher Tod" im Sinne des § 159 Abs.1 StPO soll nach der Kommentarliteratur auch gelten der Tod bei/nach Operation wenn „wenigstens entfernte konkrete Anhaltspunkte für einen Kunstfehler oder für sonstiges Verschulden des behandelnden Personals vorliegen" [11]. Dieses Verständnis löst allerdings nicht die problematische Frage, wer im Vorfeld beim Ausfüllen der Todesbescheinigung zu entscheiden hat über das Vorliegen derartiger „konkreter Anhaltspunkte" bzw. ein „sonstiges Verschulden".

Nicht-natürlicher Tod oder unklare Todesart

Mitgeteilt an die Ermittlungsbehörden wird der Verdacht auf einen „nicht-natürlichen Tod" oder eine „ungeklärte Todesart". In beiden Fällen folgen zunächst Maßnahmen zur weiteren Abklärung, also eine ▶ **Beweiserhebung** in deren Rahmen – jedenfalls wenn ein Behandlungsfehlervorwurf als Möglichkeit gegeben ist – auch eine ▶ **gerichtliche Obduktion** vorgenommen wird.

▶ **Beweiserhebung**
▶ **Gerichtliche Obduktion**

Bei „unklaren" Todesfällen liegen zwar keine konkreten Anhaltspunkte für eine strafbare Handlung vor [1, 28]. Diese außergewöhnlichen Todesfälle treten aber derart plötzlich und unerwartet auf, dass doch gewisse Zweifel bestehen, ob nicht ein strafrechtlich relevantes Verhalten einer Person mitspielen könnte. Außergewöhnliche Todesfälle sind den „Behörden" zu melden. Im Kanton Zürich teilen die Ärzte solche Ereignisse nicht direkt der Polizei oder den Untersuchungsbehörden mit, sondern nehmen Kontakt mit dem Institut für Rechtsmedizin (IRM) der Universität Zürich auf. Das IRM übernimmt jeweils die Meldung an die Ärztegruppe der Bezirksanwaltschaft. Dieses Vorgehen hat sich bewährt und vermeidet die Meldung von außergewöhnlichen Todesfällen, die gar keine sind [1].

Feststellung der Todesursache

Gibt es aus medizinischer Sicht keinerlei Anhaltspunkte für die Ursache des plötzlichen Todes, der immerhin, was zunächst ebenfalls zu unterstellen ist, trotz optimal vorgenommener Reanimationsmaßnahmen nicht vermeidbar war, dann sollte eine Obduktion angeordnet werden. In einem hohen Prozentsatz führt schon das Ergebnis der Obduktion selbst zu einer Exkulpation der behandelnden Ärzte. Im weiteren Verfahren kommen auf der Grundlage der Obduktionsergebnisse erstellte Zusammenhangsgutachten zur Frage der Kausalität zwischen einem behaupteten oder tatsächlichen Behandlungsfehler und dem Eintritt des Todes ebenfalls ganz überwiegend zu einem die behandelnden Ärzte exkulpierenden Ergebnis. Bei gegebenem Risiko eines Behandlungsfehlervorwurfes und unklarer Beweislage für einen „natürlichen" Tod ist eine Obduktion in jedem Fall zu empfehlen.

Gibt es aus medizinischer Sicht keinerlei Anhaltspunkte für die Ursache des plötzlichen Todes, sollte eine Obduktion angeordnet werden

Der obduzierende Pathologe ist unter Umständen gesetzlich verpflichtet, seinerseits die Ermittlungsbehörden (Polizei, Staatsanwaltschaft) zu informieren, wenn ihm während der Sektion Anhaltspunkte für einen „nicht-natürlichen Tod" bekannt werden. Die geschilderte Situation kann durchaus dazu führen, dass eine Obduktion von vornherein nicht angestrebt wird. Wird aber nach einem „Exitus in tabula" auf die Möglichkeit einer Obduktion verzichtet, kann dies später auch als ▶ **Versuch der Vertuschung** interpretiert werden.

Bei gegebenem Risiko eines Behandlungsfehlervorwurfes und unklarer Beweislage für einen „natürlichen" Tod ist eine Obduktion in jedem Fall zu empfehlen

▶ **Versuch der Vertuschung**

Im Kanton Zürich erfolgen die Obduktionen durch das Institut für Rechtsmedizin. Obduktionsaufträge sollten nicht an den „hauseigenen" Pathologen erteilt werden. Einerseits stehen Haftpflichtansprüche gegen das Spital oder die Arztkollegen zur Diskussion, sodass die Pathologen befangen sind oder zumindest der Anschein erweckt werden könnte. Andererseits sind Pathologen nicht ausgebildet in Bezug auf forensische Aspekte [1].

Rechtsgrundlage für die Obduktion ist der im Einzelfall geltende Krankenhausaufnahmevertrag, ggf. liegt also eine zu Lebzeiten erteilte Zustimmung des Patienten vor, unter Umständen müssen aber die Hinterbliebenen um ihre Zustimmung gebeten werden (erweiterte Zustimmungslösung), bzw. ihnen muss die Möglichkeit des Widerspruchs gegen eine Obduktion eingeräumt werden (Widerspruchslösung).

Rechtsgrundlage für die Obduktion ist der im Einzelfall geltende Krankenhausaufnahmevertrag

Überlegenswert ist daher bei erhobenem Behandlungsfehlervorwurf der in der rechts-
medizinischen Praxis durchaus vorkommende Weg der ▶ **Selbstanzeige zur Klärung möglicher Vorwürfe**. Dann werden die Ermittlungsbehörden wegen des Verdachts einer fahr-
lässigen Tötung tätig und ermitteln entweder zunächst gegen Unbekannt, gegen einen benannten verantwortlichen Arzt oder auch nur im Rahmen einer sog. Todesermittlungs-
sache. Ergeht ein gerichtlicher Obduktionsbeschluss als Folge einer Selbstanzeige wegen eines von wem auch immer behaupteten Behandlungsfehlers, dann können die to-
tensorgeberechtigten Angehörigen eine Obduktion im Normalfall nicht verhindern [9].

Dokumentation beim Exitus in tabula

Mehr noch als sonst üblich ist bei Fällen von „Exitus in tabula" eine möglichst sorgfältige Dokumentation der Todesumstände dringend anzuraten. Wird die bloße Tatsache
des Todeseintritts unter unmittelbarer ärztlicher Kontrolle auf dem Operationstisch im
Zustand der Bewusstlosigkeit von den Angehörigen oder auch den zuständigen Ermitt-
lungsbeamten (ungerechtfertigterweise) als Indiz für einen Behandlungsfehler interpretiert, so kann die Dokumentation klarer und den Todeseintritt plausibel nachvollziehbar machender Umstände einen Anfangsverdacht auf das Vorliegen eines Behandlungsfehlers unter Umständen wieder entkräften. Die Dokumentation soll selbstverständlich die gegebenen Fakten enthalten. Soweit diese keinen eindeutigen Schluss zulassen,
bestehen aber auch keine Bedenken, wenn aus medizinischer Sicht Überlegungen zur
Ursache des „Exitus in tabula" – abgesetzt von der Dokumentation reiner Daten – fest-
gehalten werden. Auf diesem Wege kann auch dokumentiert werden, ob eine Obduktion angestrebt wird bzw. warum diese nicht zustande kam.

Abweichungen vom üblichen und zunächst geplanten Anästhesie- bzw. Operationsver-
lauf sind immer zu dokumentieren [6]. Hilfreich kann die nachträgliche Erstellung eines
▶ **Gedächtnisprotokolles** sein, in dem insbesondere die Sichtweise der behandelnden Ärzte in der Situation ex ante geschildert wird. Dabei ist die Frage zu stellen, ob in der präoperativen Situation die Indikation zum vorgenommenen Eingriff gegeben bzw. zumindest
vertretbar war. Neben einer Bejahung dieser Frage kann von Bedeutung sein, zu welchem
Zeitpunkt des ärztlichen Eingriffs es zum plötzlichen reanimationspflichtigen Zustand des
Patienten kam und wie darauf reagiert wurde. Die ▶ **transparente chronologische Dokumentation** bzw. Schilderung des Geschehenen einschließlich der ärztlichen Bemühungen
um eine Rettung des Lebens können den Hinterbliebenen helfen, Verständnis für die besondere Situation der medizinischen Behandlung eines Patienten mit einem mehr oder
weniger bekannten Risikoprofil zu entwickeln. Dies macht den Todeseintritt nachvollziehbar, leichter akzeptierbar und senkt das Risiko eines Behandlungsfehlervorwurfes.

Pflicht zur Offenbarung eines Behandlungsfehlers?

Wenn Ärzte zum Schluss kommen, möglicherweise einen Fehler gemacht zu haben, so
ziehen sie es vor, sich zuerst einem durch einen nicht an den anästhesiologischen und
operativen Maßnahmen beteiligten Arzt anzuvertrauen. Oft besteht die Unsicherheit,
ob ein bestimmtes Ereignis zu melden ist. Häufig kann erst nach der Obduktion entschieden werden, ob die Anhaltspunkte für einen Behandlungsfehler sich derart konkreti-
siert haben, dass ein formelles Ermittlungsverfahren gegen die behandelnden Ärzte zu
eröffnen ist und die Staatsanwaltschaft ihrer Ermittlungspflicht nachzukommen hat
(§ 160 Abs. 1 StPO). In jeder Phase der Ermittlungen haben Polizei und Staatsanwaltschaft
aber nicht nur die einen potenziellen Beschuldigten belastendenden, sondern auch die
entlastenden Umstände zu ermitteln (▶ **Pflicht zur Wahrheitsfindung**) [27]. Wird tatsächlich ein Verstoß gegen anerkannte Regeln der medizinischen Wissenschaft – also
ein Behandlungsfehler – festgestellt, so ist damit noch nicht die Kausalität zwischen
dem Behandlungsfehler und dem Eintritt des Todes nachgewiesen.

Die Angabe „nicht-natürlicher Tod" beinhaltet auch bei Fällen von „Exitus in tabula"
in keiner Weise die Unterstellung, es sei schuldhaft zu einem Behandlungsfehler gekom-
men. Grundsätzlich kann aber auch bei multimorbiden Menschen ein Behandlungsfeh-

ler zur ▶ **Vorverlegung des Todeszeitpunktes** führen. Die Rechtsprechung des Bundesgerichtshofes lässt zur Bejahung eines Straftatbestandes zunächst jede Vorverlegung des Todeszeitpunktes als Folge einer ärztlichen Maßnahme genügen, auch dann, wenn der Patient ohnehin an einer bestimmten Erkrankung in absehbarer kurzer Zeit verstorben wäre [3]. Mit dieser Sichtweise sollen – zu Recht – auch schwerstkranke Patienten, deren baldiger Tod zu befürchten ist, vom strafrechtlichen Schutz der Tötungsdelikte erfasst werden. Die Tatsache, dass ein Patient sich bereits im Finalstadium einer Grunderkrankung befindet, darf nicht dazu führen, in dem jedenfalls iatrogen durch eine unerwünschte Nebenwirkung ausgelösten „Exitus in tabula" zwanglos einen „natürlichen Tod" zu sehen.

Wenn ▶ **Angehörige** den Ärzten den Vorwurf machen, sie seien für den Tod des Patienten verantwortlich, kommt es vor, dass Ärzte den Todesfall melden, selbst wenn die Voraussetzungen für einen außergewöhnlichen Todesfall nicht erfüllt sind [1]. Dadurch können die Ärzte dem später allenfalls erhobenen Vorwurf der Vertuschung eines Fehlers wirkungsvoll entgegentreten. Eine unmittelbare gesetzliche oder standesrechtliche Pflicht zur Offenbarung eines eigenen oder fremden Behandlungsfehlers gegenüber den Hinterbliebenen existiert nicht, auch nicht für Fälle von Exitus in tabula [10]. Soweit Stellungnahmen abgegeben werden, können die Tatsachen als solche ohne medizinische und/oder rechtliche Wertung dargelegt werden. Das Eingeständnis eines eigenen Verschuldens bzw. ein Schuldanerkenntnis darf gegenüber der Patientenseite nicht erfolgen. Bei Fragen dürfen die Hinterbliebenen nicht getäuscht werden. Wurde von allgemein üblichen Behandlungsmethoden abgewichen, so können die Gründe für das Abweichen dargelegt werden. Zu der Frage, ob diese Gründe eine Abweichung tatsächlich rechtfertigen und ob ein unter Umständen vorwerfbar fehlerhaftes Verhalten vorliegt, braucht sich der mit einem Vorwurf konfrontierte Arzt nicht äußern [4]. Soweit in Einzelfällen von den Gerichten eine Pflicht zur Offenbarung eines eigenen oder fremden Behandlungsfehlers bejaht wurde, handelt es sich um Fälle, bei denen diese Offenbarung erforderlich war zur weiteren medizinisch optimalen Behandlung des Patienten bzw. um Gefahren von diesem abzuwenden [5]. Beim „Exitus in tabula" stellt sich diese Problematik nicht.

Nicht selten werden Behandlungsfehlervorwürfe in arztstrafrechtlichen Ermittlungsverfahren nach rechtsmedizinischer Erfahrung an den medizinischen Fakten vorbei vorgetragen mit dem Ausdruck erheblicher emotionaler Betroffenheit. Das ruhige und sachliche Bemühen um Klärung, verbunden unter Umständen auch mit dem Angebot, die Geschehnisse gemeinsam mit einer qualifizierten Vertrauensperson der Angehörigen zu erörtern, kann häufig ein juristisches Nachspiel vermeiden.

Durchbrechen der Schweigepflicht im Falle eines Behandlungsfehlervor wurfes

Die ▶ **ärztliche Schweigepflicht** ist seit jeher anerkannte unabdingbare Voraussetzung eines vertrauensvollen Verhältnisses zwischen Arzt und Patient, ohne das ein erfolgreiches ärztliches Wirken nicht vorstellbar ist. Die ärztliche Schweigepflicht ist strafrechtlich (§ 203 StGB) und standesrechtlich (§ 9 MBO-Ä 1997) verankert. Es gilt: Rechtfertigungsbedürftig ist nicht das Schweigen des Arztes, sondern die Offenbarung von Patientengeheimnissen.

Gemäß § 203 Abs. 4 StGB bzw. § 9 Abs. 1 MBO-Ä 1997 gilt die ärztliche Schweigepflicht auch über den Tod hinaus. Ein „Exitus in tabula" rechtfertigt für sich allein zunächst noch nicht die Durchbrechung der ärztlichen Schweigepflicht. Allerdings wird regelmäßig das vorangegangene Verhalten des Patienten als meist konkludentes Einverständnis mit der Weitergabe von Informationen zumindest an seine nächsten Angehörigen angesehen werden dürfen. Da eine Entbindung von der ärztlichen Schweigepflicht nach dem Tode des Patienten nicht durch die Angehörigen erfolgen kann – es handelt sich um ein sog. ▶ **höchstpersönliches Recht** – , bleibt allein die Abwägung des Arztes, ob eine Offenbarung von Patientengeheimnissen mit dessen mutmaßlicher Einwilligung erfolgen darf. Grundsätzlich wird man hier unterstellen können, dass ein Patient, der plötzlich und unerwartet auf dem Operationstisch verstorben ist, einer gewünschten Aufklärung des Geschehens nicht die ärztliche Schweigepflicht entgegenhalten

▶ **Vorverlegung des Todeszeitpunktes**

▶ **Angehörige**

Eine unmittelbare gesetzliche oder standesrechtliche Pflicht zur Offenbarung eines eigenen oder fremden Behandlungsfehlers gegenüber den Hinterbliebenen existiert nicht.
Das Eingeständnis eines eigenen Verschuldens bzw. ein Schuldanerkenntnis darf gegenüber der Patientenseite nicht erfolgen.
Bei Fragen dürfen die Hinterbliebenen nicht getäuscht werden

Das ruhige und sachliche Bemühen um Klärung kann häufig ein juristisches Nachspiel vermeiden

▶ **Ärztliche Schweigepflicht**

Rechtfertigungsbedürftig ist nicht das Schweigen des Arztes, sondern die Offenbarung von Patientengeheimnissen.
Die ärztliche Schweigepflicht gilt auch über den Tod hinaus

Eine Entbindung von der ärztlichen Schweigepflicht nach dem Tode des Patienten kann nicht durch die Angehörigen erfolgen
▶ **Höchstpersönliches Recht**

würde. Dies gilt auch und gerade für den Fall eines möglichen Behandlungsfehlers. Soweit ein Behandlungsfehler tatsächlich gegeben ist und sich legitime rechtliche Interessen damit verbinden, wird man davon ausgehen müssen, dass eine Offenbarung des Geschehenen vom (ehemaligen) Patienten sogar gewünscht wird. Kommt es zu einem Behandlungsfehlervorwurf und werden rechtliche Schritte angedroht, dann wird der betroffene Arzt zum Zwecke der Wahrnehmung eigener legitimer Interessen die Schweigepflicht in dem Umfang verletzen dürfen, wie dies zur Klärung des Sachverhaltes und zur eigenen legitimen Verteidigung erforderlich ist [13, 18]. Die Weitergabe von Informationen darf selbstverständlich nur gegenüber angerufenen Institutionen erfolgen, die zur Klärung der Vorwürfe in rechtlich zulässiger Weise tätig werden (Gutachterkommissionen der Ärztekammern, Medizinischer Dienst der Krankenkassen, beauftragte Privatgutachter, staatsanwaltschaftlich bzw. gerichtlich beauftragte Gutachter, Gutachter der eigenen Haftpflichtversicherung). Stellungnahmen zu Details des Geschehenen gegenüber den Medien sollten gänzlich unterbleiben. Dies auch dann, wenn – womöglich in reißerischer Form – entsprechende Berichte erschienen sind. Hier genügt der einfache schriftliche Hinweis, die Geschehnisse/Vorwürfe würden sowohl intern als auch im Rahmen eines geordneten Verfahrens geprüft. Erst nach dieser Überprüfung könnten weitere Aussagen getroffen werden.

Obliegenheiten gegenüber der eigenen Haftpflichtversicherung

Mit der unter Umständen vorschnellen Einräumung eines eigenen Verschuldens wird ein Haftpflichtanspruch möglicherweise ganz oder teilweise anerkannt. Dies kann einen Verstoß gegen versicherungsrechtliche Obliegenheitspflichten darstellen, die Haftpflichtversicherung des Arztes kann dann unter Umständen die Leistung verweigern. Soweit die Originaldokumentation zunächst bei den behandelnden Ärzten verbleibt, es aber wegen eines Behandlungsfehlervorwurfes zu einer Korrespondenz mit der eigenen Haftpflichtversicherung kommt, sollte diese Korrespondenz von den Krankenunterlagen getrennt aufbewahrt werden. Nicht selten kommt es vor, dass bei späterer Beschlagnahme der Krankenunterlagen diese Korrespondenz mit der eigenen Haftpflichtversicherung auch in die Hände der Ermittlungsbehörden gelangt, was vermieden werden sollte. Die eigene Haftpflichtversicherung ist über das Geschehene vollständig zu informieren (OLG Bremen NJW 1992, 2366), bei angestellten Ärzten, die über das Krankenhaus versichert sind, erfolgt die Weitergabe von Informationen regelmäßig über die Krankenhausverwaltung.

Verfahren zur Klärung des Behandlungsfehlervorwurfes nach „Exitus in tabula"

Beim „Exitus in tabula" mit nachfolgendem Behandlungsfehlervorwurf gibt es ebenso wie bei sonstigen Behandlungsfehlervorwürfen mehrere Möglichkeiten der Klärung. Regelmäßig liegt die Initiative bei denjenigen, die den Behandlungsfehlervorwurf erheben, also im Regelfall bei den Hinterbliebenen. Auf das ▶ **Procedere bei staatsanwaltschaftlichen Ermittlungsverfahren** gegen Ärzte wurden kürzlich in dieser Zeitschrift hingewiesen [22]. Neben einer unmittelbaren Auseinandersetzung des Patienten bzw. seines Anwaltes mit der Haftpflichtversicherung des behandelnden Arztes kommt ein ▶ **Verfahren vor den Gutachterkommissionen bzw. Schlichtungsstellen der Landesärztekammern** in Betracht. Dieses Verfahren ist für den Patienten und den Arzt kostenfrei, allerdings darf ein staatsanwaltschaftliches bzw. gerichtliches Verfahren nicht gleichzeitig anhängig sein, und beide Parteien – Arzt und Patient – müssen einem Verfahren vor den Gutachterkommissionen bzw. Schlichtungsstellen zustimmen.

„Exitus in tabula" eines Zeugen Jehovas

Bei Zeugen Jehovas befreit der Patient die behandelnden Ärzte von jeder Haftung für Schäden, die auf seine Ablehnung der Gabe von Blutprodukten zurückzuführen sind

Tabelle 1

Checkliste zu Erstintervention und Follow-up

Wer muss wann von wem benachrichtigt werden: Dienstvorgesetzter? Ärztlicher Direktor? Verwaltungsleiter? Angehörige? Betreuer? Haftpflichtversicherung?

Aufgebot Behörden (ja/nein); Meldepflicht – explizit oder über die Todesbescheinigung?

Umgang mit dem Leichnam (separate Lagerung, Vermeiden jeder Manipulation am Leichnam, Materialien wie Kanülen, Tubus, Katheter, Drainagen etc. am Leichnam belassen)

Umgang mit Beweisstücken/Dokumenten (Vollständigkeit der Krankenunterlagen kontrollieren; Kopie für eigene Zwecke, falls Beschlagnahme zu befürchten ist)

Protokollierung und Dokumentation (schriftlicher Bericht bzw. Gedächtnisprotokoll)

Schaffung von Transparenz durch klare und koordinierte Kommunikation (ein Ansprechpartner insbesondere für die Hinterbliebenen)

Vereinbarung mit der Krankenhausdirektion (interne Meldung)

Orientierung der Angehörigen (professionelle Moderation), Mitarbeiter

Presse (kurze sachliche Information, ggf. Erläuterung des Verfahrens zur Klärung des Todesfalls)

Rechtliche Nachbearbeitung, Clearingstelle für Schadenfälle, Mitarbeit bei der Gutachterkommission bzw. Schlichtungsstelle für ärztliche Haftpflichtfragen

Betreuung des betroffenen Teams, Coaching

(s. unten). Dieses limitierte Einverständnis des Patienten mit einer medizinischen Behandlung ist für die behandelnden Ärzte rechtlich bindender Bestandteil des ▶ **Arzt-Patienten-Vertrages** und entspricht dem ▶ **Grundsatz der Patientenautonomie**, wonach der Wille des Patienten Vorrang hat („Voluntas aegroti – suprema lex"). Nach dem eindeutig geäußerten Willen des Patienten verbieten sich auch Überlegungen, ob bei Eintritt einer lebensbedrohlichen Situation der Patient möglicherweise seine Ansicht ändern würde, wenn er dies noch könnte. Da die Anordnung des Zeugen Jehovas keinerlei Ausnahmesituation bestimmt, darf auch bei drohendem Tod kein Blut transfundiert werden. Wollen die behandelnden Ärzte das Risiko eines „Exitus in tabula" als Folge der absprachegemäß unterlassenen Gabe von Blut nicht eingehen, so können sie bei Elektiveingriffen den Abschluss des Behandlungsvertrages verweigern. Auch der Arzt ist, wie sich aus § 7 MBO-Ä 1997 [19] ergibt, frei, eine Behandlung abzulehnen, wenn kein Notfall vorliegt und keine besondere rechtliche Verpflichtung gegeben ist.

In einem Fall des OLG München war als Folge von Komplikationen unerwartet die Notwendigkeit der Gabe von Blutprodukten entstanden. In einer solchen Situation soll sich der behandelnde Arzt nach einem lesenswerten aktuellen Urteil des OLG München auf sein eigenes Gewissen berufen können, eine zuvor erfolgte schriftliche Weisung des Patienten in Form einer sog. ▶ **Patientenverfügung** sei nicht unter allen Umständen rechtsverbindlich [20]. Dieses äußerst kritisch zu betrachtende Urteil missachtet den eindeutigen Patientenwillen und argumentiert, es sei die religiös motivierte Gewissensentscheidung des Patienten gegen die dem Standesethos und dem eigenen Selbstverständnis verpflichtete Gewissensentscheidung des Arztes gestellt. Ob andere Gerichte dieser faktischen Einschränkung des Grundsatzes „Voluntas aegroti – suprema lex" folgen werden, bleibt abzuwarten.

Kommt es bei einem Zeugen Jehovas als Folge der unterlassenen Gabe von Bluttransfusionen zum „Exitus in tabula", so wäre von einem „nicht-natürlichen Tod" auszugehen. Aus dem Urteil ging weiter hervor, dass Schadensersatzansprüche bei absprachewidriger Gabe von Blutprodukten jedenfalls eine erhebliche Begrenzung erfahren dürften, wenn sie denn im Grundsatz bejaht werden sollten. Im Grundsatz bleibt die Frage, ob Zeugen Jehovas entgegen ihrer Anordnung bei drohendem Tod im Falle der Bewusstlosigkeit Blut gegeben werden darf, in Rechtsprechung und Strafrechtsliteratur umstritten [24]. Gesondert betrachtet werden muss die Situation von Minderjährigen, deren Eltern den Zeugen Jehovas angehören. Hier muss im Ernstfall ein Sorgerechtsmissbrauch gerichtlich geprüft werden mit der möglichen Konsequenz, dass den Eltern das sog. medizinische Sorgerecht entzogen und ein entscheidungsbefugter Betreuer bestellt wird.

▶ **Arzt-Patienten-Vertrages**

▶ **Grundsatz der Patientenautonomie**

Der Arzt ist frei, eine Behandlung abzulehnen, wenn kein Notfall vorliegt und keine besondere rechtliche Verpflichtung gegeben ist

▶ **Patientenverfügung**

Die Frage, ob Zeugen Jehovas entgegen ihrer Anordnung bei drohendem Tod im Falle der Bewusstlosigkeit Blut gegeben werden darf, ist in Rechtsprechung und Strafrechtsliteratur umstritten

Fazit

Beim „Exitus in tabula" ist mit höherer Wahrscheinlichkeit ein Behandlungsfehlervorwurf zu befürchten. Neben der adäquaten Kommunikation mit den Hinterbliebenen ist auf eine sorgfältige Dokumentation des Geschehenen zu achten, auf eine Obduktion zur Klärung der Todesursache zu drängen und die eigene Haftpflichtversicherung zu informieren (□ Tabelle 1). Der unangemessene Umgang mit den Angehörigen kann ebenso das Risiko einer Strafanzeige erhöhen wie das unterlassene Angebot der Klärung der Todesursache durch eine Obduktion. Mangelnde Sorgfalt bei der Dokumentation des Geschehenen kann sich später nachteilig auswirken, wenn in einem geordneten Verfahren der Beweis einer lege artis erfolgten Therapie erbracht werden muss [25]. Die Qualifikation eines „Exitus in tabula" als „natürlicher Tod" sollte nur erfolgen, wenn die tatsächliche Todesursache als eingriffsunabhängiges Geschehen festgestellt werden konnte. In den übrigen Fällen ist die Todesart als „nicht-natürlich" oder – soweit nach Landesrecht möglich – zumindest als „ungeklärt" anzugeben, um sich nicht später mit dem Vorwurf der (bewussten) Verschleierung auseinander setzen zu müssen [12].

Korrespondierender Autor

Priv.-Doz. Dr. med. Dr. phil. A. Reber

Spital Zollikerberg, Trichtenhauserstrasse 20, 8125 Zollikerberg, Schweiz
E-Mail: adrian.reber@spitalzollikerberg.ch

Danksagung

Die Autoren danken den Herren Prof. Dr. Dr. K. Ulsenheimer und Dr. med. S.A. Padosch, Institut für Rechtsmedizin, Rheinische Friedrich-Wilhelms-Universität Bonn, für die kritische Durchsicht des Manuskripts.

Literatur

1. Boll J, Bär W (2000) Ärztliche Kunstfehler und ihre Ermittlung. Kriminalistik 54:271–277
2. Buck N, Devlin HB, Lunn JN (1987) Confidential enquiry into perioperative deaths. Nuffield Provincial Hospitals Trust, London
3. Bundesgerichtshof (1981) Neue Zeitschrift für Strafrecht, S 218
4. Bundesgerichtshof (1984) Neue Juristische Wochenschrift, S 661
5. Bundesgerichtshof (1989) Versicherungsrecht, S 186
6. Bundesgerichtshof (1989) Versicherungsrecht, S 512
7. Bundesgerichtshof (1996) Versicherungsrecht, S 195
8. Bundesgerichtshof (1999) Neue Juristische Wochenschrift, S 1779f
9. Bundesverfassungsgericht (1994) Beschluss vom 18.1.1994 – 2 BvR 1912/93. Medizinrecht 12:783
10. Dettmeyer R (2001), Medizin & Recht für Ärzte. Springer, Berlin Heidelberg New York Tokyo, S 351
11. Dettmeyer R, Madea B (1999) Rechtsmedizinische Gutachten in arztstrafrechtlichen Ermittlungsverfahren. Med R:533–539
12. Dettmeyer R, Madea B (2003) Iatrogene Schäden, Behandlungsfehler und Behandlungsfehlerbegutachtung. In: Madea B, Brinkmann B (Hrsg) Handbuch Gerichtliche Medizin 2. Springer, Berlin Heidelberg New York Tokyo, S 1463ff
13. Deutsch E (1999) Medizinrecht, 4. Aufl. Springer, Berlin Heidelberg New York Tokyo, Rn. 377
14. Fichtner K, Dick W (1997) Erhebungen zur kausalen perioperativen Mortalität Versuch einer deutschen „CEPOD-Studie", the causes of perioperative mortality. Anaesthesist 46:419–427
15. Grube C, Schaper N, Graf BM (2002) Man at Risk. Aktuelle Strategien zum Risikomanagement in der Anästhesie. Anaesthesist 51:239–247
16. Kleinknecht T, Meyer-Goßner L (2001) Kommentar zur Strafprozeßordnung, 45. Aufl § 159 Rn 2. CH Beck, München
17. Lagasse RS (2002) Anesthesia safety: model or myth? Anesthesiology 97:1609–1617
18. Lenckner T (2001) § 203 Rn. 33. In: Schönke A, Schröder H (Hrsg) Strafgesetzbuch-Kommentar, 26. Aufl. C.H. Beck, München
19. (Muster-)Berufsordnung für die deutschen Ärztinnnen und Ärzte (MBO-Ä) (1997). Dtsch Ärztebl 94 (Heft 37) C-1772ff
20. Oberlandesgericht München (2003) Medizinrecht 21:174 mit krit. Anm. Bender
21. Opderbecke HW (1986) Natürlicher – nicht natürlicher Tod – ein ungelöstes definitorisches Problem. In: Heberer G, Opderbecke HW, Spann W (Hrsg) Ärztliches Handeln – Verrechtlichung eines Berufsstandes. Festschrift für Walther Weissauer. Springer, Berlin Heidelberg New York Tokio, S 104ff
22. Ulsenheimer K (2003) „Wenn der Staatsanwalt kommt ..." Rechte und Pflichten des Arztes bei einer Durchsuchungsaktion. Anaesthesist 52:254–258
23. Ulsenheimer K (2003) Arztstrafrecht in der Praxis. C.F. Müller, S 494ff, Rdn. 432
24. Ulsenheimer K (2003) Arztstrafrecht in der Praxis. C.F. Müller, S 113ff, Rdn. 94
25. Ulsenheimer K, Bock RW (2001) Verhalten nach einem Zwischenfall/Der juristische Notfallkoffer. Chirurg 40:217–223
26. Vereinbarungen zwischen dem Berufsverband Deutscher Anästhesisten und dem Berufsverband der Deutschen Chirurgen über die Zusammenarbeit bei der operativen Patientenversorgung (1983). Medizinrecht, S 21–23
27. Wegener R, Rummel J (2001) Nichtnatürliche Todesfälle – Was der Pathologe wissen muß. Verhandlungen der Deutschen Gesellschaft für Pathologie 85:109–117
28. Zollinger U (1999) Rechtsgrundlagen der Leichenschau: Schweiz. In: Madea B (Hrsg) Die ärztliche Leichenschau. Springer, Berlin Heidelberg New York Tokyo, S 102ff

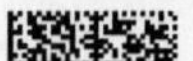